全国中医药行业高等教育"十四五"规划教材
全国高等中医药院校规划教材（第十一版） 配套用书

组织学与胚胎学习题集

（新世纪第四版）

（供中医学、针灸推拿学、中西医临床医学、护理学、康复治疗学等专业用）

主 编 汪 涛（天津中医药大学）

U0346627

中国中医药出版社

·北 京·

图书在版编目（CIP）数据

组织学与胚胎学习题集/汪涛主编．—4版．—北京：中国中医药出版社，2022.6（2024.10重印）
全国中医药行业高等教育"十四五"规划教材配套用书
ISBN 978-7-5132-7569-9

Ⅰ.①组…　Ⅱ.①汪…　Ⅲ.①人体组织学-高等学校-习题集 ②人体胚胎学-
高等学校-习题集　Ⅳ.①R32-44

中国版本图书馆 CIP 数据核字（2022）第 067346 号

中国中医药出版社出版
北京经济技术开发区科创十三街 31 号院二区 8 号楼
邮政编码　100176
传真　010-64405721
河北品睿印刷有限公司印刷
各地新华书店经销

开本 787×1092　1/16　印张 16　字数 357 千字
2022 年 6 月第 4 版　2024 年 10 月第 2 次印刷
书号　ISBN 978-7-5132-7569-9

定价　58.00 元
网址　www.cptcm.com

服务热线　010-64405510　　微信服务号　zgzyycbs
购书热线　010-89535836　　微商城网址　https://kdt.im/LIdUGr
维权打假　010-64405753　　天猫旗舰店网址　https://zgzyycbs.tmall.com

如有印装质量问题请与本社出版部联系（010-64405510）

全国中医药行业高等教育"十四五"规划教材
全国高等中医药院校规划教材（第十一版） 配套用书

《组织学与胚胎学习题集》编委会

编写说明

为使学生更好地理解和掌握全国中医药行业高等教育"十四五"规划教材《组织学与胚胎学》的相关理论和知识，我们编写了与之配套的习题集。本配套用书由来自全国 27 所高等中医药院校、医学院校的专家、教授共同编写完成。编委老师们长期工作在教学一线，本配套用书是他们多年授课、辅导、命题、阅卷等工作经验的结晶。

本配套用书的命题范围与规划教材的教学大纲及教学内容相一致，覆盖了全部知识点，对必须掌握的基本知识、重点、难点以不同的题型、从不同的角度反复强化、融会贯通，为学生的同步练习和复习提供了便利。

本配套用书的编写顺序与规划教材相一致。每章均由重点及难点、测试题、参考答案三部分组成。近年来随着教学形式改革的不断深入，案例式教学成为方向。因此，我们在与临床联系较多的相关章节中，进一步补充完善了相关案例，为后期学生更好地适应临床课程的学习奠定基础。测试题共有六种题型：填空题、选择题（包括单选题和多选题）、是非题、名词解释、简答题、论述题。各题型均给出了参考答案及解析。

本配套用书可供高等中医药院校及高等医学院校的学生、成人教育学生、参加执业医师资格考试人员等学习和参考。

本配套用书的编写工作得到了相关领域专家及广大同仁的支持和帮助，在此一并表示感谢。书中难免存在不足之处，敬请读者提出宝贵意见，以便再版时修订和完善。

《组织学与胚胎学习题集》编委会
2022 年 4 月

目 录

上篇

第一章　组织学绪论 ▷▷▷▷

本章重点、难点

1. 基本概念及研究内容

2. 常规技术方法

3. 特殊技术方法

4. 学习注意事项

测试题

一、填空题

1. 组织学的研究内容包括_____、_____、_____和_____四部分。

2. 人体由_____、_____、_____和_____四大基本组织构成。

3. 组织切片最常见的染色方法称_____染色；其中_____为_____染料，可将细胞核染为_____色；_____为_____染料，可将细胞质染为_____色。

4. 石蜡切片及 HE 染色的标本制作主要包括_____、_____、_____、_____、_____、_____、_____和封片等步骤。

5. 新鲜组织未固定经速冻后直接切片的方法称_____法，其优点是能较好保存组织细胞中_____和_____。

6. 电镜标本染色只形成_____反差，电镜下图像较暗称_____，图像较亮称_____。

7. 光镜的分辨率极限为_____；电镜的分辨率极限为_____。

8. 免疫组织化学是基于＿＿＿＿＿结合的原理，将标记物与＿＿＿＿＿结合后，去寻找相应的＿＿＿＿＿。常用的标记物有＿＿＿＿＿、＿＿＿＿＿和＿＿＿＿＿等。

9. 细胞培养技术中，刚分离培养的细胞称＿＿＿＿＿，经繁殖后的细胞称＿＿＿＿＿，经长期所得的细胞群称＿＿＿＿＿；采用克隆技术形成的细胞称＿＿＿＿＿，细胞培养又称＿＿＿＿＿实验。

10. 细胞融合技术是指用＿＿＿＿＿方法在体外使＿＿＿＿＿或＿＿＿＿＿以上细胞成为一个＿＿＿＿＿或＿＿＿＿＿细胞的过程。

二、选择题

（一）单选题

1. 下列关于组织学与胚胎学的叙述中错误的是（　　）
    A. 是独立的两门科学
    B. 属形态学范畴
    C. 组织学主要研究正常人体大体结构与其相关功能
    D. 胚胎学主要研究个体发生、发育规律等
    E. 均以显微镜为基本研究工具

2. 光镜分辨率极限是（　　）
    A. 0.1~0.3mm　　　　B. 0.2mm　　　　C. 0.1~0.3μm
    D. 0.2μm　　　　E. 0.2nm

3. 下列关于组织学普通染色切片标本的叙述中错误的是（　　）
    A. 被碱性染料着色称嗜碱性
    B. 被酸性染料着色称嗜酸性
    C. 嗜碱性呈紫蓝色
    D. 嗜酸性呈粉红色
    E. 由酸性苏木精和碱性伊红两种染料组成，简称 HE 染色

4. 光镜下细胞核被染成紫蓝色，胞质被染成粉红色的染色方法，称（　　）
    A. 普通染色　　　　B. 正染色　　　　C. 负染色
    D. 镀银染色　　　　E. 嗜银染色

5. 透射电镜观察的组织切片厚度一般为（　　）
    A. 1~2nm　　　　B. 5~10nm　　　　C. 50~100nm
    D. 100~200nm　　　　E. 600~800nm

6. 光镜观察的组织切片厚度一般为（　　）
    A. 10~50nm　　　　B. 50~80nm　　　　C. 80~200nm
    D. 200~500nm　　　　E. 5~10μm

7. 通常光镜和电镜观察的组织切片均为（　　）
    A. 普通切片　　　　B. 超薄切片　　　　C. 冰冻切片

　　D. 固定后切片　　　　　　　　　E. 未固定切片

8. 与苏木精发生亲和的是(　　)

　　A. 细胞膜　　　　　　　　B. 细胞质　　　　　　　　C. 细胞核

　　D. 细胞衣　　　　　　　　E. 脂滴

9. 细胞培养的基本条件是(　　)

　　A. 细胞活性　　　　　　　B. 细胞数量　　　　　　　C. 细胞纯度

　　D. 建立近似体内环境　　　E. 建立无菌环境

10. 与石蜡切片相比,冰冻切片可最大程度保留(　　)

　　A. 蛋白和脂类　　　　　　B. 脂类和酶　　　　　　　C. 酶和糖

　　D. 糖和脂类　　　　　　　E. 蛋白和糖

11. 碱性染料将糖胺多糖染成紫红色的现象称(　　)

　　A. 嗜碱性　　　　　　　　B. 嗜酸性　　　　　　　　C. 异染性

　　D. 正染色　　　　　　　　E. 负染色

12. 银染法中有些组织结构可直接使硝酸银还原显色,称 (　　)

　　A. 正染色　　　　　　　　B. 嗜酸性　　　　　　　　C. 异染性

　　D. 亲银性　　　　　　　　E. 负染色

13. 细胞核被苏木精亲和着色称(　　)

　　A. 嗜碱性　　　　　　　　B. 嗜酸性　　　　　　　　C. 异染性

　　D. 正染色　　　　　　　　E. 负染色

14. 粗面内质网被苏木精亲和着色称(　　)

　　A. 嗜碱性　　　　　　　　B. 嗜酸性　　　　　　　　C. 异染性

　　D. 正染色　　　　　　　　E. 负染色

15. 银染中某些组织结构无直接还原硝酸银的作用,需加入还原剂方能显色,称
　　(　　)

　　A. 亲银性　　　　　　　　B. 嗜银性　　　　　　　　C. 异染性

　　D. 正染性　　　　　　　　E. 负染性

16. 检测细胞内 DNA 或 RNA 常用的技术是(　　)

　　A. 原位杂交技术　　　　　B. 组织化学技术　　　　　C. 细胞培养技术

　　D. 放射自显影术　　　　　E. 透射电镜技术

17. 研究影响细胞生长的因素常用(　　)

　　A. 原位杂交技术　　　　　B. 组织化学技术　　　　　C. 细胞培养技术

　　D. 放射自显影术　　　　　E. 透射电镜技术

18. 观察细胞器结构常用(　　)

　　A. 原位杂交技术　　　　　B. 组织化学技术　　　　　C. 细胞培养技术

　　D. 放射自显影术　　　　　E. 透射电镜技术

19. 研究细胞内糖含量常用(　　)

　　A. 原位杂交技术　　　　　B. 组织化学技术　　　　　C. 细胞培养技术

D. 放射自显影术   E. 透射电镜技术
20. 观察细胞内药物的分布常用(　　)
  A. 原位杂交技术   B. 组织化学技术   C. 细胞培养技术
  D. 放射自显影术   E. 透射电镜技术

（二）多选题

21. 冰冻切片具有的特点(　　)
  A. 组织无须染色   B. 组织无须固定   C. 组织切片较薄
  D. 组织内脂类易保存 E. 组织内糖类不易破坏
22. 石蜡切片标本制作中浸蜡目的是(　　)
  A. 防止蛋白变性   B. 增强组织弹性   C. 增加组织硬度
  D. 便于染色   E. 便于切片
23. 适用于组织学研究的是(　　)
  A. 倒置相差显微镜 B. 偏振光显微镜   C. 暗视野显微镜
  D. 激光共聚焦扫描显微镜 E. 荧光显微镜
24. 适用于组织学标本制作的方法是(　　)
  A. 压片法   B. 磨片法   C. 铺片法
  D. 切片法   E. 涂片法
25. 属于人体基本组织的是(　　)
  A. 神经组织   B. 网状组织   C. 上皮组织
  D. 结缔组织   E. 淋巴组织
26. 影响细胞培养的因素有(　　)
  A. 污染   B. O_2与CO_2浓度 C. 渗透压
  D. 酸碱度   E. 光照强度
27. 组织化学技术可用于检测(　　)
  A. 细胞内 DNA 定位 B. 组织内糖的分布
  C. 细胞内 RNA 定位 D. 细胞内脂类物质定位
  E. 组织内酶活性强弱

三、是非题

1. 观察活细胞生长状况应选用普通光学显微镜。(　　)
2. 扫描电子显微镜适用于观察细胞内部超微结构。(　　)
3. 长期保存活细胞可选用福尔马林固定。(　　)
4. 骨和牙的标本制作可选用磨片法。(　　)
5. 普通染色的染色剂是指苏木精和伊红。(　　)
6. 组织学中最常用的切片标本制作方法是冰冻切片法。(　　)
7. PAS 反应主要显示组织细胞内的蛋白质。(　　)

四、名词解释

1. 组织
2. 核酸探针
3. 异染性
4. 嗜碱性
5. 组织化学
6. 组织工程

五、简答题

1. 简述组织学与胚胎学的研究内容及其意义。
2. 简述实施组织工程技术的基本条件。

六、论述题

试述光镜石蜡切片 HE 染色标本制作的主要过程。

参考答案

一、填空题

1. 细胞 组织 器官 系统
2. 上皮组织 结缔组织 肌组织 神经组织
3. HE 苏木精 碱性 紫蓝 伊红 酸性 粉红
4. 取材 固定 脱水 包埋 透明 切片 脱蜡 染色
5. 冰冻切片 脂类成分 酶活性
6. 黑白 电子密度高 电子密度低
7. $0.2\mu m$ $0.1nm$
8. 抗原-抗体 抗体 抗原 生物素 辣根过氧化物酶 胶体金
9. 原代培养 传代培养 细胞系 细胞株 体外
10. 人工 两个 两个 双核 多核

二、选择题

（一）单选题

1. C。解释：组织学主要研究正常人体微细结构与其相关功能。
2. D。解释：通常两点间的距离小于 $0.2\mu m$，光镜则无法辨认。
3. E。解释：苏木精为碱性染料，而伊红为酸性染料。
4. A。解释：又称 HE 染色。

5．C。解释：过厚的切片电子不易穿透而无法获取清晰图像。

6．E。解释：以 6μm 为常用。

7．D。解释：固定是光、电镜切片标本制作的共性之处。

8．C。解释：细胞核内含大量核酸所致。

9．D。解释：最大程度实现细胞在体内、外生存条件一致。

10．B。解释：固定剂常对酶的活性、脂类的溶解影响较大，冰冻切片因无须固定故可最大程度保留酶的活性和脂类成分。

11．C。解释：通常被碱性染料亲和后应呈紫蓝色。

12．D。解释：用硝酸银、氯化金等重金属盐显示细胞和组织的某些结构，使金属微粒具亲和性，附着在结构表面而成。

13．A。解释：因核酸的磷酸基团带负电荷，能与带正电荷的碱性染料（苏木精）结合而呈紫蓝色。

14．A。解释：因核酸的磷酸基团带负电荷，能与带正电荷的碱性染料（苏木精）结合而呈紫蓝色。

15．B。解释：用硝酸银对组织结构进行染色，还原剂的加入使硝酸银的棕黑色呈现出来。

16．A。解释：采用带有标记人工合成已知碱基序列的核酸片段（探针）与待测的核酸进行杂交并显示的原理。

17．C。解释：对活细胞进行观察研究。

18．E。解释：属超微结构水平的形态观察。

19．B。解释：组织化学技术 PAS 反应可显示组织细胞中的糖类物质。

20．D。解释：常适用于药物在体内代谢分布的示踪。

（二）多选题

21．B、D。解释：石蜡切片需固定，而固定会导致组织细胞内脂类物质的溶解。

22．C、E。解释：组织硬度增加后便于切片标本的制作。

23．A、B、C、D、E。

24．A、B、C、D、E。

25．A、C、D。解释：网状组织、淋巴组织均属结缔组织范畴。

26．A、B、C、D。解释：体外培养的细胞生长不受昼夜光线或照明强度的影响。

27．A、B、C、D、E。解释：通过组织化学相应的染色方法可显示糖类、脂类、酶和核酸。

三、是非题

正确：4、5

错误：

1．解释：应选用倒置显微镜。

2. 解释：适用于观察细胞表面立体超微结构。

3. 解释：应选用液氮保存。

6. 解释：最常用的切片标本制作法为石蜡切片法。

7. 解释：主要显示组织细胞内的多糖物质。

四、名词解释

1. 组织由细胞和细胞外基质构成，人体的基本组织有上皮组织、结缔组织、肌组织和神经组织四种类型。

2. 带有标记物的已知碱基序列的核酸片段（DNA 或 RNA）称为核酸探针。

3. 组织细胞中的糖胺多糖类物质用甲苯胺蓝等碱性染色试剂染色后呈紫红色的现象称异染性。

4. 组织细胞中与碱性染色剂亲和力强的结构成分具有嗜碱性。

5. 是将组织细胞内某一已知的化学物质，经化学或物理方法，使其成为有色物并沉淀，便于光镜或电镜下定性、定位和定量观察的一种技术方法。

6. 是指将体外培养扩增的正常组织细胞吸附于生物相容性良好，并可被机体吸收的生物材料上形成复合物，再将复合物植入机体病损的组织、器官相应部位，达到修复或重建组织器官的目的。

五、简答题

1. 答：组织学是研究正常人体微细结构及其相关功能的科学。胚胎学是研究个体发生、发育及发生机制的科学。组织学和胚胎学是互相联系的两门独立学科。

组织学分为基本组织学和器官系统学两大部分，组织由细胞群和细胞外基质构成。人体的组织分为上皮组织、结缔组织、肌组织和神经组织四大基本类型。四种组织以不同的数量和方式组合形成器官；若干功能相关的器官构成系统。

胚胎学的研究内容包括生殖细胞的发生、受精、卵裂、植入、胚层的形成与分化、胚胎与母体的关系、胎盘胎膜和先天畸形等。组织学和胚胎学是重要的医学基础课程，医学生通过组织学和胚胎学的学习及对组织切片观察能力的培养，系统掌握人体的微细结构及发生规律，为学习其他医学基础课和临床课打下必备的形态学基础。

2. 答：组织工程技术的实施须有四个前提条件：①种子细胞：即分裂、增殖旺盛的细胞，如人胚干细胞。②细胞间质：可以是生物性材料，如牛胶原，或是无毒、可被机体吸收的人工合成的高分子材料，如聚乙醇酸。③构建复合物：在体外让种子细胞在细胞间质上进行三维培养，并形成所需形状的复合物。④将复合物移植到机体所需的部位。

六、论述题

答：标本制作过程包括取材、固定、脱水、透明、包埋、切片、脱蜡、染色和封片等几个主要步骤。

（1）取材：从机体取下所需新鲜组织器官的过程称取材，厚度不超过 0.5cm 为宜。

（2）固定：为防止取材后的组织器官蛋白质分解、自溶，并保持细胞在活体时的形态结构，需经固定剂固定。常用的固定剂有甲醛、乙醇、丙酮等。

（3）脱水：将固定后的组织器官经各级不同浓度乙醇逐渐脱除水分的过程。

（4）透明：使用二甲苯、苯、氯仿等透明剂对组织器官进行浸泡，以置换出其中的乙醇。

（5）包埋：为便于将组织器官切制成薄片，常用石蜡、火棉胶、树脂等包埋剂对其进行包埋。

（6）切片：采用组织切片机切制厚度为 $5\sim10\mu m$ 的组织薄片，并裱贴在载玻片上。

（7）脱蜡：组织切片标本经二甲苯脱去其中的石蜡成分，便于染色。

（8）染色：染色的目的是让组织细胞的不同成分结构形成色差（反差），便于光镜下观察。HE 染色是组织学中最常用的染色方法，通常组织切片经 HE 染色后，细胞核被苏木精着色呈紫蓝色，细胞质被伊红着色呈粉红色。

（9）封片：染色后的组织切片滴加树胶用盖玻片封固，便于保存和观察。

（黑龙江中医药大学　王晓慧）

第二章　　上皮组织 ▷▷▷▷

本章重点、难点

1. 上皮组织的特性
2. 被覆上皮的分类
3. 被覆上皮的形态、结构与功能
4. 上皮组织的特殊分化结构
5. 腺上皮及腺的基本概念

测试题

一、填空题

1. 内皮是分布在_____、_____和_____腔面的单层扁平上皮；间皮是分布在_____、_____和_____表面的单层扁平上皮。

2. 肾小管、甲状腺分布的上皮为_____；胃、小肠、大肠、胆囊、输卵管和子宫等器官的腔面分布的上皮是_____；气管、支气管等处分布的上皮是_____；肾盂、输尿管、膀胱等器官腔面分布的上皮是_____。

3. 皮肤、口腔、食管等腔面的上皮为_____。

4. 光镜下，微绒毛在小肠吸收细胞表面形成_____，在肾小管上皮细胞表面形成_____。

5. 上皮细胞侧面的细胞连接结构有_____、_____、_____和_____。其中起到牢固作用的连接是_____。

6. 上皮细胞基底面的特殊结构包括_____、_____和_____。

7. 上皮细胞游离面的特殊结构包括_____和_____。

8. 基膜由基板和_____构成，其中基板在电镜下又可分为_____和_____两层。

9. 外分泌腺由_____和_____两部分构成，内分泌腺无_____，其分泌物直接入_____。

10. 分泌部完全由_____构成的腺体，称浆液性腺，分泌部完全由_____

构成的腺体，称黏液性腺，由_____共同构成的腺体，称混合液性腺。

11. 以分泌功能为主的细胞称_____；以分泌功能为主的上皮称_____，以腺上皮为主要成分构成的器官称_____。

二、选择题

（一）单选题

1. 上皮组织特性叙述中错误的是(　　)
   A. 具有极性　　　　　　　　B. 细胞与细胞外基质较多　C. 无血管
   D. 神经丰富　　　　　　　　E. 功能多样

2. 单层柱状上皮可分布在(　　)
   A. 口腔　　　　　　　　　　B. 膀胱　　　　　　　　C. 大动脉
   D. 子宫　　　　　　　　　　E. 脑垂体

3. 变移上皮叙述中错误的是(　　)
   A. 由多层细胞组成
   B. 表层细胞体积大
   C. 基底层细胞有明显的增殖功能
   D. 器官功能状态决定细胞层次
   E. 具有保护功能

4. 与假复层纤毛柱状上皮功能有关的结构主要是(　　)
   A. 黏多糖　　　　　　　　　B. 糖蛋白　　　　　　　C. 张力丝
   D. 微丝　　　　　　　　　　E. 微管

5. 基膜叙述中正确的是(　　)
   A. 具有选择性通透功能
   B. 与上皮共同形成质膜内褶
   C. 由胶原纤维、弹性纤维和网状纤维组成
   D. 由上皮细胞分泌而成
   E. 由成纤维细胞分泌而成

6. 微绒毛的直径约为(　　)
   A. 0.1nm　　　　　　　　　B. 1nm　　　　　　　　C. 10nm
   D. 100nm　　　　　　　　　E. 1000nm

7. 桥粒的主要功能是(　　)
   A. 物质交换　　　　　　　　B. 封闭细胞间的通道
   C. 增强细胞间的连接　　　　D. 具有收缩变形作用
   E. 加强细胞间通讯

8. 质膜内褶间常见的是(　　)
   A. 内质网　　　　　　　　　B. 线粒体　　　　　　　C. 溶酶体

D. 高尔基体　　　　　　　　　E. 微管

9. 紧密连接位于(　　)

    A. 桥粒上方　　　　　B. 中间连接上方　　　　C. 桥粒下方

    D. 中间连接下方　　　E. 质膜内褶旁

10. 微绒毛中轴内含有大量的(　　)

    A. 弹性纤维　　　　　B. 胶原纤维　　　　　　C. 张力丝

    D. 微管　　　　　　　E. 微丝

11. 质膜内褶的主要功能是(　　)

    A. 营养保护　　　　　B. 信息传递　　　　　　C. 物质转运

    D. 封闭连接　　　　　E. 吞噬作用

12. 单层立方上皮可分布在(　　)

    A. 胃　　　　　　　　B. 输卵管　　　　　　　C. 肾

    D. 肾上腺　　　　　　E. 肺

13. 单层扁平上皮分布在(　　)

    A. 表皮　　　　　　　B. 膀胱　　　　　　　　C. 气管

    D. 心脏　　　　　　　E. 食管

14. 复层扁平上皮叙述中错误的是(　　)

    A. 具有很强的机械保护作用　　B. 基底层细胞形态为高柱状

    C. 表层细胞呈扁平形　　　　　D. 中间数层细胞呈多边形

    E. 分布在口腔、食管、阴道腔面等处

15. 腺细胞叙述中错误的是(　　)

    A. 又称腺体　　　　　B. 多呈立方形或柱状　　C. 胞质丰富

    D. 胞质内有分泌颗粒　E. 细胞器较发达

16. 口腔黏膜上皮是(　　)

    A. 单层扁平上皮　　　B. 单层立方上皮　　　　C. 单层柱状上皮

    D. 假复层纤毛柱状上皮　E. 复层扁平上皮

17. 阴道黏膜上皮是(　　)

    A. 单层扁平上皮　　　B. 单层立方上皮　　　　C. 单层柱状上皮

    D. 假复层纤毛柱状上皮　E. 复层扁平上皮

18. 心内膜上皮是(　　)

    A. 单层扁平上皮　　　B. 单层立方上皮　　　　C. 单层柱状上皮

    D. 假复层纤毛柱状上皮　E. 复层扁平上皮

19. 气管管腔面上皮是(　　)

    A. 单层扁平上皮　　　B. 单层立方上皮　　　　C. 单层柱状上皮

    D. 假复层纤毛柱状上皮　E. 复层扁平上皮

20. 肾小囊壁层的上皮是(　　)

    A. 单层扁平上皮　　　B. 单层立方上皮　　　　C. 单层柱状上皮

D. 假复层纤毛柱状上皮　　　　E. 复层扁平上皮

21. 相邻细胞膜部分融合形成（　　）
    A. 基膜　　　　　　　　　B. 缝隙连接　　　　　C. 紧密连接
    D. 质膜内褶　　　　　　　E. 桥粒

22. 小分子物质可直接通行的结构为（　　）
    A. 基膜　　　　　　　　　B. 缝隙连接　　　　　C. 紧密连接
    D. 质膜内褶　　　　　　　E. 桥粒

23. 使细胞间连接很牢固的是（　　）
    A. 基膜　　　　　　　　　B. 缝隙连接　　　　　C. 紧密连接
    D. 质膜内褶　　　　　　　E. 桥粒

24. 含有张力丝成分的是（　　）
    A. 基膜　　　　　　　　　B. 缝隙连接　　　　　C. 紧密连接
    D. 质膜内褶　　　　　　　E. 桥粒

25. 增加细胞基底面表面积的结构是（　　）
    A. 基膜　　　　　　　　　B. 缝隙连接　　　　　C. 紧密连接
    D. 质膜内褶　　　　　　　E. 桥粒

26. 单层扁平上皮主要功能是（　　）
    A. 分泌　　　　　　　　　B. 保护　　　　　　　C. 润滑
    D. 清除异物　　　　　　　E. 通讯联络

27. 单层柱状上皮主要功能是（　　）
    A. 分泌　　　　　　　　　B. 保护　　　　　　　C. 润滑
    D. 清除异物　　　　　　　E. 通讯联络

28. 假复层纤毛柱状上皮主要功能是（　　）
    A. 分泌　　　　　　　　　B. 加强牢固连接　　　C. 润滑
    D. 清除异物　　　　　　　E. 通讯联络

29. 复层扁平上皮主要功能是（　　）
    A. 分泌　　　　　　　　　B. 保护　　　　　　　C. 润滑
    D. 清除异物　　　　　　　E. 通讯联络

30. 变移上皮的主要功能是（　　）
    A. 分泌　　　　　　　　　B. 保护　　　　　　　C. 润滑
    D. 清除异物　　　　　　　E. 通讯联络

（二）多选题

31. 属单层扁平上皮的是（　　）
    A. 腺上皮　　　　　　　　B. 肌样上皮　　　　　C. 内皮
    D. 间皮　　　　　　　　　E. 鳞状上皮

32. 被覆上皮的主要功能是（　　）

    A. 保护   B. 吸收   C. 分泌

    D. 收缩   E. 感觉

33. 组成假复层纤毛柱状上皮的细胞是(　　)

    A. 多边形细胞   B. 锥体形细胞   C. 梭形细胞

    D. 柱状细胞   E. 杯状细胞

34. 复层扁平上皮可分布在(　　)

    A. 男性尿道   B. 头皮   C. 食道

    D. 胆囊外壁   E. 阴道

35. 内皮主要分布于(　　)

    A. 毛细淋巴管腔面   B. 细支气管腔面   C. 心室腔面

    D. 中等静脉腔面   E. 肾近曲小管腔面

36. 上皮细胞游离面可形成(　　)

    A. 半桥粒   B. 细胞衣   C. 缝隙连接

    D. 纤毛   E. 微绒毛

37. 变移上皮叙述中正确的是(　　)

    A. 膀胱充盈时，细胞层次少   B. 无杯状细胞

    C. 主要分布在泌尿系统   D. 表层细胞体积大

    E. 可防止尿酸侵蚀

38. 可称连接复合体的是(　　)

    A. 紧密连接

    B. 紧密连接、中间连接

    C. 紧密连接、中间连接、桥粒

    D. 紧密连接、中间连接、桥粒、缝隙连接

    E. 缝隙连接、桥粒

39. 关于基膜叙述中正确的是(　　)

    A. 电镜下，基膜由基板和网板组成

    B. 由透明层和胶质层两部分组成

    C. 具有选择性通透作用

    D. 位于上皮细胞基底部和侧面

    E. 主要含有糖蛋白和网状纤维

40. 关于桥粒叙述中正确的是(　　)

    A. 又称闭锁小带   B. 也称黏着斑   C. 有张力丝附着

    D. 位于相邻细胞侧面   E. 连接作用较强

41. 依据形态和功能不同，上皮组织可分为三种类型，它们是(　　)

    A. 被覆上皮   B. 复层扁平上皮   C. 感觉上皮

    D. 变移上皮   E. 腺上皮

42. 上皮组织与结缔组织连接主要借助于(　　)

  A. 紧密连接   B. 桥粒   C. 半桥粒

  D. 基膜   E. 质膜内褶

43. 能增加细胞表面积的是(　　　)

  A. 基膜   B. 质膜内褶   C. 半桥粒

  D. 纤毛   E. 微绒毛

44. 可直接通过缝隙连接的是(　　　)

  A. 水   B. 无机离子   C. 糖

  D. 脂   E. 蛋白质

45. 关于"腺"概念叙述正确的是(　　　)

  A. 属器官范畴

  B. 又称腺体

  C. 分泌物经导管排出的称外分泌腺

  D. 分泌物直接入血液的称内分泌腺

  E. 由大量的腺上皮组成

三、是非题

1. 上皮细胞具有明显的极性。(　　　)
2. 杯状细胞胞质内充满酶原颗粒。(　　　)
3. 复层扁平上皮基底层细胞具有较强的分裂、增殖能力。(　　　)
4. 具有分泌功能的上皮称腺上皮。(　　　)
5. 半桥粒的主要功能是发挥固定作用。(　　　)
6. 桥粒的附着板含有许多微管。(　　　)
7. 质膜内褶间常含有线粒体。(　　　)
8. 微绒毛和纤毛均是细胞的特化结构。(　　　)
9. 基膜位于上皮与结缔组织之间,具有通透功能。(　　　)
10. 内皮和间皮同属单层扁平上皮,由于它们的分布部位不同,故名称不一样。(　　　)
11. 变移上皮的细胞层次受到器官容积的影响而有所改变,但细胞形态不变。(　　　)

四、名词解释

1. 缝隙连接
2. 紧密连接
3. 连接复合体
4. 基膜
5. 半桥粒
6. 内皮
7. 间皮
8. 杯状细胞

五、简答题

1. 简述上皮组织的一般特征。

2. 简述被覆上皮的特性。

3. 简述微绒毛与纤毛组织学结构的差异。

六、论述题

1. 试述缝隙连接的形态、结构及功能。

2. 试述外分泌腺的结构与功能特点。

3. 患者，男，52岁，有多年吸烟史，反复咳嗽、咳痰十多年，经相关检查确诊为慢性支气管炎。

（1）支气管上皮为哪种上皮？简述这种上皮的结构和功能的统一。

（2）吸烟和慢性炎症对呼吸管道上皮有何影响？

参考答案

一、填空题

1. 心　血管　淋巴管　胸膜　腹膜　心包膜

2. 单层立方上皮　单层柱状上皮　假复层纤毛柱状上皮　变移上皮

3. 复层扁平上皮

4. 纹状缘　刷状缘

5. 紧密连接　中间连接　桥粒　缝隙连接　桥粒

6. 基膜　质膜内褶　半桥粒

7. 微绒毛　纤毛

8. 网板　透明层　致密层

9. 导管　腺泡（或分泌部）　导管　血液或淋巴

10. 浆液性腺泡　黏液性腺泡　两种以上腺泡（或浆液性腺泡、黏液性腺泡和混合性腺泡中的两种以上）

11. 腺细胞　腺上皮　腺

二、选择题

（一）单选题

1. B。解释：上皮组织的特性之一是细胞多、细胞外基质少。

2. D。解释：子宫内膜上皮属单层柱状上皮。

3. C。解释：变移上皮的基底层细胞与复层扁平上皮的基底层细胞不同，并无明显的增殖功能。

4. E。解释：纤毛主要靠微管的滑动实现其摆动。

5. A。解释：基膜具有选择性通透和支持上皮的功能。

6. D。解释：机体微绒毛的直径通常比较恒定。

7. C。解释：桥粒主要发挥的是机械连接作用。

8. B。解释：为物质运输提供能量。

9. B。解释：位于连接复合体最上方。

10. E。解释：微绒毛内含有大量与其长轴平行分布的微丝。

11. C。解释：尤以上皮性分泌细胞为明显。

12. C。解释：单层立方上皮仅分布于机体的肾、甲状腺等器官。

13. D。解释：心血管、淋巴管腔面为单层扁平上皮。

14. B。解释：基底层细胞为立方形或矮柱状。

15. A。解释：以分泌功能为主的细胞称腺细胞。

16. E。解释：抗摩擦。

17. E。解释：抗摩擦。

18. A。解释：润滑作用，有利于血液流动。

19. D。解释：排除尘埃异物。

20. A。解释：肾小囊壁层上皮为单层扁平上皮。

21. C。解释：细胞膜外层的融合。

22. B。解释：有亲水管结构，形成细胞间物质信号直接交换。

23. E。解释：机械性连接作用。

24. E。解释：直径约 10nm 的中间丝。

25. D。解释：增加细胞底部物质交换的面积。

26. C。解释：机体部分单层扁平上皮细胞尚有分泌、吸收功能，如内皮、肾小管细段单层扁平上皮等。

27. A。解释：分泌与吸收功能在柱状上皮中常伴随。

28. D。解释：假复层纤毛柱状上皮通过纤毛的摆动帮助清除异物。

29. B。解释：复层扁平上皮具有较强的抗机械性摩擦的保护作用。

30. B。解释：变移上皮游离面的壳层有防御尿液侵蚀的作用。

（二）多选题

31. C、D。　解释：腺上皮常为立方、柱状或椭圆形，鳞状上皮属复层上皮。

32. A、B、C、E。解释：肌样上皮具有收缩功能，被覆上皮中的感觉神经末梢有感觉功能。

33. B、C、D、E。解释：复层扁平上皮的中间层属多边形细胞。

34. B、C、E。解释：男性尿道属复层柱状上皮。胆囊外壁为间皮。

35. A、C、D。解释：细支气管腔面属假复层纤毛柱状上皮或纤毛柱状上皮，肾近曲小管由单层立方上皮围成。

36. B、D、E。解释：半桥粒属上皮基底面结构，缝隙连接属上皮侧面结构。

37. A、B、C、D、E。解释：变移上皮又称移行上皮，属于特殊的复层上皮，分表层细胞、中间层细胞和基底层细胞。其特点是细胞形态和层数随器官功能状态不同而变化，表层细胞嗜酸性强，有防止尿液侵蚀的作用。

38. B、C、D、E。解释：连接复合物是指两个或两个以上的上皮侧面的特殊结构。

39. A、C、E。解释：基膜可分透基板和网板，基膜只位于上皮的基底部。

40. B、C、D、E。解释：紧密连接又称闭锁小带。

41. A、C、E。　解释：复层扁平上皮和变移上皮均属被覆上皮范畴。

42. C、D。解释：紧密连接和桥粒主要起到细胞间的机械性连接作用，而质膜内褶主要是物质运输的通道。

43. B、E。解释：微绒毛和质膜内褶可扩大细胞吸收的表面积。

44. A、B。解释：糖、脂、蛋白质的分子直径均大于缝隙连接中亲水小管 2nm 的管径。

45. A、B、C、D、E。解释：腺是由腺上皮构成的，属于器官水平；根据有无导管可分为外分泌腺和内分泌腺两大类。

三、是非题

正确：1、3、5、7、8、10。

错误：

2. 解释：胞质内含有黏液（黏原颗粒）。

4. 解释：以分泌功能为主的上皮称腺上皮。

6. 解释：含有许多张力原纤维。

9. 解释：具有半迪透功能。

11. 解释：随着功能状态的不同，变移上皮的层数和形态均发生改变。

四、名词解释

1. 缝隙连接又称通信连接，是一种大的平板状连接，相邻细胞间隙仅 2~3nm，有许多间隔大致相等的连接点，这些连接点是两细胞膜上的镶嵌蛋白相互结合，电镜下由六个亚单位构成，又称连接小体。中央有亲水小管，它是相邻细胞间直通的管道，可供细胞间交换某些小分子物质、离子，传递化学信息，广泛存在于多种细胞间。

2. 紧密连接是由相邻上皮细胞胞膜的外层呈间断性融合而成。紧密连接常位于细胞的顶部，可形成箍状结构环绕在细胞的顶端，故又称闭锁小带。可阻挡外来物质从细胞间隙进入深部组织，同样可防止深部组织的水和电解质从细胞间隙向外流失，起到重要的屏障作用。

3. 两种或两种以上的特化的细胞间连接在一起，即称连接复合体。在小肠单层柱状上皮较典型。

4. 基膜位于上皮细胞的基底面与结缔组织之间，是一层薄膜状均质样结构。电镜下基膜可分基板和网板两部分，基板由上皮细胞分泌的糖蛋白构成，网板由成纤维细胞分泌的网状纤维构成。基膜除具有选择性通透作用外，还对上皮细胞起到支持、连接等作用。

5. 半桥粒是指桥粒结构的一半，只在基底层细胞的基底面出现，可将上皮细胞较好地固着于下方的基膜上，起到支持、固定上皮的作用。半桥粒常出现在易受机械性刺激或摩擦的复层扁平上皮基底层细胞的基底面。

6. 分布在心、血管、淋巴管壁内表面的单层扁平上皮称内皮。

7. 分布在胸膜、腹膜、心包膜表面的单层扁平上皮称间皮。

8. 杯状细胞因形同高脚酒杯而得名，胞体顶部较大，胞质常充满黏原颗粒，胞体底部较细窄，核深染，常呈三角形位于底部。杯状细胞属腺细胞范畴，主要功能是分泌黏液，常分布在消化管黏膜上皮之间。

五、简答题

1. 答：细胞多，细胞外基质少，排列成膜状位于皮肤表面及各脏器的内、外表面。上皮细胞具有明显的极性，细胞的不同表面在结构和功能上具有明显差异，分为游离面及基底面。上皮内大都无血管，通过基膜的渗透作用与结缔组织进行物质交换，神经末梢丰富。具有保护、吸收、分泌、排泄、感觉等功能，不同部位功能有差异。为适应生理功能，游离面、基底面和侧面有特殊分化结构。

2. 答：被覆上皮主要分布在体表、体内管腔、囊器官的内表面和部分器官的外表面。依据上皮细胞的形态、结构与功能差异，可将被覆上皮分为单层上皮和复层上皮两大类，其中单层上皮又可分为单层扁平上皮、单层立方上皮、单层柱状上皮和假复层纤毛柱状上皮等；复层上皮也可分为复层扁平上皮、复层立方上皮、复层柱状上皮和变移上皮等。尽管被覆上皮类型多种，但通常均具有以下共同特性：细胞多，细胞外基质少而出现细胞密集排列呈膜状；细胞有极性；细胞间神经丰富，但无血管；其营养依靠上皮下方结缔组织中的血管经基膜选择性通透提供。上皮细胞分布广泛，功能多样，具有保护、吸收、分泌和感觉等主要功能。此外，被覆上皮为适应内外环境和功能的需要，经长期进化后在细胞的游离面、基底面和侧面还特殊分化形成了多种特殊结构，包括：游离面的微绒毛和纤毛；基底面的基膜和质膜内褶；侧面的紧密连接、中间连接、桥粒和缝隙连接等。通常被覆上皮还具有较强的再生能力。

3. 答：微绒毛在电镜下可见，是细胞游离面的胞膜和胞质向细胞外呈指状突起，长度约 $1.4\mu m$，直径约为 $0.1\mu m$，其中轴内含有许多与微绒毛长轴平行排列的微丝，微丝可与微绒毛根部胞质内的终末网移行，微丝与微绒毛的舒缩性能有关。微绒毛的主要功能是扩大细胞的表面积，有利于细胞的物质吸收。纤毛的形成与微绒毛近似，但比微绒毛粗而长。电镜下纤毛的中轴内含有与其长轴平行排列的9+2微管结构，微管与纤毛的运动有关。纤毛具有定向节律性摆动功能，以清除其表面附着的异物。

六、论述题

1. 答：缝隙连接位于桥粒下方，相邻细胞膜间仅存 2~3nm 的间隙，间隙两侧细胞膜中的镶嵌蛋白可相互结合形成直径 6~9nm 颗粒状的连接小体。连接小体是由 6 个亚单位围成的六角状结构，其中央有直径约 2nm 的小管，称亲水小管。亲水小管可贯通相邻细胞各自的胞膜，并受钙离子等因素调节，可开放或闭合，使小分子物质如水、电解质等直接往来于相邻两个细胞中。

缝隙连接的主要功能是发挥细胞间信息传递即直接通讯作用。除上皮细胞外，缝隙连接还可分布在心肌细胞、神经元、肝细胞和骨细胞间等。

2. 答：

（1）结构：外分泌腺以腺细胞组成的多少可分为单细胞腺和多细胞腺。单细胞腺即以单个细胞形成，独立存在，如杯状细胞。机体绝大部分以多细胞腺形式存在，多细胞腺由分泌部和导管两部分组成。分泌部又称腺末房或腺泡，呈管状或泡状，由一层腺细胞围成，中央有一腔，称腺泡腔。依据组成腺泡的腺细胞的形态、结构和功能不同，组成外分泌腺的腺细胞可分为两种：①黏液性腺细胞：细胞锥形，胞质弱碱性，核扁，紧贴于细胞基底部。分泌物黏稠，以黏蛋白为主，不含消化酶，起润滑保护作用。②浆液性腺细胞：细胞锥形或短柱形，胞质嗜碱性，核圆，位于细胞中央或近下端。分泌物稀薄，含消化酶，具有消化功能。导管长短粗细不等，管壁由单层或复层上皮组成，其上皮的种类依距离腺泡远近不同而有差异，通常离腺泡由近到远细胞呈扁平到柱状的过渡。导管除具有输送腺泡分泌物作用外，导管上皮还具有一定的吸收、分泌水和无机离子的功能。

（2）功能：外分泌腺的功能特点突出表现在腺体产生的分泌物（无论是黏液性腺泡还是浆液性腺泡）均需经导管将其输送出腺泡并引至体表或器官腔内，依其分泌物性质的不同，发挥润滑、保护或消化作用。

3. 答：

（1）支气管上皮为假复层纤毛柱状上皮。假复层纤毛柱状上皮由柱状细胞、杯状细胞、锥形细胞和梭形细胞组成，几种细胞高矮不一，但基底面均附着在基膜上。杯状细胞分泌黏液，涂布于上皮表面，可黏附吸入空气中的灰尘、细菌等颗粒状物质。柱状细胞游离面有许多纤毛，纤毛通过节律性摆动，将上皮表面的黏液及其黏附的颗粒物质向咽部推送，形成痰液，引起咳嗽反射而被咳出。通过上述过程，呼吸道的假复层纤毛柱状上皮发挥净化空气、清除异物的功能。

（2）正常状态下杯状细胞分泌的黏液是帮助清除细菌的，但是吸烟和慢性炎症的患者，纤毛细胞受损，杯状细胞的数量会显著增加。杯状细胞的数量和黏膜下层的腺体增加，过多的黏液分泌导致患者出现痰多、咳嗽的症状。

（山西中医药大学 刘建春）

第三章 结缔组织 ▷▷▷▷

第一节 固有结缔组织

本节重点、难点

1. 结缔组织的特点和分类

2. 疏松结缔组织各组成成分的结构和功能

3. 基质的化学成分与特性；胶原纤维、弹性纤维和网状纤维三种纤维的结构特点及其异同

4. 成纤维细胞、巨噬细胞、浆细胞、肥大细胞的形态特点及其异同

测试题

一、填空题

1. 广义的结缔组织包括_____、_____、_____、_____和_____。

2. 固有结缔组织可以分_____、_____、_____和_____。

3. 疏松结缔组织细胞外基质中的纤维包括_____、_____和_____三种。

4. 巨噬细胞来源于血液中的_____。

5. 脂肪组织可分为_____和_____两大类。

6. 疏松结缔组织的特点是细胞种类_____，数量_____，基质含量_____，纤维数量_____。

7. 基质是由生物大分子构成的有黏性的无定形胶状物，包括_____、_____及_____等。

8. 网状组织由_____、_____和_____组成。

9. 胶原纤维新鲜时呈_____，有光泽。在 HE 染色标本上_____。其化学成分主要是_____。

10. 根据纤维的性质和排列方式，致密结缔组织分为_____、_____和_____三种类型。

二、选择题

（一）单选题

1. 下列组织中，含有嗜银纤维的是（　　）
    A. 透明软骨　　　　　　　B. 骨组织　　　　　　C. 网状组织
    D. 致密结缔组织　　　　　E. 纤维软骨
2. 过敏反应的发生与肥大细胞释放哪种物质有关（　　）
    A. 特异性抗体　　　　　　B. 组胺　　　　　　　C. 肝素
    D. 白三烯和组胺　　　　　E. 激素
3. 以下哪一项不是成纤维细胞的特点（　　）
    A. 细胞呈多突扁平状
    B. 细胞核大，长卵圆形，染色浅
    C. 细胞质均匀一致，弱嗜酸性
    D. 功能处于静止状态时，称纤维细胞
    E. 核仁明显
4. 含异染性嗜碱性颗粒的细胞是（　　）
    A. 浆细胞　　　　　　　　B. 巨噬细胞　　　　　C. 肥大细胞
    D. 成纤维细胞　　　　　　E. 纤维细胞
5. 关于巨噬细胞特点的描述，哪一项是错误的（　　）
    A. 形态多样，功能活跃时，可伸出伪足而形态不规则
    B. 细胞核较大，呈圆形或椭圆形，染色较浅
    C. 胞质较丰富，多呈嗜酸性
    D. 具有活跃的吞噬能力
    E. 来源于单核细胞
6. 分布在新生儿肩胛间区等处，在寒冷的刺激下，可产生大量热能的组织是（　　）
    A. 黄色脂肪　　　　　　　B. 棕色脂肪　　　　　C. 白色脂肪
    D. 以上都是　　　　　　　E. 以上都不是
7. 基质的物理性状呈胶体状的结缔组织是（　　）
    A. 固有结缔组织　　　　　B. 血液　　　　　　　C. 淋巴
    D. 软骨组织　　　　　　　E. 骨组织
8. 狭义的结缔组织指（　　）
    A. 固有结缔组织　　　　　B. 血液　　　　　　　C. 淋巴
    D. 软骨组织　　　　　　　E. 骨组织
9. 腱细胞是一种形态特殊的细胞，其本质是以下哪一种细胞（　　）
    A. 成纤维细胞　　　　　　B. 巨噬细胞　　　　　C. 浆细胞
    D. 肥大细胞　　　　　　　E. 纤维细胞

10. 基质的主要成分是（　　　）

    A. 纤维粘连蛋白　　　　　　B. 蛋白多糖　　　　　　C. 组织液

    D. 纤维　　　　　　　　　　E. 黏液

（二）多选题

11. 关于浆细胞的叙述哪些是正确的（　　　）

    A. 慢性炎症部位较多　　　　B. 形态不规则，有突起　　C. 能合成抗体

    D. 胞质内含丰富的粗面内质网　E. 胞质内含丰富的游离核糖体

12. 固有结缔组织不包括（　　　）

    A. 血液　　　　　　　　　　B. 疏松结缔组织　　　　　C. 网状组织

    D. 致密结缔组织　　　　　　E. 软骨组织

13. 关于成纤维细胞，下列叙述哪些正确（　　　）

    A. 数量多，分布广　　　　　B. 胞质弱嗜碱性

    C. 扁平不规则，有突起　　　D. 胞质内含较粗面内质网

    E. 功能活跃时称纤维细胞

14. 以下哪几种细胞存在于疏松结缔组织内（　　　）

    A. 成纤维细胞　　　　　　　B. 神经元　　　　　　　　C. 巨噬细胞

    D. 浆细胞　　　　　　　　　E. 肌细胞

15. 结缔组织的特点是（　　　）

    A. 细胞外基质多

    B. 细胞数量少

    C. 细胞种类少，形态单一

    D. 细胞无极性

    E. 细胞外基质多由基质和纤维构成

16. 致密结缔组织的特点是（　　　）

    A. 以纤维为主要成分　　　　B. 以基质为主要成分　　　C. 纤维粗大

    D. 纤维数量较少，排列稀疏　E. 细胞种类较多

17. 由胶原蛋白构成的纤维是（　　　）

    A. 胶原纤维　　　　　　　　B. 弹性纤维　　　　　　　C. 网状纤维

    D. 以上都是　　　　　　　　E. 以上都不是

18. 广义的结缔组织包括（　　　）

    A. 固有结缔组织　　　　　　B. 血液　　　　　　　　　C. 淋巴

    D. 软骨组织　　　　　　　　E. 骨组织

19. 纤维粘连蛋白（　　　）

    A. 是一种结构性黏附糖蛋白

    B. 形成分子筛

    C. 主要分非硫酸化和硫酸化两类

D. 主要成分是氨基己糖多糖

E. 在细胞识别、黏附、迁移和增殖中有重要作用

20. 网状细胞(　　)

A. 产生网状纤维　　　　　　B. 胞质丰富，粗面内质网发达

C. 胞体圆形或卵圆形　　　　D. 胞质有异染性嗜碱性颗粒

E. 胞体星形有突起

三、是非题

1. 结缔组织是基本组织中形式最多样的组织，由大量细胞和少量细胞外基质构成。(　　)

2. 疏松结缔组织基质含量较少，纤维数量较多。(　　)

3. 网状纤维又称嗜银纤维，其主要由Ⅲ型胶原蛋白构成。(　　)

4. 成体的结缔组织内仍保留少量未分化的间充质细胞。(　　)

5. 基质中最主要的成分是蛋白多糖。(　　)

6. 狭义的结缔组织仅指固有结缔组织。(　　)

7. 在疏松结缔组织内固定的巨噬细胞又称为组织细胞。(　　)

四、名词解释

1. 间充质

2. 组织液

3. 糖胺多糖

4. 基质

五、简答题

1. 简述浆细胞的光镜结构与功能。

2. 简述成纤维细胞形态结构特点、功能。

六、论述题

1. 试比较脂肪组织的分类及功能的不同。

2. 患者，男，50 岁，工人，因右腿红肿疼痛 3 天入院。患者在一次劳动中划伤右腿，伤口出现红肿热痛，且范围逐渐扩大，疼痛加重，并伴有发热、畏寒、头痛、乏力、口渴等症状。入院查体发现右腿膝关节下 10cm 处有一个 7cm×5cm 的红肿病灶。实验室检查显示白细胞总数增加，中性粒细胞比例升高。患处切开、排脓，并以抗菌类药物治疗，病情逐渐好转，伤口逐渐愈合。

该患者是什么病？请用本章节知识进行解释。

参考答案

一、填空题

1. 固有结缔组织　血液　淋巴　软骨组织　骨组织
2. 疏松结缔组织　致密结缔组织　网状组织　脂肪组织
3. 网状纤维　弹性纤维　胶原纤维
4. 单核细胞
5. 黄色脂肪组织　棕色脂肪组织
6. 较多　较少　较多　较少
7. 蛋白多糖　糖蛋白　组织液
8. 网状细胞　网状纤维　基质
9. 白色　呈嗜酸性（呈浅红色）　胶原蛋白
10. 规则致密结缔组织　不规则致密结缔组织　弹性组织

二、选择题

（一）单选题

1. C。解释：网状纤维普通 HE 染色标本不易着色，但具嗜银性，用银染法可染成黑色，故又称嗜银纤维。其主要存在于网状组织。

2. D。解释：组织胺和白三烯可使微静脉和毛细血管扩张，通透性增加，血浆蛋白和液体溢出，导致组织水肿。

3. C。解释：成纤维细胞胞质呈弱嗜碱性。

4. C。解释：肥大细胞胞质丰富，充满易溶于水的异染性嗜碱性颗粒。

5. B。解释：巨噬细胞核小，呈卵圆形或肾形，着色深。

6. B。解释：黄色脂肪主要分布于皮下、网膜和系膜等处，是体内最大的贮能库，而棕色脂肪在成年人极少，主要分布在新生儿肩胛间区等处，在寒冷的刺激下，可产生大量热能。

7. A。解释：只有固有结缔组织的基质呈胶体状，血液和淋巴的基质呈液体状，软骨组织和骨组织的基质呈固体状。

8. A。解释：狭义的结缔组织只包括固有结缔组织，血液、淋巴、软骨组织和骨组织属于广义的结缔组织。

9. A。解释：腱细胞是规则致密结缔组织的主要细胞成分，是一种形态特殊的成纤维细胞。

10. B。解释：蛋白多糖又称黏多糖，是多糖分子与蛋白质结合成的复合物，为基质的主要成分。

（二）多选题

11. A、C、D、E。解释：浆细胞呈卵圆形或圆形，形态较规则，无突起。

12. A、E。解释：固有结缔组织包括疏松结缔组织、致密结缔组织、网状组织和脂肪组织四种。

13. A、B、C、D。解释：成纤维细胞功能处于静止状态时，才称纤维细胞。

14. A、C、D。解释：疏松结缔组织内无神经元和肌细胞。

15. A、B、D、E。解释：结缔组织细胞数量少，但种类多，形态多样。

16. A、C。解释：致密结缔组织是一种以纤维为主要成分的固有结缔组织，纤维粗大。

17. A、C。解释：胶原纤维主要由Ⅰ型和Ⅲ型胶原蛋白构成，网状纤维主要由Ⅲ型胶原蛋白构成，而弹性纤维主要由弹性蛋白组成。

18. A、B、C、D、E。解释：广义的结缔组织除了固有结缔组织外，还包括基质呈液体状的血液和淋巴，以及基质呈固体状的软骨组织和骨组织。

19. A、E。解释：氨基己糖多糖是蛋白多糖的多糖部分，主要分非硫酸化和硫酸化两类，分子筛是由大量蛋白多糖聚合物形成的。

20. A、B、E。解释：网状细胞是星形有突起的细胞，胞质丰富，粗面内质网发达，胞核圆形或卵圆形，可产生网状纤维。

三、是非题

正确：3、4、5、6、7

错误：

1. 解释：结缔组织由少量细胞和大量细胞外基质构成。
2. 解释：疏松结缔组织基质含量较多，纤维数量较少。

四、名词解释

1. 间充质由间充质细胞和大量稀薄的无定形基质组成，不含纤维。间充质细胞分化程度很低，有很强的增殖分化能力。在胚胎发育过程中能分化成多种结缔组织细胞、内皮细胞和平滑肌细胞等。成体的结缔组织内仍保留少量未分化的间充质细胞。

2. 组织液是从毛细血管动脉端渗出的部分血浆成分，其中含有血液中的多种营养成分。组织液不断更新，有利于血液和组织中的细胞进行物质交换，成为细胞赖以生存的内环境。

3. 糖胺多糖又称氨基己糖多糖，由成纤维细胞产生，主要分非硫酸化和硫酸化两类。与蛋白质结合形成蛋白多糖。

4. 基质是由生物大分子构成的有黏性的无定形胶状物，包括蛋白多糖、糖蛋白及组织液等。

五、简答题

1. 答：浆细胞来源于 B 淋巴细胞，光镜下浆细胞呈卵圆形或圆形；核圆，多偏居细胞一侧，异染色质粗，多分布于核膜处，呈车轮状；胞质丰富，呈嗜碱性，核旁有一浅染区。电镜下，浆细胞胞质内含大量平行排列的粗面内质网和游离核糖体，浅染区内有高尔基复合体和中心粒。浆细胞能合成和分泌免疫球蛋白即抗体，参与体液免疫。

2. 答：成纤维细胞是疏松结缔组织中最主要的细胞。光镜下，细胞扁平不规则，有突起，胞质较丰富，呈弱嗜碱性，胞核较大，长卵圆形，着色浅，核仁明显。成纤维细胞可合成和分泌胶原蛋白和弹性蛋白，构成疏松结缔组织中的各种纤维和基质。

六、论述题

1. 答：脂肪组织主要是由大量密集的脂肪细胞构成。富含血管和神经的疏松结缔组织将脂肪组织分隔成小叶。根据结构和功能的不同，脂肪组织分为两大类。

（1）黄色脂肪组织：为通常所说的脂肪组织，多见于成年人。脂肪细胞外形呈圆球形，胞质中央含有一个大的脂滴，细胞核及细胞质被挤到细胞的边缘，呈月牙状，HE 染色时脂滴被溶解而成空泡状，故称为单泡脂肪细胞。黄色脂肪组织主要分布在皮下、网膜和系膜等处，是体内最大的贮能库，具有保温、缓冲、保护、支持和填充等作用。

（2）棕色脂肪组织：其特点是组织中有丰富的毛细血管，脂肪细胞内散在许多大小不一的脂滴，线粒体大而丰富，核位于细胞中央，称为多泡脂肪细胞。棕色脂肪组织在成人极少，在新生儿及冬眠动物较多，主要分布于新生儿的肩胛区、腋窝及颈后部等处。在寒冷的刺激下，棕色脂肪细胞内的脂类分解、氧化，产生大量的热能。

从以上比较可发现，两种脂肪组织的结构、分布及与年龄的关系均有明显区别，并且功能也完全不同。

2. 答：该患者是急性蜂窝组织炎，即疏松结缔组织的急性化脓性炎症。疏松结缔组织又称蜂窝组织，其特点是细胞、纤维数量少，基质含量多，结构疏松。基质中的分子筛能阻止病原微生物侵入和扩散，但是有些细菌能释放透明质酸酶破坏分子筛结构，使细菌及其产生的毒素广泛扩散，引发机体局部的炎症反应和全身症状。

第二节　软骨和骨

本节重点、难点

1. 软骨的组织结构、软骨的生长方式
2. 软骨的分类、结构特点、分布及功能特征
3. 骨组织结构、骨发生的两种方式
4. 骨密质骨板排列方式

测试题

一、填空题

1. 软骨可分为_____软骨、_____软骨和_____软骨，它们所含的_____不同。

2. 透明软骨主要分布于_____、_____和_____；弹性软骨主要分布于_____和_____，纤维软骨主要分布于_____和_____。

3. 骨质由_____成分和_____成分构成；前一种成分包括大量的_____和少量的_____；后一种成分主要为_____。

4. 骨组织有_____细胞、_____细胞、_____细胞和_____细胞；_____细胞存在于骨基质内，其余几种细胞位于_____。

5. 长骨骨干主要由骨密质组成，包括_____、_____和_____。

6. 软骨细胞位于软骨基质的_____中，其周围一层深染的嗜碱性基质称_____。

7. 透明软骨 HE 染色中软骨基质中无_____，有_____，因后者折光率与_____相近，故光镜下不易分辨。

8. 同源细胞群来源于同一个_____，它们存在于_____个软骨囊内。

9. 骨祖细胞是骨组织的_____细胞，胞质呈弱_____性。位于骨组织的_____，能分化为_____。

10. 成骨细胞胞体呈_____，胞质呈_____性，电镜下胞质内含有大量_____和_____，其功能是分泌_____。

11. 破骨细胞体积_____，胞质呈_____，有多个_____，在贴近骨质一侧有_____，在电镜下由大量_____构成，其功能是_____。

12. 破骨细胞来源于_____细胞；成骨细胞来源于_____细胞。

13. 骨细胞存在于骨基质的_____内，其突起所占的腔隙称_____。

14. 骨单位又称 _____ ，由 _____ 和 _____ 组成，是骨的主要 _____ 单位。

15. 长骨由 _____ 、_____ 、_____ 和 _____ 及血管、神经等构成。

16. 骨的发生方式有 _____ 和 _____ 两种方式。前者是 _____ 的发生方式，后者是 _____ 的发生方式。

17. 膜内成骨是由 _____ 先分化为 _____ 膜，然后在此 _____ 。

18. 软骨内成骨是指在 _____ 的部位先出现 _____ 的雏形，在骨形成过程中软骨组织再不断被 _____ 取代。体内大多数骨主要以 _____ 的方式发生。

19. 骨骺由 _____ 骨化中心形成，骨干由 _____ 骨化中心形成。

20. 骨外膜分为 _____ 层：外层为 _____ 组织，纤维粗大而密集，可横向穿入外环骨板，称 _____ 纤维；内层为 _____ 组织。

二、选择题

（一）单选题

1. 透明软骨基质内含有（　　）
   A. 胶原纤维　　　　　B. 胶原原纤维　　　　C. 弹性纤维
   D. 网状纤维　　　　　E. 神经纤维

2. 产生类骨质的细胞是（　　）
   A. 破骨细胞　　　　　B. 骨细胞　　　　　　C. 成骨细胞
   D. 骨祖细胞　　　　　E. 间充质细胞

3. 产生骨基质有机成分的细胞是（　　）
   A. 间充质细胞　　　　B. 骨祖细胞　　　　　C. 成骨细胞
   D. 破骨细胞　　　　　E. 成纤维细胞

4. 下列哪种成分不属于骨组织（　　）
   A. 胶原纤维　　　　　B. 蛋白多糖　　　　　C. 羟基磷灰石
   D. 骨细胞　　　　　　E. 弹性纤维

5. 关于成骨细胞特点的描述错误的是（　　）
   A. 胞体呈矮柱状或立方形分布在骨组织的表面
   B. 胞质呈嗜酸性
   C. 粗面内质网丰富
   D. 可释放基质小泡
   E. 高尔基复合体发达

6. 关于破骨细胞特点的描述错误的是（　　）
   A. 胞体呈梭形，胞质呈弱嗜碱性　B. 由多个单核细胞融合而成
   C. 属多核巨细胞　　　　D. 胞质内可见被吸收的骨基质
   E. 溶解和吸收骨基质

7. 关于骨小管哪项是错误的(　　)

    A. 使骨单位中的骨陷窝互相连通

    B. 容纳骨细胞的突起

    C. 骨单位最内层的骨小管均开口于中央管

    D. 含有毛细血管

    E. 含有组织液

8. 骨细胞突起之间的连接是(　　)

    A. 中间连接　　　　　　　　　B. 紧密连接　　　　　　　　　C. 缝隙连接

    D. 桥粒　　　　　　　　　　　E. 半桥粒

9. 透明软骨 HE 染色标本中不能分辨纤维是由于(　　)

    A. 基质中不含纤维　　　　　B. 纤维为嗜银性　　　　　　C. 纤维少

    D. 纤维的嗜色性与基质相同　　E. 因含有胶原原纤维，折光率与基质相同

10. 关于软骨细胞形态结构的描述错误的是(　　)

    A. 越接近软骨中央部的软骨细胞越成熟，呈球形

    B. 胞质呈弱嗜碱性

    C. 近软骨膜的软骨细胞较幼稚，呈扁圆形

    D. 胞质内含丰富的溶酶体

    E. 可产生纤维和基质

11. 关于骨基质的描述哪项错误(　　)

    A. 由有机成分和无机成分组成

    B. 骨板是骨基质的结构形式

    C. 骨基质即骨的细胞外基质

    D. 有机成分为糖胺多糖，呈细针状结晶体

    E. 无机成分为羟基磷灰石结晶

12. 关于骨基质的描述哪项错误(　　)

    A. 骨板是由有机成分排列成的薄板状结构

    B. 骨板是骨基质形成的薄板状结构

    C. 同一层骨板中胶原纤维平行排列

    D. 骨密质和骨松质均有骨板

    E. 骨板内和骨板间有骨细胞

13. 关于破骨细胞的描述错误的是(　　)

    A. 能溶解吸收骨基质　　　　　B. 能释放多种酶

    C. 中央有一个椭圆形核　　　　D. 胞质内可见吸收的骨基质

    E. 胞质呈嗜酸性

14. 关于骨单位特点的描述哪项错误(　　)

    A. 骨单位顺骨干长轴纵向排列

    B. 位于内、外环骨板之间

C. 骨单位中央管内无血管和神经

D. 骨单位中央管内表面衬有骨内膜

E. 多层骨板围绕中央管呈同心圆排列

15. 关于骨和软骨共同特征的描述哪项错误(　　)

    A. 细胞外基质有基质和纤维　　　B. 均以间质生长形式生长

    C. 细胞均位于陷窝内　　　　　　D. 软骨膜和骨膜均有骨祖细胞

    E. 成骨细胞和软骨细胞均来源于骨祖细胞

16. 与骨组织的发生无关的细胞是(　　)

    A. 骨祖细胞　　　　　　　B. 成骨细胞　　　　　　C. 破骨细胞

    D. 巨核细胞　　　　　　　E. 间充质细胞

（二）多选题

17. 骨单位的结构包括(　　)

    A. 内环骨板　　　　　　　　　B. 哈弗斯管

    C. 呈同心圆排列的骨板　　　　D. 间骨板

    E. 外环骨板

18. 骨组织的细胞有(　　)

    A. 骨祖细胞　　　　　　　B. 成骨细胞　　　　　　C. 骨细胞

    D. 破骨细胞　　　　　　　E. 成纤维细胞

19. 关于哈弗斯系统的描述正确的有(　　)

    A. 由 10~20 层同心圆排列的骨板构成

    B. 骨板间有骨陷窝

    C. 中央管内有毛细血管和神经

    D. 与长骨骨干长轴平行排列

    E. 又称骨单位

20. 关于同源细胞群的描述正确的有(　　)

    A. 每群细胞源自软骨膜内的一个骨祖细胞

    B. 存在于一个软骨陷窝内

    C. 每个软骨陷窝周围有一个软骨囊

    D. 存在于软骨中央

    E. 2~8 个细胞一群

21. 骨基质的特点是(　　)

    A. 为钙化的细胞外基质　　　B. 含有大量胶原纤维

    C. 含有少量凝胶状基质　　　D. 含有大量弹性纤维

    E. 含有大量网状纤维

22. 骨细胞的结构特征包括(　　)

    A. 是有突起的细胞

B. 骨细胞胞体位于骨陷窝内

C. 骨细胞突起位于骨小管内

D. 相邻骨细胞突起间以缝隙连接相连

E. 骨陷窝和骨小管内含组织液

23. 骨板排列方式的描述正确的有( )

A. 骨干表面约有数层或数十层平行排列的骨板

B. 在骨单位之间排列不规则

C. 在骨干的骨髓腔面有数层平行排列的骨板

D. 以哈弗斯管为中心平行排列

E. 以上排列方式主要见于长骨干骨密质

24. 成骨细胞的结构特征包括( )

A. 呈矮柱状或立方形　　　B. 胞质呈嗜碱性　　　C. 核圆形

D. 胞质内含有大量粗面内质网　E. 有细小突起

25. 成骨细胞的功能包括( )

A. 分泌骨基质　　　　　B. 产生骨板　　　　　C. 产生胶原纤维

D. 分泌类骨质　　　　　E. 分泌一些细胞因子

26. 骨祖细胞是( )

A. 位于骨外膜内层　　　B. 位于骨内膜　　　　C. 位于软骨膜

D. 具有分裂能力　　　　E. 能分化为软骨细胞和成骨细胞

27. 参与血钙调节的细胞有( )

A. 巨核细胞　　　　　　B. 成骨细胞　　　　　C. 骨细胞

D. 破骨细胞　　　　　　E. 成纤维细胞

28. 透明软骨在 HE 染色中见不到纤维的原因是( )

A. 含有胶原原纤维

B. 含有较多的神经

C. 胶原原纤维与基质折光性相近

D. 含有较少的基质

E. 含有较多的血管

29. 组成长骨骨干骨密质的骨板有( )

A. 外环骨板　　　　　　B. 骨单位　　　　　　C. 内环骨板

D. 间骨板　　　　　　　E. 哈弗斯骨板

30. 骨的改建包括( )

A. 骨组织的形成　　　　B. 终生进行

C. 适应机体运动和负重的需要　D. 成年后骨改建加快

E. 包括骨组织的吸收

31. 含有血管的有( )

A. 中央管　　　　　　　B. 软骨膜　　　　　　C. 骨膜

D. 骨组织   E. 软骨组织

32. 膜内成骨的发生特征有（   ）

    A. 由间充质细胞分化为原始结缔组织膜

    B. 发生过程与软骨无关

    C. 形成骨化中心

    D. 为长骨的主要发生方式

    E. 为扁骨的主要发生方式

33. 软骨内成骨的特征包括（   ）

    A. 形成软骨雏形   B. 形成骨领   C. 形成骺板

    D. 形成初级骨化中心   E. 形成次级骨化中心

34. 长骨增长、增粗的因素有（   ）

    A. 骺板细胞不断增殖骨化   B. 次级骨化中心的出现

    C. 骨膜内成骨细胞造骨   D. 骺端软骨细胞的分裂增殖

    E. 骨干中成骨细胞不断造骨

三、是非题

1. 骨发生的方式有两种，人体内以膜内成骨为主。（   ）

2. 骨小管是骨组织内小血管、神经的通道。（   ）

3. 骨密质内的骨板排列很有规律，按骨板排列方式分为环骨板、骨单位和间骨板三种。（   ）

4. 纤维软骨内含有大量胶原原纤维，平行或交叉排列。（   ）

5. 骨基质的各种成分共同构成的薄层板状结构，称骨板。（   ）

四、名词解释

1. 骨单位

2. 破骨细胞

3. 骨细胞

4. 类骨质

5. 成骨细胞

6. 同源细胞群

7. 骨领

8. 软骨内成骨

9. 膜内成骨

五、简答题

1. 简述骨基质的组成、结构和存在形式。

2. 简述透明软骨的结构和分布。

六、论述题

1. 试述骨发生的基本过程。

2. 张某，女，60 岁，腰痛十余年，驼背，5 天前因卫生间地砖湿滑而跌坐在地致腰痛难忍，无法站立行走，家人急送某医院骨伤科，医生诊断为绝经后骨质疏松症伴第 4、5 腰椎压缩性骨折。请根据所学骨组织的结构、骨发生的因素及骨发生过程，分析绝经后骨质疏松症发生的细胞学机制，并提出可采取的有效预防措施。

参考答案

一、填空题

1. 透明　纤维　弹性　纤维
2. 肋软骨　关节软骨　呼吸道软骨　耳郭　会厌　椎间盘　关节盘
3. 有机　无机　胶原纤维　无定形基质　骨盐
4. 骨祖　成骨　骨　破骨　骨　骨组织的边缘
5. 环骨板　骨单位　间骨板
6. 软骨陷窝　软骨囊
7. 胶原纤维　胶原原纤维　基质
8. 幼稚软骨细胞　多
9. 干　嗜碱　表面　成骨细胞
10. 矮柱状或立方形　嗜碱　粗面内质网　高尔基复合体　类骨质（有机成分）
11. 大　嗜酸性　细胞核　褶皱缘　微绒毛　溶解吸收骨基质
12. 单核　骨祖
13. 骨陷窝　骨小管
14. 哈弗斯系统　哈弗斯骨板　中央管　结构
15. 骨质　骨膜　骨髓　关节软骨
16. 膜内成骨　软骨内成骨　扁骨/不规则骨　长骨
17. 间充质　原始结缔组织　膜内成骨
18. 骨发生　透明软骨　骨组织　软骨内成骨
19. 次级　初级
20. 两　致密结缔　穿通　疏松结缔

二、选择题

（一）单选题

1. B。解释：透明软骨基质内含胶原原纤维（很细，且折光率与基质相近），基质中含大量水分。

2. C。解释：产生类骨质的是成骨细胞。

3. C。解释：成骨细胞合成并分泌骨基质中的有机成分，形成类骨质，而自身则被包埋其中，转变为骨细胞。

4. E。解释：骨组织由细胞和钙化的细胞外基质构成。骨细胞是其中最多的细胞，胶原纤维和蛋白多糖主要构成骨基质的有机成分，羟基磷灰石主要构成骨基质的无机成分。

5. B。解释：成骨细胞，胞质呈嗜碱性。

6. A。解释：破骨细胞的胞质呈嗜酸性。

7. D。解释：骨小管内不含有毛细血管。

8. C。解释：相邻骨细胞的突起以缝隙连接相连。

9. E。解释：透明软骨 HE 染色标本中不能分辨纤维是由于胶原原纤维很细，且折光率与基质相近。

10. D。解释：软骨细胞具有典型的蛋白质分泌细胞的结构特点，胞质内含丰富的粗面内质网和高尔基复合体。

11. D。解释：羟基磷灰石结晶（无机成分）呈细针状。

12. A。解释：骨基质由有机成分和无机成分构成，其各种成分共同构成骨板。

13. C。解释：破骨细胞由多个单核细胞融合而成，属多核巨细胞，含有 2～50 个核。

14. C。解释：骨单位中央管内含毛细血管和神经。

15. B。解释：骨发生以膜内成骨与软骨内成骨两种方式进行。

16. D。解释：骨髓巨核细胞与血小板的形成有关，与骨发生无关。

（二）多选题

17. B、C。解释：骨单位由中轴的一中央管（或称哈弗斯管）和其周围10~20层同心圆排列的骨板（哈弗斯骨板）构成。

18. A、B、C、D。解释：骨组织由骨细胞、骨祖细胞、成骨细胞、破骨细胞四种细胞组成。

19. A、B、C、D、E。解释：均与哈弗斯系统完全相符。

20. A、C、D、E。解释：同源细胞群中的细胞叠加存在于多个软骨陷窝内，分别围以软骨囊。

21. A、B、C。解释：骨基质不含有大量弹性纤维和网状纤维。

22. A、B、C、D、E。解释：均符合骨细胞的结构特征。

23. A、B、C、E。解释：以哈弗斯管为中心，周围的骨板呈同心圆排列，而非平行排列。

24. A、B、C、D、E。解释：完全符合成骨细胞的结构特征。

25. C、D、E。解释：骨基质的有机成分由成骨细胞分泌形成，骨基质的各种成分共同构成骨板。

26. A、B、C、D、E。解释：均符合骨祖细胞的特征。

27. B、C、D。解释：成骨细胞、破骨细胞、骨细胞均参与血钙调节。

28. A、C。解释：透明软骨的纤维为胶原原纤维，直径为 10~20nm，其折光率与基质相近，故在光镜下不易分辨。

29. A、B、C、D、E。解释：它们均参与长骨骨干骨密质的骨板组成。

30. A、B、C、E。解释：成年后骨干不再增长，30 岁左右骨干停止增粗，改建速度随年龄增长而逐渐缓慢，但仍在进行，并持续终生。

31. A、B、C、D。解释：软骨组织内无血管，营养来自软骨周围的血管。

32. A、B、C、E。解释：顶骨、额骨等扁骨和不规则骨等以此种方式发生，而长骨以软骨内成骨的方式发生。

33. A、B、C、D、E。解释：均符合软骨内成骨的特征。

34. A、B、C、D。解释：骨外膜内的成骨细胞不断在骨干表面生成骨组织，使骨增粗；成年后骨外膜和骨内膜的成骨细胞形成环骨板。

三、是非题

正确：3、5。

错误：

1. 解释：骨发生的方式有两种，即膜内成骨和软骨内成骨，人体内以软骨内成骨为主。

2. 解释：骨小管是骨组织内骨细胞突起所在位置，内含组织液，可营养骨细胞、输送代谢物质。

4. 解释：纤维软骨内含有大量胶原纤维束，平行或交叉排列。

四、名词解释

1. 骨单位又称哈弗斯系统，主要分布于长骨的骨密质内，由中央管及其周围 10~20 层同心圆排列的骨板组成，呈圆筒状，在内、外环骨板间沿骨的长轴排列，是长骨的主要支持结构。

2. 破骨细胞主要分布于骨组织表面，数目较少，是一种多核大细胞，由多个单核细胞融合而成，无分裂能力，有溶解和吸收骨基质的作用。

3. 骨细胞位于骨陷窝内，单个分散于骨板内或骨板间；其胞体较小，扁椭圆形，有许多细长突起，突起位于骨小管内，骨小管相互连通。骨细胞由成骨细胞转变而来，是一种终末细胞，无分裂能力。

4. 类骨质为骨组织未钙化的细胞外基质。骨形成过程中，成骨细胞先分泌构成骨基质的有机成分，如胶原纤维、蛋白多糖等，即为类骨质。类骨质钙化后即为骨基质。

5. 成骨细胞由骨祖细胞增殖分化而来，分布于骨组织表面，常排成一层，具有较小的突起，胞体呈矮柱状或立方形，胞质呈嗜碱性。成骨细胞分泌类骨质，自身被类骨质包埋后，成为骨细胞。

6. 同源细胞群是软骨组织最主要的结构特点，软骨细胞成群分布，2~8 个细胞一群。每群细胞源自软骨膜内的一个骨祖细胞，即骨祖细胞边增殖分化，边从软骨膜移向软骨中部，同时不断产生纤维和基质，使软骨增长变大。

7. 骨领是长骨发生中出现的结构。在软骨雏形的中段，软骨膜内层的骨祖细胞增殖分化为成骨细胞，成骨细胞在软骨中段表面产生类骨质，继而钙化为骨基质。于是在软骨中段形成一圈"衣领"状的薄层骨组织，称骨领。骨领表面的软骨膜改称骨膜。骨膜内的成骨细胞继续造骨，使骨领逐渐增厚，同时向软骨两端延伸。故骨领是长骨发生中最早发生的骨质，也称此为软骨周骨化。

8. 软骨内成骨由间充质先形成软骨雏形，然后软骨逐渐被骨组织所替换。躯干和四肢骨主要以此种方式发生。

9. 膜内成骨是指在将要成骨的部位血管增生，间充质细胞分裂增生形成膜状，并进一步分化为骨祖细胞，其中大部分骨祖细胞分化为成骨细胞。人的额骨、顶骨、颞骨及锁骨等以此种方式发生。

五、简答题

1. 答：骨基质是骨组织钙化的细胞外基质，由有机成分及无机成分组成。有机成分由成骨细胞分泌的大量胶原纤维和少量基质构成。基质呈凝胶状，含蛋白多糖，具有黏合胶原纤维的作用。有机成分使骨质具有韧性。无机成分主要为骨盐，其化学结构为羟基磷灰石结晶，属不溶性中性盐，呈细针状，骨盐含量随年龄的增长而增加。无机成分使骨质坚硬。每层的胶原纤维与骨盐共同构成薄层骨板。其中胶原纤维有规律地分层排列。同层骨板内的纤维相互平行，相邻骨板的纤维相互垂直，如同多层木质胶合板，有效地增强了骨的支持力。骨细胞位于骨板之间或骨板内的骨陷窝内，相邻骨细胞突起以缝隙连接相连，骨小管彼此相通。

2. 答：透明软骨新鲜时呈半透明状，软骨基质中仅含少量胶原原纤维，因其折光率与基质相近，故光镜下不易分辨。无定形基质丰富，含有较多的水分，呈凝胶状，具有韧性，主要成分为嗜碱性的软骨黏蛋白。软骨囊呈强嗜碱性，但软骨囊之间呈弱嗜酸性，因含胶原原纤维较多。透明软骨具有较强的抗压性，有一定的弹性和韧性。其分布较广，包括关节软骨、肋软骨、呼吸道的某些软骨。

六、论述题

1. 答：骨的发生有两种方式，即膜内成骨和软骨内成骨。骨发生的两种方式具有相同的基本过程，即由间充质细胞在骨组织将要发生的部位分化形成骨祖细胞，骨祖细胞进一步分化形成成骨细胞，成骨细胞分泌类骨质，将自身包埋其中形成骨细胞，类骨质经钙化形成骨质。在成骨过程中，既有骨组织的形成，又有骨组织的吸收，成骨细胞不断形成新骨质，破骨细胞则使已形成的骨组织被吸收和改建，使骨的组织结构不断发生变化。骨组织起源于胚胎时期的间充质。骨的发育经历不断生长与改建的复杂演变，具体表现为两个方面，即骨组织形成与骨组织分解吸收，两者相辅相成。骨发育完善后，仍保持形成与分解吸收交替进行的内部改建，并持续终生，但改建速度随年龄增长而逐渐减慢。软骨内成骨中段的骨髓腔之间可依次分为代表成骨活动的四区，即软骨储备区、软骨增生区、软骨钙化区和成骨区。

2. 答：骨质疏松症分为原发性、继发性和特发性三种。原发性骨质疏松症又分为绝经后骨质疏松症和老年性骨质疏松症。后者好发于 70 岁以上的老年人，因成骨细胞骨形成功能低下，破骨细胞骨吸收功能亢进，骨吸收大于骨形成所致；前者发生于绝经后妇女，由于绝经后卵巢功能减退导致雌激素水平下降，进而引起破骨细胞骨吸收亢进，成骨细胞骨形成相对不足。进一步研究发现，随年龄增长，骨髓间充质干细胞向成骨细胞和骨骼肌细胞分化减少，而向脂肪细胞分化增多，结果不仅导致成骨细胞数量减少而使骨形成下降，而且导致骨骼肌细胞数量减少、肌力下降而对骨的负荷降低，诱发骨质疏松症。已知成骨细胞分泌骨组织的有机成分形成类骨质的原料为蛋白质，骨盐沉积于类骨质后成为骨质，故日常生活中应注意均衡饮食，要保证富含蛋白质和钙的食物摄入。此外，还应进食足量的新鲜蔬菜和水果，以补充骨生长所需要的各种维生素。尚需注意适量运动，以维持肌力。多种激素参与成骨细胞和破骨细胞功能的调节，睡眠充足、精神愉快有助于内分泌的稳定，可有效地预防绝经后骨质疏松症及其并发症骨折的发生。

第三节　血　液

本节重点、难点

1. 血液的组成、分类和理化特性及血象正常值
2. 红细胞的形态、结构及功能
3. 各类白细胞的形态、结构及功能
4. 血小板的形态、结构及功能
5. 红骨髓的结构及功能
6. 血细胞发生过程的三个阶段及形态变化规律
7. 血细胞发生的调控与造血干细胞的定义及特性

测试题

一、填空题

1. 血液属于＿＿＿＿范畴，由血浆和悬浮于血浆中的＿＿＿＿、＿＿＿＿三部分组成，血浆相当于＿＿＿＿。

2. 成熟的红细胞无＿＿＿＿，也无＿＿＿＿，胞质内充满＿＿＿＿，其功能是运

输_____和_____两种分子。

3. 血液有形成分包括_____、_____和_____。

4. 血液的白细胞根据有无特殊颗粒分为_____和_____；具体又根据形态结构和功能特点可分为_____、_____、_____、_____和_____。

5. 淋巴细胞根据其发生部位、表面特征、寿命和免疫功能不同，可分为_____、_____和_____三类。

6. 中性粒细胞胞质内有两种颗粒，分别是_____和_____，前者数量少，电镜下是_____；后者数量多，内含_____和_____等。

7. 在血涂片中，嗜酸性粒细胞核常分_____，该细胞能吞噬_____，释放_____，灭活组胺，从而减轻_____反应。

8. 嗜碱性粒细胞颗粒内含有_____、_____和_____等物质，故该细胞的功能与_____相似。

9. 血涂片中单核细胞是体积_____的白细胞，核呈_____或_____，着色浅，胞质内含有特殊颗粒。该细胞穿出血管，进入结缔组织分化为_____。

10. 血细胞发生过程分为_____、_____和_____三个阶段。

11. 发生血细胞的原始细胞称_____。它起源于_____，以后随血流先进入_____造血，出生后主要存在于_____，其次是_____。

12. 造血干细胞的特性包括_____、_____和_____。

13. 幼稚阶段的造血细胞可分为_____、_____和_____三阶段。

二、选择题

（一）单选题

1. 中性粒细胞占白细胞总数的比例是(　　)
   A. 3%~8%　　　　　　B. 20%~30%　　　　　C. 50%~70%
   D. 0%~1%　　　　　　E. 0.5%~3%

2. 关于红细胞的描述错误的是(　　)
   A. 外周血红细胞无细胞器或细胞器残留物
   B. 胞质内充满血红蛋白
   C. 胞体呈双凹的圆盘状
   D. 平均寿命是 120 天
   E. 向全身组织细胞供给氧气并带走二氧化碳

3. 关于嗜酸性粒细胞的描述正确的是(　　)
   A. 胞质的特殊颗粒内含有组胺
   B. 在发生急性炎症时显著增多
   C. 由多核巨细胞发生而来
   D. 核分 4~5 叶

E. 在过敏性疾病和寄生虫病时增多

4. 关于中性粒细胞的描述错误的是(　　)

　　A. 占白细胞总数的比例最高

　　B. 核呈杆状或分叶状

　　C. 胞质内含嗜天青颗粒和特殊颗粒

　　D. 在急性细菌感染时明显增多

　　E. 胞质的特殊颗粒含组胺、肝素和白三烯

5. 关于嗜碱性粒细胞的描述正确的是(　　)

　　A. 占白细胞总数的比例最高　　　B. 胞质呈强嗜碱性　　　C. 胞核呈圆形

　　D. 胞质内含嗜碱性特殊颗粒　　　E. 在急性细菌感染疾病时明显增多

6. 关于血小板的描述正确的是(　　)

　　A. 是有核的细胞　　　　　　　　B. 直径 $7 \sim 8 \mu m$

　　C. 胞质内有嗜碱性的特殊颗粒　　D. 胞质的特殊颗粒内含组胺和肝素

　　E. 在止血和凝血过程中起重要作用

7. 关于单核细胞的描述错误的是(　　)

　　A. 占白细胞总数的 3%~8%

　　B. 是最大的白细胞

　　C. 核呈椭圆形或肾形，着色较浅

　　D. 胞质内含溶酶体和吞噬泡

　　E. 胞质分隔成许多小区，脱落后形成血小板

8. 网织红细胞中含有(　　)

　　A. 残存的滑面内质网　　　　　　B. 残存的多聚核糖体　　　C. 残存的溶酶体

　　D. 残存的线粒体　　　　　　　　E. 残存的高尔基复合体

9. 多能造血干细胞是(　　)

　　A. 生成各种血细胞的原始细胞

　　B. 一种小淋巴细胞

　　C. 不能以自我复制的方式进行细胞繁殖

　　D. 起源于胚胎外胚层

　　E. 其形态结构与大淋巴细胞相似

10. 发生血细胞最早的部位是(　　)

　　A. 卵黄囊血岛　　　　　　　　　B. 骨髓　　　　　　　　C. 肝

　　D. 淋巴结　　　　　　　　　　　E. 脾

11. 关于血细胞发生过程的描述错误的是(　　)

　　A. 分原始、幼稚和成熟三个阶段

　　B. 胞体由大变小，巨核细胞由小变大

　　C. 细胞分裂能力从无到有

　　D. 胞核由大变小

E. 红细胞核消失

12. 在凝血和止血过程中起重要作用的是( )
    A. 浆细胞　　　　　　　B. 嗜酸性粒细胞　　　C. 肥大细胞
    D. 血小板　　　　　　　E. 中性粒细胞

13. 机体发生寄生虫感染时数目会显著升高的是( )
    A. 浆细胞　　　　　　　B. 嗜酸性粒细胞　　　C. 肥大细胞
    D. 血小板　　　　　　　E. 中性粒细胞

14. 能减缓过敏反应的是( )
    A. 浆细胞　　　　　　　B. 嗜酸性粒细胞　　　C. 肥大细胞
    D. 血小板　　　　　　　E. 中性粒细胞

15. 能释放参与过敏反应物质的是( )
    A. 浆细胞　　　　　　　B. 嗜酸性粒细胞　　　C. 嗜碱性粒细胞
    D. 血小板　　　　　　　E. 中性粒细胞

16. 杀伤细菌，自身坏死成为脓细胞的是( )
    A. 浆细胞　　　　　　　B. 嗜酸性粒细胞　　　C. 肥大细胞
    D. 血小板　　　　　　　E. 中性粒细胞

17. 能吞噬抗原抗体复合物并可杀伤寄生虫的是( )
    A. 浆细胞　　　　　　　B. 嗜酸性粒细胞　　　C. 肥大细胞
    D. 血小板　　　　　　　E. 中性粒细胞

18. 无细胞核的是( )
    A. 浆细胞　　　　　　　B. 嗜酸性粒细胞　　　C. 肥大细胞
    D. 血小板　　　　　　　E. 中性粒细胞

19. 观察血细胞最常用的标本制作方法( )
    A. 石蜡切片、HE 染色　　　B. 冰冻切片、HE 染色
    C. 涂片、HE 染色　　　　　D. 石蜡切片、Wright 或 Giemsa 染色
    E. 涂片、Wright 或 Giemsa 染色

（二）多选题

20. 没有细胞核的是( )
    A. 成熟红细胞　　　　　B. 血小板　　　　　　C. 网织红细胞
    D. 脂肪细胞　　　　　　E. 有粒白细胞

21. 分辨三种有粒白细胞的依据是( )
    A. 细胞的大小　　　　　B. 细胞核的形状和分叶　　C. 胞质的颜色
    D. 特殊颗粒的大小和染色特征　E. 有无溶酶体

22. 中性粒细胞含( )
    A. 嗜天青颗粒　　　　　B. 糖原颗粒　　　　　C. 特殊颗粒
    D. 异染性颗粒　　　　　E. 嗜银颗粒

23. 嗜酸性粒细胞含(　　)

    A. 嗜天青颗粒　　　　　　　B. 酸性磷酸酶　　　　　　　C. 异染性颗粒

    D. 特殊颗粒　　　　　　　　E. 组胺酶

24. 具有吞噬能力的细胞是(　　)

    A. 淋巴细胞　　　　　　　　B. 嗜酸性粒细胞　　　　　　C. 肥大细胞

    D. 中性粒细胞　　　　　　　E. 浆细胞

25. 单核细胞(　　)

    A. 逸出血管后分化为巨噬细胞　　B. 由淋巴组织发生

    C. 含有许多嗜天青颗粒　　　　　D. 核可分叶

    E. 来自巨核细胞

26. 嗜酸性粒细胞的功能包括(　　)

    A. 吞噬抗原抗体复合物　　　B. 杀灭寄生虫　　　　　　　C. 减轻过敏反应

    D. 特殊颗粒的内容物可使血管扩张　　　　　　　　　　　E. 增强过敏反应

27. 嗜碱性粒细胞含有(　　)

    A. 肝素　　　　　　　　　　B. 白三烯　　　　　　　　　C. 组织胺

    D. 溶菌酶　　　　　　　　　E. 吞噬素

28. 红骨髓主要组成成分是(　　)

    A. 网状结缔组织　　　　　　B. 成纤维细胞　　　　　　　C. 造血细胞

    D. 脂肪细胞　　　　　　　　E. 血窦

29. 造血干细胞的特性包括(　　)

    A. 有很强的增殖能力　　　　B. 有多向分化潜能

    C. 最早发生于卵黄囊血岛　　D. 有自我复制能力

    E. 出生后主要存在于红骨髓内

三、是非题

1. 血细胞膜上含有 ABO 血型抗原。(　　)

2. 中性粒细胞常见两个分叶核。(　　)

3. 血小板含有与其功能相关的组胺等生物活性物质。(　　)

4. 单核细胞具有游走性、体积大和吞噬功能强等特点。(　　)

5. 淋巴细胞胞质内嗜天青颗粒中含有过氧化物酶。(　　)

6. 血细胞发生过程中通常经过原始、幼稚和成熟三个不同阶段。(　　)

7. 血细胞最早出现的部位是骨髓。(　　)

8. 造血干细胞出生后常可分布于胸腺。(　　)

四、名词解释

1. 血常规

2. 网织红细胞

3. 中性粒细胞

4. 嗜酸性粒细胞

5. 嗜碱性粒细胞

6. 造血干细胞

7. 造血祖细胞

8. 造血诱导微环境

五、简答题

1. 简述有粒白细胞的结构特点和功能。

2. 简述无粒白细胞的结构特点及功能。

六、论述题

试述血细胞发生过程中形态变化的一般规律。

参考答案

一、填空题

1. 结缔组织　血细胞　血小板　细胞外基质

2. 细胞核　细胞器　血红蛋白　氧气　二氧化碳

3. 红细胞　白细胞　血小板

4. 有粒白细胞　无粒白细胞　中性粒细胞　嗜酸性粒细胞　嗜碱性粒细胞　单核细胞　淋巴细胞

5. T 细胞　B 细胞　NK 细胞

6. 嗜天青颗粒　特殊颗粒　溶酶体　吞噬素　溶菌酶

7. 两叶　抗原抗体复合物　组胺酶　过敏

8. 肝素　组胺　嗜酸性粒细胞趋化因子　肥大细胞

9. 最大　肾形　马蹄铁形　巨噬细胞

10. 原始　幼稚　成熟

11. 造血干细胞　卵黄囊血岛　肝脏　红骨髓　脾

12. 增殖潜能　多向分化能力　自我复制能力

13. 早幼　中幼　晚幼

二、选择题

（一）单选题

1. C。解释：中性粒细胞是各类白细胞中数量最多的一种。

2. A。解释：外周血中成熟红细胞无细胞器，但网织红细胞中尚留存核糖体的残留物。

3. E。解释：这与机体所处免疫状态有关。

4. E。解释：中性粒细胞的特殊颗粒内主要含吞噬素、溶菌酶等。

5. D。解释：颗粒呈蓝紫色。

6. E。解释：血小板的聚集起止血作用，而后发生的凝血是血小板释放各种凝血因子所致。

7. E。解释：骨髓巨核细胞胞质的局部脱落形成血小板。

8. B。解释：这是网织红细胞中残留的最后一点有形成分。

9. A。解释：由多能造血干细胞分化成造血祖细胞，后者再分化成各系祖细胞及各种血细胞。

10. A。解释：胚胎第3周，胚外中胚层在卵黄囊壁上形成血岛。

11. C。解释：细胞分裂能力从有到无。

12. D。解释：血小板的聚集和凝血因子的释放是发生止血和凝血的主要原因。

13. B。解释：胞质内的嗜酸性颗粒所含阳离子蛋白能杀伤进入机体的寄生虫。

14. B。解释：嗜酸性粒细胞释放的组胺酶分解组胺，芳基硫酸酯酶可灭活白三烯，从而减缓过敏反应的程度。

15. C。解释：嗜碱性粒细胞内含组胺等引起过敏反应的物质。

16. E。解释：中性粒细胞内含吞噬素和溶菌酶。

17. B。解释：嗜酸性粒细胞具有趋化性、变形运动、吞噬抗原抗体复合物作用，并含阳离子蛋白可杀伤寄生虫。

18. D。解释：不具备细胞的三大结构，故血小板不属于细胞范畴。

19. E。解释：石蜡切片、冰冻切片和 HE 染色因观察血细胞效果不佳，一般不采纳。

（二）多选题

20. A、B、C。解释：脂肪细胞和有粒白细胞均有核。

21. B、D。解释：三种有粒白细胞在体积大小、胞质着色和有无溶酶体等方面均无明显差异。

22. A、C。解释：糖原颗粒、异染性颗粒、嗜银颗粒在血涂片中无法鉴别。

23. B、D、E。解释：嗜酸性粒细胞中无嗜天青颗粒和异染性颗粒。

24. B、D。解释：淋巴细胞、肥大细胞和浆细胞分泌细胞因子、活性物质和抗体为其功能所在。

25. A、C。解释：单核细胞是全身均有吞噬功能的细胞来源，核呈肾形或马蹄铁形，胞质中含大量嗜天青颗粒。

26. A、B、C。解释：嗜酸性粒细胞和嗜碱性粒细胞、肥大细胞产生拮抗作用，从而减轻过敏反应的程度。

27. A、B、C。解释：嗜碱性粒细胞含有与肥大细胞相同的活性物质。

28. A、B、C、D、E。

29. A、B、C、D、E。

三、是非题

正确：2、4、6。

错误：

1. 解释：红细胞膜上含有 ABO 血型抗原。

3. 解释：与血小板功能相关的物质是凝血因子。

5. 解释：单核细胞嗜天青颗粒中含有过氧化物酶，而淋巴细胞不含此物。

7. 解释：血细胞最早出现在卵黄囊的血岛。

8. 解释：造血干细胞出生后常分布在外周血液、脾、淋巴结和红骨髓中，一般不在胸腺中出现。

四、名词解释

1. 临床上，将血液中各类血细胞和血小板的形态、结构、分类、正常值以及血红蛋白含量等称血常规。

2. 网织红细胞是一种接近成熟的红细胞，在成人外周血中仅占红细胞总数的 0.5%~1.5%。其体积较红细胞略大，胞质内含丰富的血红蛋白，无细胞核和其他细胞器，仅有少量残存的核糖体。用煌焦油蓝染色呈细粒状，表明其仍有合成血红蛋白的能力。贫血患者经治疗后，如网织红细胞数量增多，表明治疗有效。

3. 中性粒细胞是白细胞中数量最多的一种，占白细胞总数的 50%~70%，直径 10~12μm。细胞核形态多样，有杆状核、分叶核。分叶核的叶数 2~5 叶，胞质内含有两种颗粒；特殊颗粒较小，占 80%，染成淡粉红色；嗜天青颗粒较大，占 20%，染成淡蓝色。中性粒细胞能做变形运动，可由血液进入结缔组织，具有活跃的吞噬细菌能力。在急性炎症时，其数量增多。

4. 嗜酸性粒细胞占白细胞总数的 0.5%~3%。外形呈球形，直径 10~15μm，核多为 2 叶，胞质内充满粗大均匀的嗜酸性颗粒。嗜酸性粒细胞能做变形运动，具有趋化性。电镜下，颗粒呈椭圆形，有膜包被，内含酸性磷酸酶、芳基硫酸酯酶、过氧化物酶、组胺酶及阳离子蛋白等，具有抗过敏和抗寄生虫作用。

5. 嗜碱性粒细胞仅占白细胞总数的 0~1%。外形呈球形，直径 10~12μm，核分叶或不规则形。胞质内含嗜碱性颗粒，大小不等，分布不均，染成紫蓝色，可覆盖在核上。颗粒具有异染性，其内含有肝素、组胺，白三烯存在于胞质内，参与过敏反应。

6. 造血干细胞是发生各种血细胞的原始细胞，最早发生于卵黄囊外的胚外中胚层血岛内。它具有很强的增殖能力和向多种血细胞系分化的潜能，并能进行自我复制，即分裂产生的子细胞仍具有造血干细胞的上述特性和能力。造血干细胞能在一定的微环境和某些因素的调节下，可增殖分化为各类血细胞的祖细胞。出生后主要存在于红骨髓内。

7. 造血祖细胞由造血干细胞增殖分化形成。它具有增殖能力，但不能向多方向分化，而只能向一个或几个血细胞系定向分化，因此也称定向干细胞。

8. 造血诱导微环境是造血细胞生长发育及增殖分化特定的微环境。由包括网状细胞、成纤维细胞、巨噬细胞、脂肪细胞和血窦内皮细胞在内的基质细胞，散在分布于网状纤维编织形成的网孔中。上述结构形成了造血细胞生存所需的特定微环境，称造血诱导微环境。

五、简答题

1. 答：有粒白细胞分为中性粒细胞、嗜酸性粒细胞和嗜碱性粒细胞。它们的共同特点是胞质内有特殊颗粒，根据颗粒的嗜色性分别命名。①中性粒细胞数量最多，占白细胞总数的 50%～70%，直径 10～12μm。核形态多样，有的为杆状核，有的为分叶核，正常成人血液中以 2～3 叶核的细胞多见。胞质呈淡粉红色，内有较多淡紫红色的细小颗粒，可分为两种：特殊颗粒被染成淡粉红色，约占 80%；嗜天青颗粒较大，染成淡蓝色，约占 20%。中性粒细胞能做变形运动，具有活跃的吞噬能力。在急性炎症时，其数量增多。②嗜酸性粒细胞占白细胞总数的 0.5%～3%，直径 10～15μm。核多分为两叶，胞质内含粗大的嗜酸性特殊颗粒，染为橘红色，其内含有酸性磷酸酶、过氧化物酶、阳离子蛋白和组胺酶，具有杀灭寄生虫和减弱过敏反应的作用。③嗜碱性粒细胞仅占白细胞总数的 0%～1%，直径 10～12μm。核呈不规则或 S 形，着色浅。胞质内的嗜碱性特殊颗粒大小不等、分布不均，染成深紫蓝色。颗粒常遮盖细胞核。颗粒内含有肝素、组胺，白三烯存在于胞质内，肝素具有抗凝血作用，组胺和白三烯参与过敏反应。

2. 答：无粒白细胞包括淋巴细胞和单核细胞。

淋巴细胞占白细胞总数的 20%～30%，幼儿较多。根据细胞的形态可分为大、中、小三型。血液内小淋巴细胞数量最多。小淋巴细胞的核呈圆形，一侧常有凹陷，染色质致密呈块状，染色深。胞质很少，只在细胞周边成一窄缘，具有较强的嗜碱性，染成蔚蓝色，常含少量嗜天青颗粒。根据淋巴细胞的发生部位、表面特征、寿命长短和免疫功能的不同，可分为 T 细胞、B 细胞和 NK（自然杀伤）细胞。T 细胞数量最多，参与细胞免疫；B 细胞数量较少，参与体液免疫；NK 细胞最少，具有独立灭活抗原的功能。

单核细胞占白细胞总数的 3%～8%。是血液中体积最大的白细胞，直径 14～20μm。核形态多样，呈圆形、卵圆形、肾形、不规则形或马蹄铁形。细胞质丰富，呈弱嗜碱性，染成浅灰蓝色，内含细小的嗜天青颗粒。单核细胞具有活跃的趋化性、吞噬功能和杀菌功能。穿出血管进入不同的组织内，分化为巨噬细胞。单核细胞和巨噬细胞都能消灭侵入机体的细菌，吞噬异物颗粒，消除体内衰老的细胞，参与免疫反应。

六、论述题

答：血细胞发生是一连续发展过程，分原始、幼稚和成熟三个阶段，其形态变化规律是：①胞体：由大变小，只有巨核细胞较特殊，胞体由小变大。②胞核：由大变小，红细胞核甚至消失，细胞核形状也由圆形渐变成不规则形，如粒细胞核由圆形变成杆状或分叶，单核细胞核由圆形变成不规则形或肾形；核着色由浅变深；核仁数目由多逐渐变少。③胞质：量由少逐渐增多；嗜碱性逐渐变弱，由深蓝色逐渐变为浅蓝色，红细胞渐变成淡红色；粒细胞胞质内出现特殊颗粒。④细胞分裂能力：从强到弱，最后消失。

（云南中医药大学　杨恩彬）

第四章　肌组织 ▷▷▷▷

本章重点、难点

1. 骨骼肌纤维的光镜结构
2. 骨骼肌纤维的超微结构
3. 心肌纤维的光镜与超微结构
4. 闰盘的超微结构

测试题

一、填空题

1. 相邻两条 Z 线之间的一段_____称肌节。每个肌节包括_____。它是骨骼肌纤维结构和功能的_____。

2. 肌细胞又称_____，肌细胞膜又称_____，肌细胞质又称_____。

3. 横纹肌纤维的 Z 线上附着有_____，M 线上附着有_____。

4. 粗肌丝由_____分子组成，细肌丝由三种蛋白分子组成，分别为_____，_____和_____。

5. 肌浆网即肌纤维内特化的_____，位于相邻横小管之间，环绕在肌原纤维周围，又称_____，功能是_____。

6. 电镜下，平滑肌纤维的肌浆内分布着粗、细两种肌丝。细肌丝一端固定于_____或_____，另一端_____，环绕在_____周围。若干粗、细肌丝聚集成_____，又称_____。

7. 心肌纤维之间的相连结构称_____。电镜下由相邻心肌纤维的连接面_____而成。

8. 光镜下，心肌纤维呈不规则的_____状，有_____并相互吻合成网。核呈_____形，1~2 个，位于细胞_____。

二、选择题

（一）单选题

1. 关于骨骼肌纤维细胞核的描述，哪一项正确（　　）
   - A. 一个细胞核，位于细胞中央
   - B. 多个细胞核，位于细胞中央
   - C. 一个细胞核，位于肌膜下
   - D. 多个甚至上百个细胞核，位于肌膜下
   - E. 1~2个细胞核，位于肌膜下

2. 肌节是（　　）
   - A. 相邻两条 Z 线间的一段肌原纤维
   - B. 相邻两条 Z 线间的一段肌纤维
   - C. 相邻两条 M 线间的一段肌纤维
   - D. 相邻两个 H 带间的一段肌纤维
   - E. 相邻两条 M 线间的一段肌原纤维

3. 肌节是由（　　）
   - A. I 带+A 带组成
   - B. 1/2A 带+I 带+1/2A 带组成
   - C. A 带+A 带组成
   - D. 1/2I 带+A 带组成
   - E. 1/2I 带+A 带+1/2I 带组成

4. 骨骼肌纤维横纹的形成原因是（　　）
   - A. 多个细胞核横向规律排列
   - B. 肌浆内线粒体横向规律排列
   - C. 质膜内褶形成的横小管规律排列
   - D. 每条肌原纤维的明带和明带、暗带和暗带对应排列在同一水平
   - E. 明带和暗带内肌红蛋白含量不同

5. 骨骼肌纤维内贮存钙离子的结构主要是（　　）
   - A. 肌浆
   - B. 横小管
   - C. 线粒体
   - D. 粗面内质网
   - E. 肌浆网

6. 能与 Ca^{2+} 结合的是（　　）
   - A. 肌动蛋白
   - B. 原肌球蛋白
   - C. TnI
   - D. TnT
   - E. TnC

7. 骨骼肌纤维的横小管由（　　）
   - A. 滑面内质网形成
   - B. 粗面内质网形成
   - C. 高尔基复合体形成
   - D. 肌浆网形成
   - E. 肌膜向肌浆内凹陷形成

8. 骨骼肌纤维三联体的结构是（　　）

  A. 由一条横小管与其两侧的终池构成

  B. 由两条横小管及其中间的终池构成

  C. 由两条纵小管及其中间的终池构成

  D. 由一条横小管和一个终池构成

  E. 由两条纵小管和一条横小管构成

9. 骨骼肌纤维收缩时，其肌节的变化是(　　)

  A. 仅 I 带缩短　　　　　　　B. 仅 A 带缩短

  C. I 带、A 带均缩短　　　　　D. 仅 H 带缩短

  E. I 带、H 带均缩短

10. 构成粗肌丝的蛋白质分子是(　　)

  A. 肌球蛋白　　　　　　B. 肌动蛋白　　　　　C. 原肌球蛋白

  D. 肌原蛋白　　　　　　E. 肌红蛋白

11. 心肌闰盘横位部分有(　　)

  A. 桥粒、紧密连接

  B. 中间连接、桥粒

  C. 紧密连接、缝隙连接

  D. 缝隙连接、中间连接

  E. 紧密连接、中国连接

12. 心肌纤维能成为一个同步舒缩的功能整体，主要依赖于(　　)

  A. 横小管　　　　　　　B. 肌浆网　　　　　　C. 缝隙连接

  D. 紧密连接　　　　　　E. 中间连接

13. 平滑肌纤维内不含有(　　)

  A. 粗肌丝　　　　　　　B. 细肌丝　　　　　　C. 中间丝

  D. 密体和密斑　　　　　E. 肌原纤维

14. 下述平滑肌纤维的结构中，哪一项相当于横纹肌的横小管(　　)

  A. 密体　　　　　　　　B. 密斑

  C. 肌膜内陷形成的小凹　　D. 中间丝

  E. 肌浆网

15. 组成细肌丝的蛋白质包括(　　)

  A. 肌动蛋白、肌原蛋白和肌球蛋白

  B. 肌动蛋白、肌原蛋白和肌红蛋白

  C. 肌动蛋白、原肌球蛋白和肌钙蛋白

  D. 肌动蛋白、肌球蛋白和肌钙蛋白

  E. 肌球蛋白、肌红蛋白和原肌球蛋白

（二）多选题

16. 肌组织的特点包括(　　)

A. 单纯由肌细胞构成

B. 由肌细胞和大量细胞间质构成

C. 由肌纤维和少量结缔组织构成

D. 骨骼肌受神经支配，属随意肌

E. 心肌和平滑肌不受神经支配，属不随意肌

17. 关于骨骼肌纤维的三联体，下列叙述正确的有(　　)

A. 由一个横小管与两侧的终池组成

B. 横小管与肌膜相连续

C. 光镜下可见

D. 其作用是将兴奋传到肌浆网

E. 终池的膜上有钙泵

18. 心肌纤维的结构特点包括(　　)

A. 横小管较粗，位于 Z 线水平

B. 肌浆网发达，贮钙能力强

C. 终池小，多与横小管形成二联体

D. 肌原纤维和横纹不明显

E. 细胞间有闰盘

19. 构成骨骼肌纤维细肌丝的蛋白质有(　　)

A. 肌红蛋白　　　　　　　　B. 原肌球蛋白　　　　　　　C. 肌动蛋白

D. 肌钙蛋白　　　　　　　　E. 肌球蛋白

20. 闰盘的连接方式包括(　　)

A. 桥粒　　　　　　　　　　B. 缝隙连接　　　　　　　　C. 半桥粒

D. 中间连接　　　　　　　　E. 突触

21. 平滑肌纤维的光镜结构特点包括(　　)

A. 肌纤维呈长梭形　　　　　B. 无横纹

C. 可见明显的肌原纤维　　　D. 肌纤维有分支

E. 有一个细胞核

22. 肌纤维的肌浆网(　　)

A. 是肌浆内的滑面内质网

B. 肌浆网膜上有钙泵，是一种 ATP 酶

C. 纵行于肌原纤维内

D. 两端呈环形扁囊，称为终池，与横小管相通

E. 贮存肌红蛋白

23. 骨骼肌纤维的粗肌丝位于肌节的(　　)

A. Z 线　　　　　　　　　　B. I 带　　　　　　　　　　C. M 线

D. A 带　　　　　　　　　　E. H 带

24. 骨骼肌纤维的细肌丝位于肌节的(　　)

    A. Z 线　　　　　　　　B. I 带　　　　　　　　C. H 带

    D. H 带以外的 A 带　　　E. M 线

25. 平滑肌纤维不同于心肌纤维的是(　　)

    A. 无线粒体　　　　　　B. 无闰盘　　　　　　C. 无横小管

    D. 无肌浆网　　　　　　E. 无纵小管

三、是非题

1. 三种肌纤维内均有大量肌丝，肌丝均组成肌原纤维。(　　)

2. 心肌纤维横纹不及骨骼肌纤维明显，是由于其肌原纤维不及骨骼肌规则，肌丝组成粗细不等的肌丝束。(　　)

3. 骨骼肌和心肌是横纹肌，为随意肌；平滑肌无横纹，为不随意肌。(　　)

4. 骨骼肌纤维呈长圆柱状，有许多细胞核。(　　)

5. 骨骼肌纤维的横小管位于 Z 线水平，心肌纤维的横小管位于明暗带交界处。(　　)

6. 相邻骨骼肌纤维之间有缝隙连接，便于细胞间信息传递。(　　)

7. 骨骼肌纤维收缩时，明带暗带都缩短。(　　)

8. 闰盘位于 Z 线平面，由相邻心肌纤维的突起嵌合而成。(　　)

9. 肌内膜是包在肌纤维表面的薄层结缔组织，含丰富毛细血管。(　　)

10. TnC 亚单位可与 Ca^{2+} 结合而引起肌钙蛋白构象改变。(　　)

四、名词解释

1. 肌节

2. 肌浆网

3. 三联体

4. 闰盘

五、简答题

1. 简述骨骼肌纤维的光镜结构。

2. 横纹肌收缩的机制是什么？简述其过程。

六、论述题

1. 试比较骨骼肌、心肌、平滑肌纤维结构的异同点。

2. 试述粗肌丝和细肌丝的分子组成。

参考答案

一、填空题

1. 肌原纤维　1/2I 带+A 带+1/2I 带　基本单位

2. 肌纤维　肌膜　肌浆

3. 细肌丝　粗肌丝

4. 肌球蛋白　肌动蛋白　原肌球蛋白　肌钙蛋白

5. 滑面内质网　纵小管　储存钙离子

6. 密体　密斑　游离　细肌丝　肌丝单位　收缩单位

7. 闰盘　嵌合

8. 短圆柱　分支　卵圆　中央

二、选择题

（一）单选题

1. D。解释：骨骼肌纤维为长圆柱形，核呈椭圆形，多个，位于肌膜下。

2. A。解释：相邻两条 Z 线之间的一段肌原纤维称肌节。每个肌节由 1/2I 带+A 带+1/2I 带组成。

3. E。解释：每个肌节由 1/2I 带+A 带+1/2I 带组成，长 $2 \sim 2.5 \mu m$，它是骨骼肌结构和功能的基本单位。

4. D。解释：由于肌原纤维紧密聚集，相邻肌原纤维的明、暗带又排列在同一平面上，肌纤维上也呈现明暗交替的横纹。

5. E。解释：肌纤维舒张时，肌浆网膜上的钙泵可将肌浆内 Ca^{2+} 泵回肌浆网内，并与钙螯合蛋白结合，储存起来。

6. E。解释：肌钙蛋白由 3 个球形亚单位组成：TnT 亚单位将肌钙蛋白固定于原肌球蛋白上，TnI 是抑制肌动蛋白和肌球蛋白相互作用的亚单位，TnC 亚单位可与 Ca^{2+} 结合而引起肌钙蛋白构象改变。

7. E。解释：横小管又称 T 小管，是由肌膜向肌浆内凹陷形成的小管，它垂直于肌膜表面。

8. A。解释：每条横小管与其两侧的终池组成三联体。

9. E。解释：肌纤维收缩时，细肌丝滑入粗肌丝之间，I 带和 H 带缩短，A 带长度不变，肌节缩短。

10. A。解释：粗肌丝由肌球蛋白分子组成，肌球蛋白分子平行排列，集合成束，组成一条粗肌丝。

11. B。解释：闰盘在横位部分有中间连接和桥粒；在纵位部分有缝隙连接。

12. C。解释：闰盘在纵位部分有缝隙连接，便于细胞间信息传导，保证心肌纤维同步收缩。

13. E。解释：平滑肌纤维的骨架系统比较发达，由密斑、密体、细肌丝、粗肌丝和中间丝组成。细肌丝一端固定于密斑或密体上，另一端游离；粗肌丝均匀地分布在细肌丝之间。

14. C。解释：平滑肌纤维的肌膜向肌浆内凹陷形成数量众多的小凹，相当于横纹肌横小管。

15. C。解释：细肌丝由肌动蛋白、原肌球蛋白和肌钙蛋白三种分子组成。

（二）多选题

16. C、D。解释：肌组织主要由特殊分化的肌细胞组成，肌细胞间有少量结缔组织、血管、淋巴管和神经。骨骼肌受躯体神经支配，属随意肌；心肌和平滑肌受自主神经支配，为不随意肌。

17. A、B、D、E。解释：横小管又称 T 小管，是由肌膜向肌浆内凹陷形成的小管，肌浆网的膜上有钙泵蛋白（一种 ATP 酶），横小管膜的电兴奋可引起肌浆网膜的钙通道开启，使肌浆网内 Ca^{2+} 向肌浆内迅速释放，肌浆内 Ca^{2+} 浓度升高。电镜下可见。

18. A、C、D、E。解释：心肌纤维内大量纵行排列的肌丝组成粗细不等的肌丝束，不形成明显的肌原纤维；横小管较粗，位于 Z 线水平；肌浆网较稀疏，纵小管不甚发达，终池少而小，横小管多与一侧终池相贴组成二联体，故心肌纤维肌浆网储存 Ca^{2+} 能力较差；闰盘位于 Z 线平面。

19. B、C、D。解释：细肌丝由肌动蛋白、原肌球蛋白和肌钙蛋白三种分子组成。

20. A、B、D。解释：闰盘在横位部分有中间连接和桥粒；在纵位部分有缝隙连接。

21. A、B、E。解释：平滑肌纤维呈长梭形，有一个细胞核，呈杆状或椭圆形，位于细胞中央，肌浆内含有粗、细两种肌丝，但不形成肌原纤维，故无横纹。

22. A、B。解释：肌浆网是肌浆内特化的滑面内质网，环绕在肌原纤维周围，位于横小管两侧的肌浆网扩大成环行扁囊称终池，每条横小管与其两侧的终池组成三联体，横小管的肌膜与终池的肌浆网膜间形成三联体连接，肌浆网的膜上有钙泵蛋白（一种 ATP 酶），肌浆网的功能是调节肌浆内 Ca^{2+} 浓度。

23. C、D、E。解释：粗肌丝位于肌节 A 带，中央固定于 M 线上，H 带由粗肌丝组成，而 A 带其余部分则由粗、细两种肌丝组成。

24. A、B、D。解释：细肌丝一端固定于 Z 线上，另一端游离，插入粗肌丝之间，止于 H 带外缘。因此，I 带由细肌丝组成，H 带由粗肌丝组成，而 A 带其余部分则由粗、细两种肌丝组成。

25. B、C、E。解释：平滑肌纤维的肌膜向肌浆内凹陷形成小凹，相当于横纹肌横小管，肌浆网不发达，呈稀疏的小管状。细胞核两端肌浆较多，含有线粒体等细胞器。相邻平滑肌纤维之间有缝隙连接，便于细胞间信息传递，没有闰盘。

三、是非题

正确：2、4、8、9、10。

错误：

1. 解释：平滑肌纤维内没有肌原纤维，不形成明显的肌节。

3. 解释：骨骼肌受躯体神经支配，属随意肌；心肌和平滑肌受自主神经支配，为不随意肌。

5. 解释：骨骼肌纤维的横小管位于明暗带交界处，心肌纤维的横小管位于 Z 线水平。

6. 解释：相邻平滑肌纤维之间有缝隙连接，便于细胞间信息传递。

7. 解释：骨骼肌纤维收缩时，明带缩短，暗带不变。

四、名词解释

1. 相邻两条 Z 线之间的一段肌原纤维称肌节，每个肌节由 1/2I 带+A 带+1/2I 带组成；肌节是骨骼肌纤维结构和功能的基本单位。

2. 肌浆网是肌纤维内特化的滑面内质网，位于相邻两个横小管之间，环绕肌原纤维。其中央部的主支纵行，故肌浆网也称纵小管；其两端膨大，形成终池。肌浆网膜上有钙通道和钙泵。肌浆网有调节肌浆内钙离子浓度的作用，对肌纤维的收缩起重要作用。

3. 三联体位于骨骼肌纤维内，在 A 带和 I 带交界处，由一条横小管和其两侧的终池共同构成。其功能是将肌膜的兴奋传至肌浆网膜，使钙离子大量进入肌浆，引起肌丝滑动，肌原纤维收缩。

4. 闰盘是心肌纤维连接处特有的结构。在 HE 染色标本中呈着色较深的横形或阶梯状粗线。电镜下，闰盘位于 Z 线水平，是由相邻心肌纤维的连接面彼此凹凸嵌合而成；在横位部分有中间连接和桥粒，起着牢固的连接作用；纵位部分有缝隙连接，有利于心肌纤维间交流化学信息和传递电冲动，保证心肌纤维同步收缩。

五、简答题

1. 答：骨骼肌纤维的光镜结构：呈长圆柱形，肌膜外有基膜。细胞核数量多，有几个至几百个，呈扁椭圆形，位于肌膜下。

2. 答：横纹肌的收缩机制为：肌丝滑动原理。

主要包括下列过程。

（1）神经冲动传至肌膜。

（2）肌膜兴奋经 T 小管传给肌浆网，大量钙离子涌入肌浆。

（3）钙离子与肌钙蛋白结合，肌钙蛋白与原肌球蛋白构型位置发生变化，暴露结合位点与肌球蛋白头部结合。

（4）ATP 酶被激活释放能量，肌球蛋白将肌动蛋白拉向 M 线。

（5）细肌丝在粗肌丝之间向 M 线滑动，明带缩短，H 带缩窄或消失，肌节变短，肌纤维收缩。

（6）收缩结束后，肌浆内的 Ca^{2+} 被泵回肌浆网，肌钙蛋白等恢复原状，肌纤维松弛。

六、论述题

1. 答：相同点：①三种肌纤维肌浆内均含肌丝；②均有肌浆网；③均有舒缩功能。不同点如下所示。

	骨骼肌	心肌	平滑肌
分布	附着于骨骼	心壁	血管壁、内脏器官
收缩特点	随意，收缩快而有力	不随意，有一定节律性	不随意，收缩缓慢
形态	长圆柱形	短圆柱状有分支，吻合成网	长梭形
细胞核	椭圆，多个，位于肌膜下	卵圆，1~2个，居中	椭圆或杆状，一个，居中
肌丝	排列规律，形成明显的肌原纤维	形成肌丝束	粗、细肌丝形成肌丝单位
横纹	明显	有，不及骨骼肌明显	无横纹
横小管	位于A、I带交界处	位于Z线水平	无横小管，有肌膜小凹
肌浆网	发达，具有三联体	稀疏，仅有二联体	很不发达
细胞连接		闰盘	缝隙连接

2. 答：

（1）骨骼肌的肌原纤维由粗、细肌丝沿肌原纤维长轴平行、规律排列而成。

（2）粗肌丝由肌球蛋白分子平行组装而成。肌球蛋白形似豆芽，分为头和杆两部分，头部相当于两个豆瓣。肌球蛋白分子集合成束，杆部均朝向粗肌丝的中段，头部则朝向粗肌丝的两端并露出表面，称为横桥。

（3）细肌丝由肌动蛋白、原肌球蛋白和肌钙蛋白组成。

（4）球形肌动蛋白单体互相连接形成纤维形，两条纤维状的肌动蛋白缠绕形成双股螺旋链；原肌球蛋白由两条较短的多肽链相互缠绕形成双螺旋结构，多个原肌球蛋白分子首尾相连，嵌于肌动蛋白双螺旋链的浅沟内；每个原肌球蛋白分子上连有一个肌钙蛋白，后者由3个球形亚单位组成，分别称为TnC、TnI和TnT。

（浙江中医药大学　楼航芳）

第五章 神经组织 ▷▷▷▷

本章重点、难点

1. 神经元的定义、分类、结构和功能
2. 突触的分类及结构
3. 神经纤维的分类及结构
4. 躯体运动神经末梢（运动终板）的结构及功能
5. 神经胶质细胞的分类与形态特征、分布特点
6. 血-脑屏障的结构特点和功能

测试题

一、填空题

1. 神经组织由 ＿＿＿＿ 和 ＿＿＿＿ 共同组成。前者具 ＿＿＿＿ 、 ＿＿＿＿ 和 ＿＿＿＿ 的功能，后者则对前者起支持、保护、营养、修复和绝缘等作用。

2. 神经元是高度分化的细胞，其结构可分为 ＿＿＿＿ 和 ＿＿＿＿ ，突起又分为 ＿＿＿＿ 和 ＿＿＿＿ 两种。轴突因无 ＿＿＿＿ 和高尔基复合体，不能合成 ＿＿＿＿ 。

3. 神经元胞体的细胞质内除含有一般细胞器外，还含有丰富的 ＿＿＿＿ 、 ＿＿＿＿ 和少量的脂褐素等特征性结构。

4. 尼氏体是存在于神经元 ＿＿＿＿ 和树突内呈嗜 ＿＿＿＿ 性结构，电镜观察是由丰富的 ＿＿＿＿ 和 ＿＿＿＿ 构成，它的主要功能是合成 ＿＿＿＿ 。

5. 根据神经元突起数量的多少可分为 ＿＿＿＿ 、 ＿＿＿＿ 和 ＿＿＿＿ 三种类型。

6. 中枢神经系统胶质细胞中的 ＿＿＿＿ ，其突起末端膨大参与构成血脑屏障。

7. 突触是指神经元与 ＿＿＿＿ 之间或 ＿＿＿＿ 与 ＿＿＿＿ 之间特化的 ＿＿＿＿ 。

8. 化学突触电镜下的基本结构是由 ＿＿＿＿ 、 ＿＿＿＿ 和 ＿＿＿＿ 三部分组成。

9. 神经纤维是由 ＿＿＿＿ 包裹神经元的轴突或感觉神经元的长树突构成。根据神经胶质细胞是否形成髓鞘，可将神经纤维分为 ＿＿＿＿ 和 ＿＿＿＿ 两种类型。

10. 形成周围神经系统的有髓神经纤维髓鞘的细胞是 ＿＿＿＿ ，形成中枢神经系统的有髓神经纤维髓鞘的细胞是 ＿＿＿＿ 。

11. 躯体运动神经末梢是分布在_____处的运动神经末梢，又称_____。

12. 电镜下，运动终板轴突末端的轴膜为_____，与其相对应的肌膜为_____。当神经冲动到达运动终板时，突触小泡释放其内的乙酰胆碱到_____。

二、选择题

（一）单选题

1. 神经元营养和代谢的中心部位是（　　　）
   A. 胞体　　　　　　　　　B. 胞核　　　　　　　　　C. 树突
   D. 轴突　　　　　　　　　E. 轴丘

2. 参与周围神经系统有髓神经纤维髓鞘形成的细胞是（　　　）
   A. 星形胶质细胞　　　　　B. 室管膜细胞　　　　　　C. 少突胶质细胞
   D. 施万细胞　　　　　　　E. 卫星细胞

3. 运动终板可分布在（　　　）
   A. 骨骼肌纤维　　　　　　B. 平滑肌纤维　　　　　　C. 心肌纤维
   D. 腺细胞　　　　　　　　E. 血细胞

4. 在神经元的胞质中，与蛋白质合成有关的是（　　　）
   A. 高尔基复合体　　　　　B. 线粒体　　　　　　　　C. 尼氏体
   D. 溶酶体　　　　　　　　E. 吞噬体

5. 中枢神经系统有髓神经纤维的髓鞘来自（　　　）
   A. 星形胶质细胞　　　　　B. 少突胶质细胞　　　　　C. 小胶质细胞
   D. 卫星细胞　　　　　　　E. 施万细胞

6. 属于躯体运动神经末梢的是（　　　）
   A. 触觉小体　　　　　　　B. 环层小体　　　　　　　C. 突触
   D. 肌梭　　　　　　　　　E. 运动终板

7. 下列何种细胞属于中枢神经系统的神经胶质细胞（　　　）
   A. 卫星细胞　　　　　　　B. 星形胶质细胞　　　　　C. 杯状细胞
   D. 锥体细胞　　　　　　　E. 施万细胞

8. 神经元的轴突内无（　　　）
   A. 神经丝　　　　　　　　B. 线粒体　　　　　　　　C. 尼氏体
   D. 滑面内质网　　　　　　E. 微管

9. 运动终板的突触小泡内含有的递质是（　　　）
   A. 多巴胺　　　　　　　　B. 乙酰胆碱　　　　　　　C. 肾上腺素
   D. 去甲肾上腺素　　　　　E. 营养物质

10. 肌梭的功能是（　　　）
    A. 感受骨骼肌纤维的伸、缩变化
    B. 感受平滑肌纤维的伸、缩变化

    C. 感受肌腱的伸、缩变化

    D. 感受肌组织的压力变化

    E. 以上都不是

11. 参与产生压觉和振动觉的是(　　)

    A. 游离神经末梢　　　　　　B. 环层小体　　　　　　C. 触觉小体

    D. 肌梭　　　　　　　　　　E. 运动终板

12. 有关突触的叙述中，错误的是(　　)

    A. 是神经元与神经元之间或神经元与效应细胞之间特化的细胞连接

    B. 可分为化学突触和电突触两类

    C. 光镜下化学突触是由突触前成分、突触间隙和突触后成分三部分组成

    D. 突触前成分含有突触小泡

    E. 突触后成分含有神经递质的受体

13. 构成神经元细胞骨架的是(　　)

    A. 粗面内质网　　　　　　　B. 高尔基复合体　　　　C. 线粒体

    D. 尼氏体　　　　　　　　　E. 神经原纤维

14. 突触前膜是指(　　)

    A. 胞体的细胞膜　　　　　　B. 树突末端的细胞膜　　C. 细胞核膜

    D. 释放神经递质的细胞膜　　E. 受体所在部位的细胞膜

15. 周围神经系统有髓神经纤维纵切面上各髓鞘间的弧形缩窄区称为(　　)

    A. 郎飞结　　　　　　　　　B. 结间体　　　　　　　C. 神经膜

    D. 神经束膜　　　　　　　　E. 施-兰切迹

16. 具有吞噬功能的神经胶质细胞是(　　)

    A. 星形胶质细胞　　　　　　B. 少突胶质细胞　　　　C. 小胶质细胞

    D. 施万细胞　　　　　　　　E. 卫星细胞

17. 关于光镜下神经元特点叙述中，错误的是(　　)

    A. 神经元为多突起细胞

    B. 神经元是神经系统结构与功能的基本单位

    C. 神经元的突起可分为树突和轴突两种

    D. 神经元的胞体和突起中都有尼氏体

    E. 神经元具有接受刺激、传导冲动和整合信息的功能

18. 神经元传导神经冲动是通过(　　)

    A. 神经微丝　　　　　　　　B. 神经微管　　　　　　C. 神经内膜

    D. 轴浆　　　　　　　　　　E. 轴膜

19. 在电镜下，尼氏体的结构是(　　)

    A. 高尔基复合体和游离核糖体　　B. 粗面内质网和游离核糖体

    C. 滑面内质网和游离核糖体　　　D. 粗面内质网和线粒体

    E. 线粒体和游离核糖体

20. 以下不属于感觉神经末梢的是（　　）

　　A. 肌梭　　　　　　　　　　B. 游离神经末梢　　　　　C. 触觉小体
　　D. 环层小体　　　　　　　　E. 运动终板

（二）多选题

21. 神经组织的组成包括（　　）

　　A. 神经元　　　　　　　　　B. 神经胶质细胞　　　　　C. 成纤维细胞
　　D. 巨噬细胞　　　　　　　　E. 浆细胞

22. 有关运动终板描述正确的是（　　）

　　A. 又称躯体运动神经末梢　　　B. 属运动神经元长轴突的末梢
　　C. 轴突末端不含突触小泡　　　D. 一个运动神经元支配多条骨骼肌纤维
　　E. 一条骨骼肌纤维通常只接受一个轴突分支的支配

23. 关于小胶质细胞的描述，正确的有（　　）

　　A. 属于中枢神经系统的胶质细胞
　　B. 是神经胶质细胞中体积最小、数量最少的一种
　　C. 是机体单核吞噬细胞系统的成员
　　D. 有吞噬功能
　　E. 参与构成血-脑屏障

24. 下列属于周围神经系统胶质细胞的是（　　）

　　A. 星形胶质细胞　　　　　　B. 少突胶质细胞　　　　　C. 施万细胞
　　D. 室管膜细胞　　　　　　　E. 卫星细胞

25. 在电镜下，化学突触的结构包括（　　）

　　A. 突触前成分　　　　　　　B. 突触间隙　　　　　　　C. 狄氏间隙
　　D. 缝隙连接　　　　　　　　E. 突触后成分

26. 有关神经元描述正确的是（　　）

　　A. 是神经系统结构和功能的基本单位
　　B. 细胞形态不一
　　C. 可分为胞体和突起
　　D. 突起长短不等
　　E. 胞体内有尼氏体

27. 在电镜下观察，神经原纤维内存在的成分是（　　）

　　A. 尼氏体　　　　　　　　　B. 神经丝　　　　　　　　C. 微管
　　D. 脂褐素　　　　　　　　　E. 线粒体

28. 感觉神经末梢包括（　　）

　　A. 运动终板　　　　　　　　B. 触觉小体　　　　　　　C. 环层小体
　　D. 肌梭　　　　　　　　　　E. 游离神经末梢

29. 构成尼氏体的主要成分是（　　）

A. 粗面内质网　　　　　B. 高尔基复合体　　　　C. 线粒体

D. 溶酶体　　　　　　　E. 游离核糖体

30. 突触按传递信息方式不同可分为以下两类（　　）

A. 化学突触　　　　　　B. 电突触　　　　　　　C. 突触小泡

D. 突触间隙　　　　　　E. 混合型突触

三、是非题

1. 神经组织由神经元和神经胶质细胞组成。（　　）
2. 神经元树突的主要功能是接受刺激，并将信息传入胞体。（　　）
3. 神经元胞体内含有神经原纤维，表明胞体具有旺盛的合成蛋白质功能。（　　）
4. 环层小体属于感觉神经末梢，主要参与产生压觉和振动觉。（　　）
5. 少突胶质细胞除形成髓鞘外，还有吞噬功能。（　　）
6. 神经的外表面有疏松结缔组织包裹称为神经外膜。（　　）
7. 神经纤维是由神经胶质细胞包裹神经元的轴突或感觉神经元的长树突构成。（　　）
8. 施万细胞是周围神经系统有髓神经纤维髓鞘的形成细胞。（　　）

四、名词解释

1. 郎飞结
2. 血-脑屏障
3. 尼氏体
4. 神经原纤维
5. 肌梭
6. 神经纤维
7. 化学突触
8. 运动终板

五、简答题

1. 简述神经元的结构特点和功能。
2. 简述躯体运动神经末梢（运动终板）的结构及功能。
3. 简述突触的定义和化学突触的结构与功能。

六、论述题

1. 试述有髓神经纤维的分类及结构。
2. 试述神经胶质细胞的分类、形态结构特点及功能。
3. 结合神经元的结构和功能，试述脊髓灰质炎患者为什么会出现肢体的运动障碍。

参考答案

一、填空题

1. 神经元　神经胶质细胞　接受刺激　整合信息　传导冲动
2. 胞体　突起　树突　轴突　尼氏体　蛋白质
3. 尼氏体　神经原纤维
4. 胞体　碱　粗面内质网　游离核糖体　蛋白质
5. 多极神经元　双极神经元　假单极神经元
6. 星形胶质细胞
7. 神经元　神经元　效应细胞　细胞连接
8. 突触前成分　突触间隙　突触后成分
9. 神经胶质细胞　有髓神经纤维　无髓神经纤维
10. 施万细胞（神经膜细胞）　少突胶质细胞
11. 骨骼肌纤维　运动终板
12. 突触前膜　突触后膜　突触间隙

二、选择题

（一）单选题

1. A。解释：在神经元胞体内除含线粒体、高尔基复合体、溶酶体等细胞器外，还含有丰富的尼氏体和神经原纤维两种特征性结构，与营养和代谢密切相关。

2. D。解释：施万细胞（或神经膜细胞）是形成周围神经系统有髓神经纤维髓鞘的唯一细胞。

3. A。解释：运动终板是指分布在骨骼肌纤维处的运动神经末梢。

4. C。解释：尼氏体是由丰富的粗面内质网和游离核糖体构成，是蛋白质合成的重要场所。

5. B。解释：少突胶质细胞突起末端可呈叶片样膨大，包绕神经元的轴突形成中枢神经系统有髓神经纤维的髓鞘。

6. E。解释：运动终板是指分布在骨骼肌纤维处的运动神经末梢。

7. B。解释：中枢神经系统的胶质细胞包括星形胶质细胞、少突胶质细胞、小胶质细胞和室管膜细胞。

8. C。解释：神经元的轴突内因无尼氏体和高尔基复合体，不能合成蛋白质。

9. B。解释：当神经冲动到达运动终板时，突触小泡移附于突触前膜，释放其内的乙酰胆碱到突触间隙，大部分乙酰胆碱与突触后膜上的乙酰胆碱 N 型受体结合，引起肌纤维的收缩。

10. A。解释：肌梭是指分布在骨骼肌内的感觉神经末梢，属于本体感受器，主要感受骨骼肌纤维伸缩变化，在调节骨骼肌的活动中起重要作用。

11. B。解释：环层小体是感觉神经末梢，感受较强的应力，参与产生压觉和振动觉。

12. C。解释：化学突触只有在电镜下才能分辨出突触前成分、突触间隙和突触后成分。

13. E。解释：电镜下神经原纤维是神经丝和微管构成的束状物，在神经元内发挥了细胞骨架作用。

14. D。解释：凡能构成细胞间特化的细胞连接，并能释放神经递质的细胞膜面均可称突触前膜。

15. A。解释：在光镜下，周围神经系统的有髓神经纤维纵切面上可见各髓鞘间的弧形缩窄区称郎飞结。

16. C。解释：小胶质细胞属于机体单核吞噬细胞系统的成员之一，具有吞噬功能。

17. D。解释：在神经元的轴突中虽有神经原纤维存在，但不含尼氏体。

18. E。解释：轴膜电阻比较低而电容较高，电流通过轴膜产生兴奋性。

19. B。解释：尼氏体是由粗面内质网和游离核糖体结合的复合物，是蛋白质合成的重要场所。

20. E。解释：感觉神经末梢常见的有游离神经末梢、触觉小体、环层小体和肌梭。

（二）多选题

21. A、B。解释：神经组织由神经元和神经胶质细胞组成。

22. A、B、D、E。解释：躯体运动神经末梢又称运动终板。来自脊髓前角或脑干的运动神经元长轴突接近骨骼肌纤维时失去髓鞘，各分支末端再形成纽扣样膨大后与骨骼肌纤维形成突触连接。一个运动神经元支配的骨骼肌纤维少者1~2条，多者可达数千条。而一条骨骼肌纤维通常只接受一个轴突分支的支配。

23. A、B、C、D。解释：小胶质细胞属于中枢神经系统的胶质细胞，是神经胶质细胞中体积最小、数量最少的一种。小胶质细胞是机体单核吞噬细胞系统分布在中枢神经系统的成员，具有吞噬功能。

24. C、E。解释：周围神经系统的胶质细胞包括施万细胞和卫星细胞。

25. A、B、E。解释：在电镜下观察，一个完整的化学突触结构是由突触前成分、突触间隙和突触后成分构成。

26. A、B、C、D、E。解释：神经元是神经系统结构和功能的基本单位。神经元细胞的形态、大小差异甚大，小者直径仅5~6μm，大者可达100μm以上。细胞可分为胞体和突起，细胞质内除含一般细胞器外，还富含尼氏体。在每个神经元的突起中，都有长短不一的轴突和树突存在。尤其是轴突，短者几μm，长者可达1m以上。

27. B、C。解释：电镜下，神经原纤维由神经丝和微管构成。

28. B、C、D、E。解释：依据感觉神经末梢形态结构的差异，可将其分为游离神经末梢和有被囊神经末梢。后者包括触觉小体、环层小体和肌梭。

29. A、E。解释：尼氏体具有蛋白质合成的作用，因此粗面内质网和游离核糖体分别是尼氏体的形态学基础和物质基础。

30. A、B。解释：按突触传递信息方式的不同，可将突触分为化学突触和电突触两类。

三、是非题

正确：1、2、4、7、8。

错误：

3. 解释：神经原纤维是神经丝和微管构成，在神经元内发挥细胞骨架作用，与神经元内的蛋白质合成无关。

5 解释：少突胶质细胞突起末端膨大包绕神经元的轴突形成中枢神经系统有髓神经纤维的髓鞘，但没有吞噬功能。

6. 解释：神经的外表面有致密结缔组织包裹称为神经外膜。

四、名词解释

1. 在光镜下，周围神经系统的有髓神经纤维纵切面上可见轴突外有神经膜和髓鞘分节段包裹轴突，每一节段称结间体，两结间体之间呈弧形缩窄区称郎飞结。此处轴膜裸露，电阻较低，有利于神经冲动呈跳跃式传导。

2. 是脑内毛细血管与神经组织之间的屏障结构，由连续毛细血管内皮、基膜、神经胶质膜共同组成。血-脑屏障可以阻止血液中某些物质进入脑组织，但能选择性让营养物质和代谢产物顺利通过，以维持脑组织内环境的相对稳定。

3. 神经元胞体和树突内富含的结构，光镜下呈嗜碱性小体或颗粒状结构，电镜观察为丰富的粗面内质网和游离核糖体构成。尼氏体具有合成蛋白质的功能。

4. 在光镜下观察镀银染色标本时，可见神经元胞质内含有许多棕黑色、交错排列的细丝状结构称神经原纤维。在电镜下观察，神经原纤维是由神经丝和微管构成。神经原纤维除构成神经元的细胞骨架外，还参与神经元内的物质运输。

5. 肌梭是指分布在骨骼肌纤维内的感觉神经末梢，呈梭形，被囊内有数条呈梭形排列的骨骼肌纤维。肌梭主要感受肌纤维伸缩变化，在调节骨骼肌的活动中起重要作用。

6. 由神经胶质细胞包裹神经元的轴突或感觉神经元的长树突构成，包裹周围神经纤维的胶质细胞是施万细胞，包裹中枢神经纤维的胶质细胞是少突胶质细胞。神经纤维可分为有髓神经纤维和无髓神经纤维两类，功能是传导冲动。

7. 是神经元与神经元之间或神经元与效应细胞之间以神经递质作为传递信息媒介的细胞连接。光镜下形成突触小体，电镜下观察由突触前成分、突触间隙和突触后成分三部分构成。

8. 又称神经肌连接，是分布于骨骼肌纤维的躯体运动神经末梢。运动神经元的轴突抵达骨骼肌时，失去髓鞘，末端反复分支，每一分支终末形成纽扣样膨大，与肌纤维建立突触连接，支配骨骼肌纤维的收缩活动。

五、简答题

1. 答：神经元的基本结构包括胞体和突起两部分。

（1）胞体是神经元的营养和代谢中心；细胞核大而圆，着色浅，核仁明显；细胞质含尼氏体、神经原纤维和少量脂褐素。尼氏体是嗜碱性的颗粒或斑块，电镜下由粗面内质网和游离核糖体构成，功能为合成蛋白质；神经原纤维在镀银染色切片中呈棕黑色细丝，交织成网，并伸入突起内，电镜下由神经丝和微管构成，是神经元的细胞骨架，微管还参与物质运输；细胞膜是可兴奋膜，具有接受刺激、产生和传导神经冲动的功能。

（2）突起分为树突和轴突。树突分支多，在分支上有许多树突棘；树突内的结构和胞体相似；树突的功能主要是接受刺激。轴突从胞体发出的部位呈圆锥形，称轴丘，轴丘和轴突不含尼氏体，故染色淡；轴突一般比树突细，直径较均匀；轴突的主要功能是传导神经冲动。

2. 答：是指分布在骨骼肌纤维处的运动神经末梢。当运动神经元长轴突接近骨骼肌纤维时失去髓鞘，裸露的轴突呈爪样分支，各分支末端再形成纽扣样膨大后与骨骼肌纤维形成突触连接，称神经肌连接。电镜下可见，与运动终板相连接的肌纤维富含肌浆、较多的细胞核以及线粒体，此处的肌膜凹陷形成突触槽，突触槽内的肌膜再向肌质内凹陷形成皱褶称连接襞，富含突触小泡的轴突末端嵌入突触槽内，轴膜与肌膜间有30~50nm 的间隙。此处的轴膜为突触前膜，槽底的肌膜为突触后膜。突触后膜上有乙酰胆碱 N 型受体，轴突终末内有大量含乙酰胆碱的圆形突触小泡以及线粒体、微管、微丝等。

当神经冲动到达运动终板时，突触小泡移附于突触前膜，借出胞作用释放其内的乙酰胆碱到突触间隙，大部分乙酰胆碱与突触后膜上的乙酰胆碱 N 型受体结合，使肌膜两侧离子分布发生变化而产生兴奋，从而引起肌纤维的收缩。一个运动神经元及其所支配的全部骨骼肌纤维合称一个运动单位。

3. 答：

（1）定义：突触是指神经元与神经元之间或神经元与效应细胞之间特化的细胞连接。

（2）结构：光镜下神经元轴突末端膨大并紧贴于另一神经元胞体和树突的表面，形成突触小体。在电镜下观察，化学突触包括突触前成分、突触间隙和突触后成分。突触前、后成分彼此相对的细胞膜分别称为突触前膜和突触后膜，突触前、后膜胞质面常有致密物质附着而增厚，两者之间的间隙为突触间隙。突触前成分一般是神经元的轴突终末，由突触前膨大和突触前膜组成。突触前膨大呈球状膨大，其内有许多突触小泡，还有少量线粒体、微管和微丝等；突触前膜上有钙离子通道。突触后膜上有神经递质的受体。

（3）功能：以神经递质作为媒介传递信息，通过它的传递作用实现细胞之间的通讯。

六、论述题

1. 答：神经纤维由神经胶质细胞包裹神经元的轴突或感觉神经元的长树突构成。当构成神经纤维的神经胶质细胞胞膜呈同心圆状包卷一段轴突或长树突而形成髓鞘时称为有髓神经纤维。

（1）周围神经系统的有髓神经纤维：光镜下呈长条节段形，其中央有轴突穿行，轴突外包有髓鞘，髓鞘外有神经膜，神经膜由最外面的一层胞膜与其外侧的基膜形成。纵切面上可见轴突外有神经膜和髓鞘分节段包裹轴突，每一节段称结间体，两结间体之间呈弧形缩窄区称郎飞结。电镜下，髓鞘由施万细胞的胞膜呈同心圆包卷轴突而形成，为明暗相间的板层结构，其主要化学成分是髓磷脂。郎飞结处无髓鞘包绕，轴膜裸露，有利于神经冲动呈跳跃式传导。

（2）中枢神经系统的有髓神经纤维：结构基本与周围神经系统的有髓神经纤维相同，但形成髓鞘的细胞是少突胶质细胞。少突胶质细胞的多个突起末端的扁平薄膜可包卷多个轴突，其胞体位于神经纤维之间。中枢神经系统有髓神经纤维外表面无基膜，髓鞘内也无切迹。

2. 答：神经胶质细胞广泛存在于神经元胞体、突起及中枢神经系统毛细血管周围，对神经元具有支持、营养、保护和绝缘等功能。

（1）中枢神经系统的胶质细胞：①星形胶质细胞：是体积最大的一种神经胶质细胞。细胞呈星形，核圆或卵圆形、较大、染色较浅。胞质内含胶质丝参与细胞骨架的组成。从胞体发出的突起伸展充填在神经元胞体及其突起之间，起支持和绝缘作用。有些突起末端扩大形成脚板，在脑和脊髓表面形成胶质界膜，或贴附在毛细血管壁上，构成血-脑屏障的神经胶质膜。星形胶质细胞能分泌神经营养因子，维持神经元的生存及其功能活动。在脑和脊髓损伤时，星形胶质细胞可增生，形成胶质瘢痕填补缺损。②少突胶质细胞：胞体小，呈梨形，因突起少而得名。突起末端扩展成扁平薄膜，是中枢神经系统有髓神经纤维髓鞘的形成细胞。③小胶质细胞：胞体小，突起细长，表面形成许多小棘，胞质内含有大量的溶酶体，主要分布于大、小脑和脊髓的灰质中，具有吞噬功能。④室管膜细胞：衬在脑室和脊髓中央管的腔面，为单层立方或柱状上皮。具有产生脑脊液的功能。

（2）周围神经系统的胶质细胞：①施万细胞：又称神经膜细胞，椭圆形，呈串排列，胞质少，是周围神经系统有髓神经纤维髓鞘的形成细胞，并对神经的再生具有支持、诱导作用。②卫星细胞：又称被囊细胞，细胞常呈扁平或立方形，着色深。主要位于神经节内，对神经元起支持、保护作用。

3. 答：脊髓灰质炎病毒主要侵犯脊髓前角运动神经元。前角运动神经元内有特别丰富的尼氏体，存在胞体和树突内，呈现深蓝或紫色嗜碱性团块和颗粒，电镜下观察是由大量粗面内质网和游离核糖体构成，故尼氏体具有活跃的合成蛋白质功能，主要有更新细胞器所需要的结构蛋白、合成神经递质所需的各种酶类以及肽类的神经递质，因此尼氏体常作为判定神经元功能状态的一种标志。当脊髓灰质炎病毒侵犯了位于脊髓的前角运动神经元（传出神经元）的细胞体后，可导致传出神经元受损，尼氏体数量减少甚至消失，神经元合成神经递质的能力下降，导致神经元突触间信息传递功能下降，与之有关的肌肉失去了神经的调节作用而发生萎缩，进而导致肢体出现运动障碍。

（辽宁中医药大学 王旭）

第六章　神经系统 ▷▷▷▷

本章重点、难点

1. 脊髓灰质的组织结构，前角、后角、侧角神经元的种类、分布、形态和功能
2. 大脑皮质的分层和几种主要的神经元
3. 小脑皮质的分层和几种主要的神经元
4. 脑脊膜的结构
5. 神经节的结构

测试题

一、填空题

1. 神经系统主要由_____组织构成，包括_____和_____两部分。前者包括_____和_____，后者由_____和神经组成。

2. 神经节一般为卵圆形，外面包裹结缔组织被膜。神经节中的神经元称_____，其胞体被一层_____细胞及其基膜包裹。

3. 脊神经节内的神经元为_____神经元；自主神经节中的节细胞主要是自主神经系统的节后神经元，属_____神经元。

4. 脊髓前角内的神经元主要为_____，体积大小不一，大的称_____，其轴突分布到骨骼肌的梭外肌，支配骨骼肌运动；小的称_____，支配肌梭内的肌纤维，调节肌张力。后角内的神经元类型较复杂，主要接受后根的_____神经元中枢突传入的神经冲动。

5. 小脑皮质从表及里呈现明显的三层：_____、_____和_____。

6. 小脑皮质内的神经元有五种：_____、_____、_____、和_____。

7. 小脑皮质的传入纤维可分_____、_____和_____三种，其中_____纤维为抑制性纤维。

8. 大脑皮质的神经元按细胞的形态分为_____、_____和_____三种。

9. 大脑皮质一般可分为六层，从表面到深层分别为_____、_____、_____、_____、_____、_____。

10. 脑脊膜是包裹在脑和脊髓表面的结缔组织膜，由外向内分为_____、_____和_____三层。

11. 在中枢神经系统中，灰质是指_____的结构，白质是指_____的结构。

12. 神经节是周围神经系统_____集中的部位，分为_____、_____、_____三大类。

13. 血-脑屏障由_____、_____和_____组成。

14. 脑脊液主要由脑室的_____产生的，位于_____、_____、_____和_____。

15. 脉络丛是由_____和部分_____的软膜与_____直接相贴，突入脑室形成的结构。脉络丛上皮不断分泌无色透明的液体称_____。

16. 大脑皮质和小脑皮质最浅一层均称_____，该层内的神经元形态上都属_____神经元，功能上都属_____神经元。

二、选择题

（一）单选题

1. 构成大脑皮质的多极神经元是（   ）
   A. 锥体细胞、星形细胞与浦肯野细胞
   B. 锥体细胞、篮状细胞与浦肯野细胞
   C. 锥体细胞、高尔基细胞与颗粒细胞
   D. 锥体细胞、高尔基细胞与梭形细胞
   E. 锥体细胞、颗粒细胞与梭形细胞

2. 关于小脑浦肯野细胞层的描述中，哪一项错误（   ）
   A. 由一层浦肯野细胞胞体组成
   B. 浦肯野细胞胞体大，呈梨形
   C. 细胞顶端有 2~3 条主树突伸向髓质
   D. 主树突四周分支繁多，形如扇形
   E. 底部发出轴突伸入髓质

3. 以下哪一器官含假单极神经元（   ）
   A. 脑、脊神经节   B. 自主神经节   C. 大脑皮质
   D. 小脑皮质   E. 脊髓灰质

4. 胞体呈梨形的神经元是（   ）
   A. 假单极神经元   B. 星形胶质细胞
   C. 小脑浦肯野细胞   D. 神经膜细胞
   E. 卫星细胞

5. 小脑皮质的传入纤维有( )

    A. 肽能纤维和胆碱能纤维

    B. 胆碱能纤维和肾上腺素能纤维

    C. 攀缘纤维、胆碱能纤维和肾上腺素能纤维

    D. 攀缘纤维、苔藓纤维和肾上腺素能纤维

    E. 攀缘纤维、苔藓纤维和去甲肾上腺素能纤维

6. 在中枢神经系统中，神经元胞体集中的结构称( )

    A. 白质   B. 灰质   C. 神经节

    D. 神经丛   E. 髓质

7. 在周围神经系统中，神经元胞体集中的结构称( )

    A. 白质   B. 灰质   C. 神经节

    D. 皮质   E. 髓质

8. 下列关于蛛网膜和软膜的论述哪项是错误的( )

    A. 蛛网膜是薄层疏松结缔组织，有小梁连于软膜

    B. 蛛网膜与软膜间的腔隙叫蛛网膜下隙

    C. 蛛网膜下隙内有脑脊液，可借蛛网膜颗粒吸收入硬膜静脉窦

    D. 软膜内无血管分布

    E. 蛛网膜内、外表面均被覆有单层扁平上皮

9. 大脑皮质由浅入深依次是( )

    A. 分子层、外锥体细胞层、内锥体细胞层、多形细胞层、外颗粒层和内颗粒层

    B. 分子层、内锥体细胞层、外锥体细胞层、多形细胞层、外颗粒层和内颗粒层

    C. 分子层、外颗粒层、外锥体细胞层、内颗粒层、内锥体细胞层和多形细胞层

    D. 外锥体细胞层、外颗粒层、内锥体细胞层、内颗粒层和多形细胞层

    E. 多形细胞层、内颗粒层、内锥体细胞层、外颗粒层、外锥体细胞层、分子层

10. 浦肯野细胞分布在( )

    A. 大脑皮质   B. 小脑皮质   C. 脊髓灰质

    D. 脊神经节   E. 自主神经节

11. 锥体细胞分布在( )

    A. 大脑皮质   B. 小脑皮质   C. 脊髓灰质

    D. 脊神经节   E. 自主神经节

12. 自主神经节的节细胞( )

    A. 是神经胶质细胞的一种

    B. 有大量的卫星细胞包绕形成髓鞘

    C. 由神经膜细胞（施万细胞）包绕

    D. 属多极运动神经元

    E. 胞质内的尼氏体呈斑块状

13. 脑脊液是由哪种结构分泌的( )

A. 脉络丛上皮下的毛细血管　　B. 脉络膜　　　　　　　　C. 脉络丛上皮

D. 室管膜上皮　　　　　　　　E. 星形胶质细胞分泌

14. 小脑皮质颗粒层中的细胞有(　　)

A. 颗粒细胞和高尔基细胞　　　B. 星形细胞和颗粒细胞

C. 星形细胞和篮状细胞　　　　D. 高尔基细胞和篮状细胞

E. 水平细胞和星形细胞

15. 大脑皮质分子层中有(　　)

A. 水平细胞和星形细胞　　　　B. 篮状细胞和梭形细胞

C. 星形细胞和梭形细胞　　　　D. 梭形细胞和篮状细胞

E. 浦肯野细胞

16. 脑脊膜包括三层，从外向内分别是(　　)

A. 硬膜、被膜和蛛网膜　　　　B. 硬膜、蛛网膜和软膜

C. 硬膜、蛛网膜和被膜　　　　D. 硬膜、软膜和脉络膜

E. 蛛网膜、被膜和硬膜

17. 大脑皮质多形细胞层内的神经元除了梭形细胞和颗粒细胞，还有(　　)

A. 锥体细胞　　　　　　B. 星形细胞　　　　　　C. 颗粒细胞

D. 梭形细胞　　　　　　E. 浦肯野细胞

18. 小脑皮质可分为三层，由外向内分别是(　　)

A. 分子层、锥体细胞层和颗粒层

B. 分子层、颗粒层和浦肯野细胞层

C. 分子层、浦肯野细胞层和节细胞层

D. 分子层、浦肯野细胞层和颗粒层

E. 颗粒层、浦肯野细胞层和分子层

19. 大脑皮质的主要神经元有(　　)

A. 锥体细胞和梭形细胞　　　　B. 锥体细胞和星形细胞

C. 锥体细胞和篮状细胞　　　　D. 锥体细胞和颗粒细胞

E. 锥体细胞和水平细胞

20. 下列哪种细胞是大脑皮质内的主要投射神经元(　　)

A. 颗粒细胞　　　　　　B. 锥体细胞　　　　　　C. 篮状细胞

D. 双极细胞　　　　　　E. 水平细胞

21. 血-脑屏障的组成是(　　)

A. 连续毛细血管内皮、基膜、结缔组织

B. 连续毛细血管内皮、基膜、被膜

C. 有孔毛细血管内皮、基膜、神经胶质细胞

D. 内皮、基膜和结缔组织

E. 连续毛细血管内皮、基膜、神经胶质膜

22. 构成脊髓灰质的有(　　)

A. 神经元胞体、神经纤维和神经胶质细胞

B. 神经元、神经节和神经胶质细胞

C. 神经元、周围神经和神经胶质细胞

D. 神经元、神经末梢和神经胶质细胞

E. 神经纤维、神经末梢和神经胶质细胞

23. 大脑皮质的多形细胞层最主要神经元是( )

    A. 锥体细胞   B. 星形细胞   C. 梭形细胞

    D. 篮状细胞   E. 颗粒细胞

24. 神经系统的组成成分是( )

    A. 神经元和神经   B. 脑和脊髓   C. 灰质和白质

    D. 神经节和神经   E. 中枢神经系统和周围神经系统

25. 小脑的传出神经元是( )

    A. 浦肯野细胞   B. 星形细胞   C. 篮状细胞

    D. 颗粒细胞   E. 高尔基细胞

26. 关于浦肯野细胞的描述哪项是错误的( )

    A. 胞体位于皮质最深层   B. 是小脑皮质中最大的神经元

    C. 树突分支茂密呈扁薄的扇形   D. 树突表面棘突极多

    E. 轴突构成小脑的传出纤维

27. 小脑皮质的平行纤维是( )

    A. 篮状细胞轴突末端的侧枝   B. 颗粒细胞轴突末端分支

    C. 从延髓来的攀缘纤维   D. 从脊髓来的苔藓纤维

    E. 浦肯野细胞的轴突侧枝

（二）多选题

28. 小脑皮质的神经元有( )

    A. 星形细胞   B. 篮状细胞   C. 颗粒细胞

    D. 浦肯野细胞   E. 高尔基细胞

29. 大脑皮质的神经元包括( )

    A. 浦肯野细胞   B. 梭形细胞   C. 颗粒细胞

    D. 锥体细胞   E. 高尔基细胞

30. 大脑皮质内哪些神经元轴突组成投射纤维或联络纤维( )

    A. 星形细胞   B. 篮状细胞   C. 大锥体细胞

    D. 大梭形细胞   E. 水平细胞

31. 关于大脑皮质的描述下列正确的有( )

    A. 大脑皮质的传出神经元主要是锥体细胞和梭形细胞

    B. 一般可分为6层

    C. 第1、4层主要接受传入信息

D. 投射纤维主要起自第 5 层的锥体细胞和第 6 层的大梭形细胞

E. 分子层内无神经元

32. 脊髓灰质内有（　　）

A. 前角运动神经元

B. 后角内的束细胞

C. 胸腰段脊髓侧角内的内脏运动神经元

D. 前角内的浦肯野细胞

E. 锥体细胞

33. 与脑脊神经节相比，自主神经节的特点是（　　）

A. 节细胞主要是自主神经系统的节后神经元，属多极运动神经元

B. 节内神经纤维主要为无髓神经纤维

C. 节细胞属假单极神经元

D. 节细胞胞质内的尼氏体呈 "虎斑状"

E. 节细胞胞质内的尼氏体呈细颗粒状

34. 关于小脑浦肯野细胞的描述，哪些正确（　　）

A. 是小脑皮质中唯一的传出神经元

B. 浦肯野细胞胞体大，呈星形

C. 是小脑皮质中体积最大的细胞

D. 主树突四周分支繁多，形如扇形

E. 底部发出轴突伸入髓质

35. 关于小脑皮质的描述下列哪些正确（　　）

A. 小脑皮质从表及里呈现明显的 3 层

B. 分子层位于表层，较薄

C. 由外向内分别是分子层、浦肯野细胞层和节细胞层

D. 由外向内分别是分子层、浦肯野细胞层和颗粒层

E. 由外向内分别是节细胞层、分子层和浦肯野细胞层

三、是非题

1. 脊神经节内的神经元为假单极神经元，胞质内的尼氏体细小分散。（　　）

2. 自主神经节中的节细胞属多极运动神经元，胞质内有分布均匀的细颗粒状尼氏体。（　　）

3. 小脑皮质的传入纤维可分攀缘纤维、苔藓纤维和去甲肾上腺素能纤维三种，前两种纤维为抑制性纤维。（　　）

4. 脊髓前角内的神经元主要为躯体运动神经元，胞质内的尼氏体呈粗块状。（　　）

5. 小脑皮质的五种神经元中，浦肯野细胞是唯一的传入神经元，其他四种神经元均为中间神经元。（　　）

6. 大脑皮质的神经元按细胞的形态分为锥体细胞、颗粒细胞、梭形细胞三种，均

属多极神经元。（　　）

7. 大脑皮质由浅入深依次是分子层、外锥体细胞层、内锥体细胞层、外颗粒层和内颗粒层、多形细胞层。（　　）

8. 大脑皮质内的神经元分为传出神经元和中间神经元两类。传出神经元主要是锥体细胞和梭形细胞。（　　）

9. 脉络丛上皮由一层立方形或矮柱状细胞组成，主要功能是分泌脑脊液。（　　）

10. 小脑皮质从表及里呈现明显的3层：分子层、浦肯野细胞层和节细胞层。（　　）

11. 脑的毛细血管内皮为有孔型，血供丰富，利于物质代谢。（　　）

12. 神经节分为脑神经节、脊神经节和自主神经节，节细胞均为多极神经元。（　　）

13. 脑脊髓外面有结缔组织包裹，由内向外有硬膜、蛛网膜、软膜。（　　）

14. 中枢神经系统内的中间神经元，有的是兴奋性的，有的是抑制性的。（　　）

15. 中枢神经系统的灰质分布在浅表，白质分布在中央。（　　）

四、名词解释

1. 脉络丛
2. 神经节
3. 浦肯野细胞
4. 小脑小球
5. 脑脊膜
6. 脑脊液
7. 锥体细胞
8. 闰绍细胞
9. 苔藓纤维
10. 血-脑屏障

五、简答题

1. 简述小脑皮质传入纤维的结构。
2. 简述大脑皮质的神经元。
3. 简述小脑皮质分层。各层主要由哪些神经元构成？
4. 简述自主神经节的组织结构。

六、论述题

1. 试述大脑皮质的分层。各层主要由哪些神经元构成？试述各层间神经元的联系。

2. 患者，男，80岁，小学学历，记忆力下降5年，在女儿的陪同下前来就诊。其女儿称患者在过去的5年内出现进展性记忆力减退。患者既往无高血压、糖尿病和高脂血症，无特殊用药史和家族史。查体：血压120/80mmHg，体重指数（BMI）18kg/m^2，心、肺和腹部查体无异常。神经系统检查：简易智力状态检查量表（MMSE）评分为

14/30 分，时间定向力明显减退，计算能力下降，找词存在困难，理解能力有障碍。日常生活能力评分（ADL）为 26 分。综合认知功能评价证实患者有明显记忆、执行功能和推理判断功能障碍，视空间功能轻度异常，绘画临摹能力相对好。诊断：阿尔茨海默病。

（1）人的大脑中储存记忆的区域在哪里？

（2）阿尔茨海默病主要有哪些组织结构变化？

参考答案

一、填空题

1. 神经　中枢神经系统　周围神经系统　脑　脊髓　神经节
2. 节细胞　卫星
3. 假单极（感觉）　多极运动
4. 躯体运动神经元　α神经元　γ神经元　感觉
5. 分子层　浦肯野细胞层　颗粒层
6. 浦肯野细胞　颗粒细胞　星形细胞　篮状细胞　高尔基细胞
7. 攀缘纤维　苔藓纤维　去甲肾上腺素能纤维　去甲肾上腺素能
8. 锥体细胞　颗粒细胞　梭形细胞
9. 分子层　外颗粒层　外锥体细胞层　内颗粒层　内锥体细胞层　多形细胞层
10. 硬膜　蛛网膜　软膜
11. 神经元胞体集中　只有神经纤维
12. 神经元胞体　脊神经节　脑神经节　自主神经节
13. 连续毛细血管内皮　完整的基膜　神经胶质膜
14. 脉络丛上皮　脑室　脊髓中央管　蛛网膜下隙　血管周隙
15. 第三、四脑室顶　侧脑室壁　室管膜　脑脊液
16. 分子层　多极　中间

二、选择题

（一）单选题

1. E。解释：组成大脑皮质的三种神经元均为多极神经元。
2. C。解释：胞体发出 2~3 条较粗的主树突伸向分子层。
3. A。解释：脑、脊神经节节细胞大多为假单极神经元（部分脑神经节除外），自主神经节节细胞为多极神经元。
4. C。解释：小脑浦肯野细胞胞体呈梨形。
5. E。解释：小脑皮质的传入纤维有三种即攀缘纤维、苔藓纤维和去甲肾上腺素能纤维。

6. B。解释：在中枢神经系统内，神经元胞体集中的区域色泽灰暗，称灰质。

7. C。解释：在周围神经系统内，神经元胞体集中的区域，称为神经节。

8. D。解释：软膜为薄而柔软富含血管的疏松结缔组织。

9. C。解释：大脑皮质由浅入深依次是分子层、外颗粒层、外锥体细胞层、内颗粒层、内锥体细胞层和多形细胞层。

10. B。解释：浦肯野细胞是小脑皮质中的神经元。

11. A。解释：大脑皮质的神经元按形态分为锥体细胞、颗粒细胞、梭形细胞三种。

12. D。解释：自主神经节中的节细胞主要是自主神经系统的节后神经元，属多极运动神经元。

13. C。解释：脉络丛上皮由一层立方形或矮柱状细胞组成，主要功能是分泌脑脊液。

14. A。解释：颗粒层由密集的颗粒细胞和苔藓纤维的终末以及高尔基细胞组成。

15. A。解释：大脑皮质分子层较薄，神经细胞小而少，主要是水平细胞和星形细胞。

16. B。解释：脑脊膜由外向内分为硬膜、蛛网膜和软膜三层。

17. A。解释：多形细胞层细胞大小不一，以梭形细胞为主，还有锥体细胞和颗粒细胞。

18. D。解释：小脑皮质从表及里呈现明显的 3 层：分子层、浦肯野细胞层和颗粒层。

19. D。解释：大脑皮质颗粒细胞数量最多，锥体细胞是大脑皮质内的主要投射神经元，数量较多。

20. B。解释：锥体细胞是大脑皮质内的主要投射神经元，数量较多。

21. E。解释：血-脑屏障由连续毛细血管内皮、完整的基膜、神经胶质膜三层构成。

22. A。解释：神经节、神经末梢等均属于周围神经系统里的概念，不可能在脊髓中。

23. C。解释：大脑皮质多形细胞层以梭形细胞为主。

24. E。解释：神经系统由中枢神经系统和周围神经系统两部分构成。

25. A。解释：小脑浦肯野细胞是唯一的传出神经元。

26. A。解释：在小脑皮质 3 层结构中，浦肯野细胞位于中间那一层。

27. B。解释：小脑皮质颗粒层内的颗粒细胞轴突上行进入分子层呈 T 形分支称平行纤维。

（二）多选题

28. A、B、C、D、E。

29. B、C、D。解释：大脑皮质的神经元按细胞的形态分为锥体细胞、颗粒细胞、梭形细胞三种。

30. C、D。解释：梭形细胞胞体呈梭形，从胞体上下两端发出树突，上端树突可达到皮质表面。轴突向下延伸进入髓质，组成投射纤维或联络纤维。锥体细胞胞体底部发出一条轴突，短者局限于皮质，长者可进入髓质并组成下行至脊髓或脑干的投射纤维或到达另一皮质区的联络纤维。

31. A、B、C、D。解释：大脑皮质分子层较薄，神经细胞小而少，主要是水平细胞和星形细胞。

32. A、B、C。解释：锥体细胞是大脑皮质内的主要神经元，浦肯野细胞是小脑皮质中的神经元。

33. A、B、E。解释：自主神经节中的节细胞主要是自主神经系统的节后神经元，属多极运动神经元，节细胞胞质内的尼氏体呈细颗粒状。

34. A、C、D、E。解释：浦肯野细胞体积很大，胞体呈梨形。

35. A、D。解释：小脑皮质从表及里呈现明显的3层：分子层、浦肯野细胞层和颗粒层。

三、是非题

正确：1、2、4、6、8、9、14。

错误：

3. 解释：攀缘纤维、苔藓纤维为兴奋性纤维。

5. 解释：浦肯野细胞是小脑皮质唯一的传出神经元。

7. 解释：大脑皮质由浅入深依次是分子层、外颗粒层、外锥体细胞层、内颗粒层、内锥体细胞层和多形细胞层。

10. 解释：小脑皮质从表及里呈现明显的3层：分子层、浦肯野细胞层和颗粒层。

11. 解释：脑的毛细血管为连续型毛细血管。

12. 解释：脑神经节内多为假单极神经元，脊神经节内是假单极神经元。

13. 解释：脑脊髓外面有结缔组织包裹，由外向内有硬膜、蛛网膜、软膜。

15. 解释：同属中枢神经系统的脑和脊髓，二者的灰质与白质分布刚好相反。

四、名词解释

1. 是由第三、四脑室顶和部分侧脑室壁的软膜与室管膜直接相贴并突入脑室而形成的皱襞状结构，其表层上皮称脉络丛上皮，可分泌脑脊液。

2. 在周围神经系统内，神经元胞体集中的区域。神经节一般为卵圆形，节内的神经细胞称节细胞，胞体被一层扁平卫星细胞及基膜包裹，外包结缔组织被膜。神经节可分为脊神经节、脑神经节和自主神经节三大类。

3. 浦肯野细胞位于小脑皮质浦肯野细胞层，是小脑皮质中最大的神经元。胞体呈梨形，顶端发出2~3条粗的主树突伸向分子层，主树突的分支繁密，成扁薄的扇形展开，铺展在与小脑叶片长轴垂直的平面上。细长的轴突自胞体底部发出，离开皮质进入小脑髓质，终止于小脑内的神经核群。该细胞是小脑皮质唯一的传出神经元。

4. 苔藓纤维主要起源于脊髓和脑干的神经核，进入小脑皮质后末端分支呈苔藓状，与许多颗粒细胞的树突、高尔基细胞的轴突或近端树突形成复杂的突触群，形似小球，称小脑小球。

5. 是包裹在脑和脊髓表面的结缔组织膜。由外向内分为硬膜、蛛网膜和软膜三层，具有营养、保护和支持脑与脊髓的作用。

6. 脑脊液充满脑室、脊髓中央管、蛛网膜下隙和血管周隙，由脑室的脉络丛上皮产生，通过蛛网膜粒吸收入血。其特点是不断地产生、循环和吸收，因此脑室和蛛网膜下隙内液体压力和成分保持在相对恒定水平。脑脊液有营养、保护脑与脊髓的作用。

7. 锥体细胞是位于大脑皮质的神经元，属多极神经元，分大、中、小三型，数量多。胞体形似锥体，从尖端发出一条主树突，伸向皮质表面，途中发出小分支，胞体底部发出轴突，从皮质进入髓质，组成投射纤维，下行至脑干或脊髓，或为联络纤维走向同侧或对侧的另一皮质区，为大脑皮质的主要传出（投射）神经元。

8. 闰绍细胞是脊髓前角一种中间神经元，其轴突与 α 神经元胞体形成突触，可通过释放甘氨酸抑制 α 神经元的活动。

9. 苔藓纤维为小脑皮质传入纤维之一，为兴奋性纤维。起源于脊髓和脑干的核群，进入小脑皮质后反复分支呈苔藓状。其终末支与颗粒细胞的树突分支形成突触，可兴奋数百个颗粒细胞，继而使浦肯野细胞发生兴奋。

10. 血-脑屏障是指脑内毛细血管内血液与脑组织之间的屏障结构，包括连续型毛细血管的内皮及基膜、神经胶质膜。它可防止血液中的毒素及其他有害物质侵入脑组织，起到保护阻挡的作用，并参与物质交换，维持神经系统内环境稳定。

五、简答题

1. 答：小脑皮质的传入纤维有三种。

（1）攀缘纤维：主要起源于延髓的下橄榄核，纤维较细，进入皮质后攀附在浦肯野细胞的树突上形成突触，能直接引起浦肯野细胞兴奋，故为兴奋性纤维。

（2）苔藓纤维：也是兴奋性纤维，主要起源于脊髓和脑干的神经核，纤维较粗，进入皮质后纤维反复分支，末端呈苔藓状，分支终末膨大，与许多颗粒细胞的突触、高尔基细胞的轴突或近端树突形成复杂突触群，形似小球，故称小脑小球。一条苔藓纤维可兴奋许多个颗粒细胞，通过颗粒细胞的平行纤维又可间接兴奋更多的浦肯野细胞。

（3）去甲肾上腺素能纤维：起源于脑干的蓝斑核，对浦肯野细胞有抑制作用。去甲肾上腺素能纤维从髓质穿越皮质分散于皮质各层，途中与浦肯野细胞胞体或树突形成轴突。

2. 答：大脑皮质的神经元按细胞形态分为锥体细胞、颗粒细胞、梭形细胞，均属多级神经元。

（1）锥体细胞：数量较多，依胞体大小分为大、中、小三种，胞体呈锥形向上发出一支较粗的主树突，伸向皮质表面，胞体周围发出一些短而细的树突，水平伸向四周，胞体底部发出轴突伸向大脑髓质，形成下行至脑干、脊髓的投射纤维、同侧或对侧皮质的联络纤维。锥体细胞是大脑皮质主要的传出神经元。

（2）颗粒细胞：数量最多，是大脑皮质主要的中间神经元，分为星形细胞、水平细胞、篮状细胞和上行轴突细胞。其中以星形细胞数量最多，其轴突长短各异，长轴突上行至皮质表层与锥体细胞的顶树突或水平细胞相联系，短轴突常与邻近的神经元形成突触，构成皮质内信息上下传递的通路。

（3）梭形细胞：数量较少，分布皮质深部，胞体呈梭形，树突从胞体上下两端发出，上端树突较长，多伸向皮质表面，胞体下端发出树突较短，轴突从胞体下端树突的主干发出，向下延伸至大脑髓质形成投射纤维或联络纤维。

3. 答：小脑皮质从表及里呈现明显的3层：分子层、浦肯野细胞层和颗粒层。

（1）分子层：较厚，有大量浦肯野细胞的树突和颗粒细胞轴突的分支，神经元较少，主要为星形细胞和篮状细胞。

（2）浦肯野细胞层：由一层排列规则的浦肯野细胞胞体组成。

（3）颗粒层：由密集的颗粒细胞和苔藓纤维的终末以及高尔基细胞组成。

4. 答：自主神经节分为交感神经节和副交感神经节，交感神经节位于脊柱两侧，节细胞主要属于肾上腺素能神经元，为中间神经元；副交感神经节主要位于器官旁或器官内，节细胞主要属胆碱能神经元。此两种节细胞均属自主神经系统的节后神经元，形态上为多级神经元，胞体较小，核常偏于一侧，胞质内尼氏体呈颗粒状均匀分布，胞体外有卫星细胞。节细胞间有大量神经纤维，其节前纤维为有髓神经纤维，与节细胞胞体或树突形成突触，节后纤维多为无髓神经纤维，从节细胞胞体发出，支配肌纤维收缩或腺体分泌。

六、论述题

1. 答：大脑皮质由浅入深依次是分子层、外颗粒层、外锥体细胞层、内颗粒层、内锥体细胞层和多形细胞层。

（1）分子层较薄，神经细胞小而少，主要是水平细胞和星形细胞。

（2）外颗粒层主要由颗粒细胞的胞体排列紧密而得名，也有少量小锥体细胞。

（3）外锥体细胞层较厚，主要由中、小型锥体细胞和星形细胞组成，以中型锥体细胞占多数。

（4）内颗粒层主要由密集排列的颗粒细胞组成，其胞体和突起限于本层或皮质以内，也有少量小锥体细胞。

（5）内锥体细胞层主要由大、中型锥体细胞组成。在中央前回运动区，此层有巨大锥体细胞，称贝兹细胞（Betz cell）。

（6）多形细胞层细胞大小不一，以梭形细胞为主，还有锥体细胞和颗粒细胞。

大脑皮质的1~4层主要接收传入冲动，各种感觉传入的上行纤维主要进入第4层，与星形细胞形成突触，星形细胞的轴突又与其他细胞建立广泛的联系，从而对传入皮质的各种信息进行分析。联合传入纤维主要进入第2、3层，与锥体细胞形成突触。皮质的第2、3、4层细胞与各层细胞相互联系，构成复杂的神经微环路，对信息进行分析、整合和贮存。大脑皮层的传出纤维分投射纤维和联络纤维两种。投射纤维主要起自第5层的锥体细胞和第6层的梭形细胞，下行至脑干和脊髓。联络纤维起自第3、5、6层的锥体细胞和梭形细胞，主要连接同侧或对侧皮质内的细胞。总之，大脑皮层各神经元间的联系是人类大脑高级神经活动的基础。

2. 答：

（1）海马体负责存储和检索记忆，是阿尔茨海默病首先发病的区域，是受阿尔茨海默病影响最严重的大脑区域之一。

匈牙利神经学家乔治-布扎克在2006年出版的《大脑的节奏》一书中指出："如果将大脑皮层想象为一个巨型图书馆，那么海马体就是其中的图书管理员。"正如胡乱堆放在长长书架上的一些书一样，白天在海边沙滩游玩的细节记忆会杂乱地散落在大脑皮层，海马体的作用就是将这些游玩细节关联起来，索引归档，以便游玩的记忆细节能像编好索引的书一样，在需要时随时找到。

人类经感官接收的信号由神经传递至大脑，将在海马体中暂时储存。停留在那里的时间为几秒至几周，此为短期记忆。而感官数据中被认为极重要的一部分，可再经由海马体传递至长期记忆区。在大脑长期记忆当中，扮演重要角色的海马体位于大脑颞叶，紧密联系着大脑的边缘系统，它是通向情感世界的重要所在，颞叶前部包含负责短期记忆的区域。

（2）本病的病理改变为大脑皮质弥漫性萎缩，脑沟加深增宽，脑室扩大，大脑皮质中出现由淀粉样蛋白沉积形成的老年斑，神经元内出现神经原纤维缠结。

（湖南中医药大学　李迎秋）

第七章　循环系统　▷▷▷▷

本章重点、难点

1. 毛细血管的电镜下分类及特点
2. 中动脉管壁的层次结构
3. 心脏壁的结构，着重区别心内膜和心外膜

测试题

一、填空题

1. 循环系统是连续而封闭的管道系统，包括心血管系统和_____。心血管系统包括_____、_____、_____和_____。

2. 除毛细血管外，血管管壁由内向外大致分为_____、_____和_____。

3. 毛细血管管壁由_____和_____构成，在这两者之间散在有一种扁面有突起的细胞，称_____，它在血管受到损伤时可以增殖分化为_____和_____。

4. 各种血管中，毛细血管管径最_____，管壁最_____，分布最_____，总截面积最_____，通透性最_____。

5. 电镜下，根据超微结构特点，可将毛细血管分为三种类型，即_____、_____和_____。

6. 连续毛细血管的内皮细胞胞质内含许多_____，细胞连续，细胞间有_____连接_____基膜_____。主要分布在_____、_____、_____和_____等处。

7. 有孔毛细血管内皮细胞不含核的部位有贯穿胞质的_____，基膜_____。主要分布在_____、_____和_____。

8. 动脉依据其管径的大小可分为_____、_____、_____和_____，其中_____管壁的三层结构最为典型。其管壁结构由内向外分为_____、_____、_____三层。

9. 中动脉内皮下层_____，中膜有 10~40 层_____，故又称为_____。

10. 大动脉内皮下层_____，中膜有 40~70 层_____，故又称为_____。这种动脉的主要功能是使血液流动_____。

11. 与伴行动脉相比,静脉管壁_____、管腔_____,在切片中静脉管壁形状_____,常呈_____或_____状。

12. 心壁由内向外分为三层,分别为_____、_____和_____;其中最内层又可分为_____、_____和_____。

13. 组成传导系统的特殊心肌纤维可分为三类,即_____、_____和_____。

14. 典型的微循环的六个组成部分是_____、_____、_____、_____、_____、_____。

15. 没有淋巴管分布的组织或器官有_____、_____、_____、_____、_____、_____等处。

二、选择题

(一)单选题

1. 连续毛细血管的超微结构特点除内皮连续外,下列描述最全面的是:(　　)
   A. 基膜厚且完整　　　　　　　B. 基膜不完整
   C. 基膜完整,细胞连接少　　　 D. 基膜不完整,有细胞连接
   E. 基膜完整,有紧密连接,内皮细胞质有许多吞饮小泡

2. 毛细血管内皮细胞内的吞饮小泡的主要作用是(　　)
   A. 传递化学信息　　　 B. 运输大分子物质　　　 C. 分泌第Ⅷ因子
   D. 贮存第Ⅷ因子相关抗原　　 E. 参与凝血过程

3. 毛细血管管壁的构成(　　)
   A. 内膜、中膜和外膜　　　　 B. 内皮、基膜和1~2层平滑肌
   C. 内皮和基膜　　　　　　　 D. 内皮、基膜和少量周细胞
   E. 内膜和外膜

4. 内皮细胞内W-P小体的功能是(　　)
   A. 分泌作用　　　　 B. 物质转运　　　　 C. 吞噬功能
   D. 止血凝血　　　　 E. 传递信息

5. 中膜具有40~70层弹性膜的血管是(　　)
   A. 大静脉　　　　　 B. 中静脉　　　　　 C. 小静脉
   D. 大动脉　　　　　 E. 中动脉

6. 大动脉管壁的主要结构特点是(　　)
   A. 平滑肌纤维多　　　　 B. 胶原纤维多
   C. 弹性膜和弹性纤维多　　 D. 弹性膜和弹性纤维少
   E. 网状纤维多

7. 周细胞主要分布在(　　)
   A. 微动脉内皮外　　　　 B. 小动脉内皮与基膜间　　 C. 微静脉内皮外
   D. 小静脉内皮与基膜间　　 E. 毛细血管内皮与基膜间

8. 关于中动脉管壁的结构，下列哪项是错误的(　　)
    A. 内弹性膜明显　　　　　　　　B. 三层结构明显
    C. 环行平滑肌较多　　　　　　　D. 内皮下层明显
    E. 外弹性膜明显

9. 以下关于静脉的描述中哪一项正确(　　)
    A. 管壁平滑肌丰富　　　B. 管壁薄、管腔大　　　C. 数量较少
    D. 弹性较好　　　　　　E. 三层分界明显

10. 血窦存在于(　　)
    A. 肝　　　　　　　　　B. 脾　　　　　　　　　C. 骨髓
    D. 某些内分泌腺　　　　E. 以上均对

11. 大动脉管壁中膜基质的主要化学成分是(　　)
    A. 胶原蛋白　　　　　　B. 弹性蛋白　　　　　　C. 硫酸软骨素
    D. 硫酸角质素　　　　　E. 肝素

12. 关于小动脉的描述哪项错误(　　)
    A. 管径 0.3~1mm　　　　　　　B. 包括粗细不等的几级分支
    C. 属于肌性动脉　　　　　　　D. 各级小动脉均无内弹性膜
    E. 是形成外周阻力的主要血管

13. 引起心肌兴奋的起搏点是(　　)
    A. 移行细胞　　　　　　B. 神经节细胞　　　　　C. 起搏细胞
    D. 束细胞　　　　　　　E. 外膜细胞

14. 毛细血管丰富的组织是(　　)
    A 平滑肌　　　　　　　B. 心肌　　　　　　　　C. 硬脑膜
    D. 肌腱　　　　　　　　E. 骨组织

15. 血管壁的一般结构分为(　　)
    A. 内皮、中膜、外膜　　　　　B. 内膜、中膜、外膜
    C. 内弹性膜、中膜、外膜　　　D. 内皮、内弹性膜、外膜
    E. 内膜、中膜、外弹性膜

16. 关于静脉的描述哪项错误(　　)
    A. 所有静脉都有静脉瓣　　　　B. 外膜较厚
    C. 血容量大于动脉　　　　　　D. 管壁薄
    E. 管腔不规则

17. 关于小动脉的描述哪项正确(　　)
    A. 管径小于 0.3mm　　　　　　B. 属于肌性动脉
    C. 一般无外弹性膜　　　　　　D. 与血压的调节无关
    E. 三层膜均不完整

18. 心骨骼是(　　)
    A. 疏松结缔组织　　　　B. 致密结缔组织　　　　C. 骨

D. 软骨   E. 特殊的心肌

19. 关于心房钠尿肽的描述哪项错误(   )

     A. 有利钠利尿作用   B. 有舒张血管作用

     C. 由内皮细胞分泌   D. 在心房特殊颗粒内

     E. 有降低血压的作用

20. 关于动脉内弹性膜的特征哪项错误(   )

     A. 为内膜和中膜的分界   B. 横断面常呈波纹状

     C. 为胶原蛋白组成   D. 其上有许多小孔

     E. 中动脉的内弹性膜较发达

（二）多选题

21. 不参与构成毛细血管的是(   )

     A. 内皮细胞   B. 巨噬细胞   C. 基膜

     D. 结缔组织   E. 周细胞

22. 毛细血管结构中与物质交换有关的结构包括(   )

     A. 吞饮小泡   B. 相邻内皮细胞的细胞间隙

     C. 外膜厚度   D. 细胞核的多少

     E. 内皮窗孔

23. 属于肌性动脉的有(   )

     A. 大动脉   B. 中动脉   C. 小动脉

     D. 主动脉   E. 颈总动脉

24. 血窦的结构特点是(   )

     A. 腔大而不规则   B. 内皮细胞之间间隙大

     C. 内皮细胞多有孔   D. 均没有基膜

     E. 内皮外有不完整的环形平滑肌

25. 连续毛细血管分布于(   )

     A. 内分泌腺   B. 脑和脊髓   C. 胃肠黏膜

     D. 肺泡隔   E. 肌组织

26. 大动脉的结构特点(   )

     A. 内皮下层较厚

     B. 内膜与中膜分界不清楚

     C. 中膜也很厚

     D. 中膜有大量弹性膜和少量胶原纤维

     E. 外膜最厚

27. 中动脉管壁的内弹性膜(   )

     A. 可作为内膜与中膜的界线   B. 它的上面有很多小孔

     C. 有利于血管的舒缩   D. 成分主要为弹性蛋白

E. 是中膜的一部分

28. 组成心传导系统的细胞包括(　　)

A. 传导细胞　　　　　　B. 移行细胞　　　　　　C. 水平细胞

D. 起搏细胞　　　　　　E. 心肌细胞

29. 与伴行的中动脉相比，中静脉管壁的组织结构特点是(　　)

A. 管径较粗，管腔较大　　B. 管壁薄而柔软

C. 内弹性膜不发达或缺如　D. 外膜较厚

E. 中膜不含平滑肌

30. 心壁的分层包括(　　)

A. 心内膜　　　　　　　B. 心肌膜　　　　　　　C. 心外膜

D. 心瓣膜　　　　　　　E. 心骨骼

三、是非题

1. 心传导系统的细胞均属心肌纤维。(　　)

2. 所有血管从管腔腔面向外依次分为三层，即内膜、中膜和外膜。(　　)

3. 大动脉多为弹性动脉，其结构特点是富有弹性膜和弹性纤维。(　　)

4. 心房肌和心室肌都附着于心骨骼，两部分心肌相连续。(　　)

5. 所有静脉都有静脉瓣。(　　)

6. 静脉管壁大致也可分内膜、中膜和外膜三层，但三层界线不如动脉明显。(　　)

7. 中动脉、小动脉都属肌性动脉。(　　)

8. 在心、肺、肾、骨等器官，毛细血管网密集。(　　)

9. 动脉分为大动脉、中动脉、小动脉和微动脉四级，管径的大小和管壁的结构是渐变的，其间并无明显的分界。(　　)

10. 光镜下，根据内皮细胞等构造的不同，可以把毛细血管分为三类：连续毛细血管、有孔毛细血管和血窦。(　　)

四、名词解释

1. 心房特殊颗粒

2. W-P 小体

3. 周细胞

4. 蒲肯野纤维

5. 血窦

6. 微循环

五、简答题

1. 简述心壁各层的结构特点。

2. 简述毛细血管的结构及其分类。

六、论述题

1. 试述心脏传导系统的组成、功能及主要细胞类型。

2. 联系血管的功能，说明大、中、小动脉的结构特点。

3. 某医院妇产科收治的一名妊娠 36 周高龄孕妇（45 岁）诊断为妊娠高血压症。住院治疗期间，患者突发胸痛、恶心、呕吐，并伴随大汗淋漓。值班医生申请心血管外科专家会诊，同时准备应急抢救的各项措施。

医生初步判断该患者可能患有主动脉夹层。采取的措施：先稳定血压，缓解疼痛症状，补充电解质，随后申请磁共振检查（MR）。检查结果证实诊断确切，已知主动脉夹层是由于动脉内膜受多种因素影响而出现破裂，血液流入内膜和中膜的间隙中形成。

问：请结合动脉血管管壁的光镜、电镜结构特点，分析动脉夹层发生部位可能影响哪些血管管壁的结构。结合结构与功能相适应的原理，请预估该疾病的危害程度。

参考答案

一、填空题

1. 淋巴管系统　心脏　动脉　毛细血管　静脉

2. 内膜　中膜　外膜

3. 内皮细胞　基膜　周细胞　内皮细胞　成纤维细胞

4. 细　薄　广　大　高

5. 连续毛细血管　有孔毛细血管　血窦

6. 吞饮小泡　紧密　完整　结缔组织　肌组织　肺或神经系统

7. 内皮窗孔　完整　胃肠黏膜　某些内分泌腺　肾血管球

8. 大动脉　中动脉　小动脉　微动脉　中动脉　内膜　中膜　外膜

9. 较薄　平滑肌　肌性动脉

10. 较厚　弹性膜　弹性动脉　持续

11. 薄　大　不规则　扁　塌陷

12. 心内膜　心肌膜　心外膜　内皮　内皮下层　心内膜下层

13. 起搏细胞　移行细胞　蒲肯野纤维

14. 微动脉　毛细血管前微动脉和中间微动脉　真毛细血管　直捷通路　动静脉吻合　微静脉

15. 神经组织表皮　软骨　胸腺　骨髓　胎盘

二、选择题

（一）单选题

1. E。解释：连续毛细血管的超微结构特点为内皮细胞相互连续，细胞间有紧密连接封闭了细胞间隙。基膜完整，胞质中有大量吞饮小泡。

2. B。解释：连续毛细血管主要以吞饮小泡方式在血液和组织液之间进行物质交换。

3. D。解释：毛细血管管径一般为 6~8μm，血窦较大，直径可达 40μm。毛细血管管壁主要由一层内皮和基膜组成。在内皮细胞与基膜之间散在有少量周细胞。

4. D。解释：W-P 小体可合成和贮存第Ⅷ因子相关抗原，这种物质与凝血有关。

5. D。解释：大动脉中膜有 40~70 层弹性膜，故又称弹性动脉。

6. C。解释：大动脉中膜有 40~70 层弹性膜，各层弹性膜由弹性纤维相连。

7. E。解释：在内皮细胞与基膜之间散在有一种扁而有突起的细胞，细胞突起紧贴在内皮细胞基底面，称周细胞。

8. D。解释：在较小的中动脉，此层很薄，与内皮相贴，因而不明显。

9. B。解释：静脉管壁大致也可分内膜、中膜和外膜三层，但三层界限不如动脉明显。静脉壁的平滑肌和弹性组织不及动脉丰富，结缔组织成分较多，故切片标本中的静脉管壁常呈塌陷状，管腔变扁或呈不规则。与伴行的动脉比管腔大、管壁薄。

10. E。解释：血窦主要分布肝、脾及骨髓和一些分泌腺。

11. C。解释：大动脉中膜很厚，成人大动脉有 40~70 层弹性膜，弹性膜之间有环行平滑肌和少量胶原纤维，基质的主要化学成分为硫酸软骨素。

12. D。解释：较大的小动脉，内膜有明显的内弹性膜。

13. C。解释：起搏细胞是心肌兴奋的起搏点。

14. B。解释：毛细血管是血液与周围组织进行物质交换的主要部位。于代谢旺盛的器官如骨骼肌、心肌、肺、肾和许多腺体等，毛细血管网很密；于代谢较低的如骨、肌腱和韧带等，毛细血管网稀疏。

15. B。解释：除毛细血管外，血管从管腔腔面向外依次分为三层，即内膜、中膜和外膜。

16. A。解释：管径 2mm 以上的静脉常有瓣膜。

17. B。解释：管径 0.3~1mm 的动脉称小动脉，也属肌性动脉。较大的小动脉，内膜有明显的内弹性膜，中膜有几层平滑肌纤维，外膜厚度与中膜相近，但一般缺乏外弹性膜。小动脉和微动脉的收缩或舒张，能显著地调节器官和组织内的血流量。

18. B。解释：在心房肌和心室肌之间，有由致密结缔组织组成的坚实的支架结构，称心骨骼。

19. C。解释：电镜下，可见部分心房肌纤维含电子致密的分泌颗粒，称心房特殊颗粒，内含心房钠尿肽。这种激素具有很强的利尿、排钠、扩张血管和降低血压的作用。

20. C。解释：内弹性膜是由弹性蛋白所形成的膜状结构，膜上有许多窗孔。常因血管壁的收缩而呈波纹状。一般内弹性膜可作为内膜与中膜的分界。

（二）多选题

21. B、D。解释：毛细血管管壁主要由一层内皮和基膜组成。在内皮细胞与基膜之间散在有周细胞。

22. A、B、E。解释：连续毛细血管主要以吞饮小泡方式在血液与组织间进行物质交换；有孔毛细血管的内皮窗孔有利于血管内外中、小分子物质的交换；而血窦内皮细胞之间较大的间隙，则利于大分子物质或血细胞出入。

23. B、C。解释：中动脉、小动脉属肌性动脉，大动脉是弹性动脉，主动脉、颈总动脉属于大动脉。

24. A、B、C。解释：血窦管径较宽，大小形状不规则。内皮细胞间有较大的间隙，直径可达数百纳米，基膜不连续或完全缺如。

25. B、D、E。解释：连续毛细血管分布于结缔组织、肌组织、中枢神经系统、胸腺和肺等处。

26. A、B、C、D。解释：大动脉的外膜相对较薄。

27. A、B、D。解释：中动脉内弹性膜是内膜的一部分，平滑肌的收缩和舒张使血管管径缩小或扩大。

28. B、D。解释：组成心脏传导系统的细胞有起搏细胞、移行细胞和蒲肯野纤维。

29. A、B、C、D。解释：中静脉管径较粗，管腔较大，内膜薄，内弹性膜不明显。中膜比与其相伴行的中动脉薄得多，环行平滑肌纤维分布稀疏。外膜一般比中膜厚。

30. A、B、C。解释：心壁由心内膜、心肌膜和心外膜三层构成。

三、是非题

正确：1、3、6、7、9。

错误：

2. 解释：除毛细血管外，血管从管腔腔面向外依次分为三层，即内膜、中膜和外膜。

4. 解释：心房肌和心室肌分别附着于心骨骼，两部分心肌不连续。

5. 解释：管径 2mm 以上的静脉常有瓣膜。

8. 解释：于代谢旺盛的器官如骨骼肌、心肌、肺、肾和许多腺体，毛细血管网很密；于代谢较低的如骨、肌腱和韧带等，毛细血管网稀疏。

10. 解释：电镜下根据内皮细胞等构造的不同，可以把毛细血管分为三类：连续毛细血管、有孔毛细血管和血窦。

四、名词解释

1. 电镜下，可见有些心房肌纤维含电子致密的分泌颗粒，称心房特殊颗粒。内含心房钠尿肽，具有很强的利尿、排钠、扩张血管和降血压的作用。

2. 心血管系统内皮细胞特有的细胞器，外包单位膜呈杆状，一般认为它是合成和贮存与凝血相关的第Ⅷ因子相关抗原的结构。

3. 在毛细血管内皮细胞与基膜之间散在有一种扁平而有突起的细胞，称周细胞。在毛细血管受到损时，周细胞还可增殖，分化为内皮细胞和成纤维细胞，参与组织再生。

4. 浦肯野纤维组成房室束及其分支,位于心室的心内膜下层。浦肯野纤维短而粗,形状常不规则。胞质中有丰富的线粒体和糖原,肌原纤维较少,位于细胞周边。闰盘发达。浦肯野纤维穿入心室肌层与普通心室肌纤维相连,能快速传导冲动。

5. 血窦又称窦状毛细血管,管腔较大,直径可达40微米形状不规则,内皮细胞有窗孔,无隔膜,基膜不完整或缺如。内皮细胞之间常有较大的间隙。血窦,主要位于肝、脾、骨髓和某些内分泌腺。

6. 是指从微动脉到微静脉之间的血液循环,是血液循环的基本功能单位。

五、简答题

1. 答:心壁由内向外依次为心内膜、心肌膜和心外膜三层。

心内膜由内皮、内皮下层和心内膜下层构成。内皮为单层扁平上皮,薄而光滑,利于血液流动。内皮下层为细密结缔组织,内有少量平滑肌。心内膜下层为疏松结缔组织,内含小血管和神经。心肌膜主要由心肌组成。心肌纤维多集合成束,肌束间有数量不等的结缔组织和丰富的毛细血管。心房肌较薄,肌纤维短而细,无分支,部分心房肌纤维在电镜下可见电子致密的分泌颗粒,称心房特殊颗粒。心室肌厚,可分为内纵、中环、外斜三层。心室肌纤维粗而长,有分支,呈螺旋状排列。心外膜为心包脏层,其表面的间皮下为疏松结缔组织,心外膜中含血管、神经,并常有脂肪组织。

2. 答:毛细血管管壁主要由一层内皮细胞和基膜组成。在内皮细胞与基膜之间散在有周细胞。电镜下毛细血管分为三类:连续毛细血管、有孔毛细血管和血窦。①连续毛细血管特点为内皮细胞间有紧密连接;基膜完整;胞质中有大量吞饮小泡。主要分布于结缔组织、肌组织、肺和中枢神经系统等处。②有孔毛细血管特点为内皮细胞不含核的部分极薄,有许多贯穿胞质的内皮孔窗,一般有隔膜封闭。内皮细胞内吞饮小泡少,基膜完整,周细胞少。内皮窗孔有利于血管内外中、小分子交换。主要分布于胃肠黏膜、某些内分泌腺和肾血管球等处。③血窦特点为管腔较大,形状不规则;内皮细胞有窗孔,无隔膜,基膜不完整或缺如;内皮细胞之间常有较大的间隙。有利于大分子物质和血细胞出入血液。主要分布于肝、脾、骨髓和一些内分泌腺中。

六、论述题

1. 答:心脏的传导系统由特殊心肌纤维形成,包括窦房结、房室结、房室束、左右束支及各级分支。其功能是发出冲动并传导到心脏各部,使心房肌和心室肌按一定的节律收缩。组成心脏传导系统的特殊心肌纤维主要有三种:

(1)起搏细胞:位于窦房结和房室结的中心部位的结缔组织中,细胞较小,呈梭形或多边形。胞质内细胞器和肌原纤维较少,糖原较多。是心肌兴奋的起搏点。

(2)移行细胞:主要位于窦房结和房室结的周边及房室束,移行细胞的结构介于起搏细胞和普通心肌纤维之间,比普通心肌纤维细而短,胞质的肌原纤维较起搏细胞略多,肌浆网也较发达,起传导冲动的作用。

(3)蒲肯野纤维:位于心室的心内膜下层,纤维短而粗,形状不规则,胞质中有丰富的线粒体和糖原，肌原纤维较少。能快速传递冲动。

2. 答：

（1）中动脉因中膜平滑肌丰富，又称肌性动脉。管壁分三层：

内膜：位于管壁的最内层，是三层膜中最薄的一层。由内皮、内皮下层和内弹性膜构成。

中膜：较厚，位于内膜和外膜之间，由 10～40 层环行平滑肌组成。平滑肌之间有一些弹性纤维和胶原纤维。

外膜：厚度与中膜大致相等，多数中动脉的中膜和外膜交界处有明显的外弹性膜。

中动脉收缩性强，又是进入器官的门户性血管，因此它调节进入身体各部分和器官的血流量。

（2）大动脉又称弹性动脉，将心脏搏出的血液输送到肌性动脉。其结构特点是富有弹性膜和弹性纤维，弹性动脉的管径较大。其管壁结构特点如下：

内膜：也由内皮、内皮下层、内弹性膜构成。内皮下层较中动脉厚，含有胶原纤维、弹性纤维和少量平滑肌纤维。内弹性膜和中膜的弹性膜相连，故内膜与中膜分界不清。

中膜：很厚，成人大动脉有 40～70 层弹性膜，弹性膜之间有弹性纤维环行平滑肌和少量胶原纤维，基质的主要化学成分为硫酸软骨素。

外膜：相对较薄，由结缔组织构成，含滋养血管、淋巴管和神经分布。外弹性膜与中膜的弹性膜相连，分界不清。外膜逐渐移行为周围的疏松结缔组织。

由于弹性膜等的作用，当心脏收缩时，大动脉扩张、贮存部分血液，同时将血液的部分动能转化为弹性势能，而在心脏舒张时，大动脉的弹性膜收缩，驱使其贮存的血液流向下游，减小下游血管的脉压，维持血液匀速、持续的流动。

（3）管径 0.3～1mm 的动脉称小动脉，也属肌性动脉。较大的小动脉，内膜有明显的内弹性膜，中膜有几层平滑肌，外膜厚度与中膜相近，一般缺乏外弹性膜。

小动脉总截面积大，当其收缩时，导致血流阻力增加，血压升高，小动脉的收缩或舒张，能显著地调节器官和组织内的血流量。

3. 答：夹层发生在血管内膜和中膜之间，撕裂的内皮、内皮下层和内弹性膜成分游离在血管管腔内。中膜和外膜受到挤压、形变。外膜内的滋养血管和神经受到压迫。根据结构与功能相适应的原理，动脉夹层出现后，血管正常的收缩和舒张功能丧失，如果得不到及时有效的治疗，将会危及生命。

（北京中医药大学　李健）

第八章 免疫系统 ▷▷▷

本章重点、难点

1. 淋巴组织的类型及结构特点

2. 胸腺的一般结构和功能，胸腺小体的结构特点，血-胸腺屏障的组成和功能

3. 淋巴结的一般结构和功能，浅层皮质、副皮质区、皮质淋巴窦、髓索与髓窦的结构特点

4. 脾的一般结构和功能，脾小体、动脉周围淋巴鞘、脾索与脾血窦的结构特点

5. 淋巴结和脾组织结构及功能的异同点

测试题

一、填空题

1. 免疫系统主要由＿＿＿＿、＿＿＿＿、＿＿＿＿和＿＿＿＿组成。

2. 淋巴器官可分为＿＿＿＿和＿＿＿＿两类。前者包括＿＿＿＿和＿＿＿＿；后者包括＿＿＿＿、＿＿＿＿和＿＿＿＿。

3. 淋巴结的实质分为＿＿＿＿和＿＿＿＿两部分。前者由＿＿＿＿、＿＿＿＿和＿＿＿＿构成；后者由＿＿＿＿和＿＿＿＿组成。

4. 脾的实质由＿＿＿＿和＿＿＿＿构成。前者包括＿＿＿＿、＿＿＿＿和＿＿＿＿三部分；后者包括＿＿＿＿和＿＿＿＿两部分。

二、选择题

（一）单选题

1. 下列对 T 细胞的描述哪一项错误？（　　　）

　A. 发生于胸腺

　B. 主要位于淋巴结的副皮质区及脾脏的动脉周围淋巴鞘

　C. 转化为效应 T 细胞具有杀伤功能

　D. 参与机体的细胞免疫

E. 参与机体的体液免疫

2. 下列对 B 细胞的描述哪一项错误？（　　）

　　A. 发生于骨髓

　　B. 主要位于周围淋巴器官的淋巴小结

　　C. 分化为浆细胞可产生抗体

　　D. 参与机体的细胞免疫

　　E. 参与机体的体液免疫

3. 以下哪一种细胞不属于单核吞噬细胞系统？（　　）

　　A. 单核细胞　　　　　　　　B. 中性粒细胞　　　　　　C. 肝巨噬细胞

　　D. 破骨细胞　　　　　　　　E. 小胶质细胞

4. 淋巴细胞血液进入淋巴组织的重要通道是（　　）

　　A. 毛细淋巴管　　　　　　　B. 毛细血管

　　C. 毛细血管后微静脉　　　　D. 淋巴窦

　　E. 微静脉

5. 下列关于淋巴小结的特点哪一项错误？（　　）

　　A. 又称淋巴滤泡　　　　　　B. 为圆形或椭圆形小体

　　C. 与周围组织界限清楚　　　D. 主要由 T 细胞组成

　　E. 受抗原刺激后产生生发中心

6. 中枢淋巴器官包括（　　）

　　A. 胸腺和脾　　　　　　　　B. 胸腺和淋巴结　　　　　C. 骨髓和脾

　　D. 脾和扁桃体　　　　　　　E. 胸腺和骨髓

7. 外周淋巴器官包括（　　）

　　A. 胸腺和骨髓　　　　　　　B. 淋巴结、脾和扁桃体

　　C. 骨髓、脾和扁桃体　　　　D. 淋巴结、骨髓和扁桃体

　　E. 胸腺、脾和骨髓

8. 胸腺的毛细血管后微静脉位于（　　）

　　A. 胸腺的皮质与小叶间隔　　B. 胸腺的髓质与小叶间隔

　　C. 胸腺的皮质和髓质　　　　D. 胸腺的皮质与髓质交界处

　　E. 胸腺的小叶间隔

9. 胸腺小体位于（　　）

　　A. 皮质和髓质　　　　　　　B. 皮质　　　　　　　　　C. 髓质

　　D. 皮质与髓质交界处　　　　E. 小叶间隔

10. 胸腺皮质与髓质相比，前者的主要结构特点是（　　）

　　A. 胸腺细胞多，胸腺的上皮细胞少

　　B. 胸腺细胞少，胸腺的上皮细胞多

　　C. 胸腺细胞和胸腺的上皮细胞均较少

　　D. 胸腺细胞和胸腺的上皮细胞均较多

E. 有胸腺小体

11. 淋巴结内毛细血管后微静脉主要分布于(　　)

　　A. 被膜　　　　　　　　　B. 小梁　　　　　　　　　C. 浅层皮质

　　D. 副皮质区　　　　　　　E. 髓索

12. 关于淋巴结的描述，下列哪项错误？(　　)

　　A. 实质分为皮质和髓质

　　B. 输入淋巴管从周围穿入被膜下淋巴窦

　　C. 皮质深层为胸腺依赖区

　　D. 浅层皮质以 B 细胞为主构成

　　E. 皮质淋巴窦内只有淋巴液

13. 关于脾的描述，下列哪项错误？(　　)

　　A. 被膜富含弹性纤维和平滑肌

　　B. 脾实质包括白髓、红髓

　　C. 脾索为富含血细胞的条索状淋巴组织，主要含 B 细胞

　　D. 动脉周围淋巴鞘主要由 T 细胞组成

　　E. 脾血窦由长杆状的内皮和完整的基膜构成

14. 组成脾白髓的结构有(　　)

　　A. 脾索和淋巴小结　　　　　B. 脾索和脾血窦

　　C. 脾血窦和动脉周围淋巴鞘　D. 脉周围淋巴鞘、淋巴小结和边缘区

　　E. 动脉周围淋巴鞘和边缘区

15. 脾血窦内皮细胞的形状是(　　)

　　A. 长杆状　　　　　　　　B. 立方形　　　　　　　　C. 扁平形

　　D. 柱状　　　　　　　　　E. 多边形

16. 脾红髓的结构组成是(　　)

　　A. 脾索和边缘区　　　　　　B. 边缘区和脾血窦

　　C. 脾小体和脾血窦　　　　　D. 脾小体和脾索

　　E. 脾索和脾血窦

17. 脾的胸腺依赖区是指(　　)

　　A. 脾小体　　　　　　　　B. 动脉周围淋巴鞘　　　　C. 白髓

　　D. 脾索　　　　　　　　　E. 边缘区

18. 淋巴结和脾内，以 T 细胞为主的结构是(　　)

　　A. 副皮质区和脾小体　　　　B. 副皮质区和脾索

　　C. 副皮质区和动脉周围淋巴鞘　D. 脾小体和动脉周围淋巴鞘

　　E. 副皮质区和边缘区

（二）多选题

19. 免疫细胞包括(　　)

A. 淋巴细胞   B. 抗原提呈细胞   C. 中性粒细胞

D. 肥大细胞   E. 成纤维细胞

20. 能直接杀伤病毒感染细胞或肿瘤细胞的是(   )

     A. Tc 细胞   B. Th 细胞   C. NK 细胞

     D. B 细胞   E. 浆细胞

21. 属于单核吞噬细胞系统的有(   )

     A. 肺巨噬细胞   B. 小胶质细胞   C. 破骨细胞

     D. 网状细胞   E. 树突状细胞

22. 属于抗原提呈细胞的是(   )

     A. 巨噬细胞   B. 树突状细胞   C. 肥大细胞

     D. 交错突细胞   E. 微皱褶细胞

23. 次级淋巴小结可见(   )

     A. 生发中心   B. 暗区   C. 明区

     D. 小结帽   E. 弥散淋巴组织

24. 属于外周淋巴器官的是(   )

     A. 胸腺   B. 骨髓   C. 淋巴结

     D. 脾脏   E. 扁桃体

25. 皮质淋巴窦包括(   )

     A. 被膜下淋巴窦   B. 小梁周窦   C. 边缘窦

     D. 髓窦   E. 脾窦

26. 关于胸腺小体的叙述正确的是(   )

     A. 位于髓质

     B. 是胸腺髓质的特征性结构

     C. 小体内可见巨噬细胞、嗜酸性粒细胞

     D. 主要由扁平的胸腺上皮细胞构成

     E. 能分泌抗体

27. 关于淋巴结的描述，下列哪些项正确(   )

     A. 皮质和髓质内均有淋巴窦

     B. 滤过淋巴液主要靠淋巴窦内的巨噬细胞

     C. T 细胞主要分布在副皮质区

     D. 淋巴小结位于皮质深层

     E. 副皮质区主要由 B 细胞聚集而成

28. 皮质淋巴窦内可见(   )

     A. 巨噬细胞   B. 淋巴细胞   C. 红细胞

     D. 星状内皮细胞   E. 淋巴

29. 脾白髓含有(   )

     A. 脾小体   B. 边缘区   C. 脾索

    D. 动脉周围淋巴鞘   E. 脾血窦

30. 属于红髓的结构是（　　）

    A. 脾索   B. 脾窦   C. 淋巴小结

    D. 边缘区   E. 动脉周围淋巴鞘

三、是非题

1. 单核吞噬细胞系统是指单核细胞及由此分化而来的具有吞噬功能的细胞群体。（　　）

2. 淋巴组织以网状细胞和网状纤维为支架，网眼充满大量淋巴细胞及其他免疫细胞等。（　　）

3. 淋巴结的毛细血管后微静脉位于浅层皮质，淋巴细胞由此进入淋巴结。（　　）

4. 淋巴结的胸腺依赖区是副皮质区。（　　）

5. 淋巴结皮质淋巴窦内有许多星状内皮细胞和巨噬细胞。（　　）

6. 脾的胸腺依赖区是边缘区。（　　）

7. 脾小体由大量 T 细胞构成。（　　）

8. 脾索由富含血细胞的结缔组织构成。（　　）

四、名词解释

1. 单核吞噬系统

2. 淋巴组织

3. 淋巴小结

4. 胸腺小体

5. 血胸腺屏障

6. 动脉周围淋巴鞘

五、简答题

1. 简述免疫系统的功能。

2. 简述淋巴结的形态结构。

3. 简述脾脏的形态结构。

六、论述题

1. 试述比较淋巴结和脾的结构和功能的异同点。

2. 试述在细胞免疫和体液免疫应答过程中，淋巴结和脾的结构各自发生哪些变化。

参考答案

一、填空题

1. 淋巴器官　淋巴组织　免疫细胞　免疫活性分子

2. 中枢淋巴器官　外周淋巴器官　胸腺　骨髓　淋巴结　脾　扁桃体

3. 皮质　髓质　浅层皮质　副皮质区　皮质淋巴窦　髓索　髓窦

4. 白髓　红髓　动脉周围淋巴鞘　淋巴小结　边缘区　脾索　脾血窦

二、选择题

（一）单选题

1. E。解释：T 细胞介导机体的细胞免疫。

2. D。解释：B 细胞介导机体的体液免疫。

3. B。解释：单核吞噬细胞系统主要包括单核细胞、巨噬细胞、破骨细胞、小胶质细胞、肝巨噬细胞、肺巨噬细胞和皮肤的朗格汉斯细胞等，不包含中性粒细胞。

4. C。解释：淋巴细胞再循环是指外周淋巴器官或淋巴组织中的淋巴细胞经淋巴管进入血液循环后，再通过弥散淋巴组织内的毛细血管后微静脉返回到外周淋巴器官或淋巴组织中。

5. D。解释：淋巴小结内含有大量 B 细胞及一定量的 Th 细胞、滤泡树突状细胞、巨噬细胞等。

6. E。解释：中枢淋巴器官包括胸腺和骨髓，是培育淋巴细胞的场所。

7. B。解释：外周淋巴器官包括淋巴结、脾和扁桃体等，是淋巴细胞进行免疫应答的场所。

8. D。解释：胸腺皮质的毛细血管在皮、髓质交界处汇合为毛细血管后微静脉，是初始 T 细胞进入血流离开胸腺的通道。

9. C。解释：胸腺小体散在分布于髓质内，是胸腺髓质的特征性结构。

10. A。解释：胸腺皮质内含大量的胸腺细胞和少量的胸腺上皮细胞等胸腺基质细胞；胸腺髓质内含大量胸腺上皮细胞和少量较成熟的胸腺细胞及巨噬细胞等。

11. D。解释：淋巴结内毛细血管后微静脉主要分布于副皮质区，血液流经毛细血管后微静脉时，部分淋巴细胞穿越内皮细胞进入副皮质区，再迁移到淋巴结其他部位。

12. E。解释：淋巴结的皮质淋巴窦内除了有缓慢流动的淋巴液外，还有呈星状的内皮细胞、巨噬细胞和淋巴细胞。

13. E。解释：脾血窦窦壁由一层平行排列的长杆状内皮细胞和不完整的基膜及环行网状纤维构成，形成多孔隙的栅栏状结构。

14. D。解释：脾白髓由动脉周围淋巴鞘、淋巴小结和边缘区构成，红髓由脾索和脾血窦构成。

15. A。解释：脾血窦窦壁的内皮细胞呈长杆状，单层平行排列。

16. E。解释：脾红髓由脾索和脾血窦构成，白髓由动脉周围淋巴鞘、淋巴小结和边缘区构成。

17. B。解释：脾的胸腺依赖区是动脉周围淋巴鞘，当发生细胞免疫应答时，动脉周围淋巴鞘内的 T 细胞分裂增殖，鞘增厚。

18. C。解释：淋巴结的副皮质区和脾的动脉周围淋巴鞘均由大量的 T 细胞聚集而成。

（二）多选题

19. A、B、C、D。解释：免疫细胞包括淋巴细胞、浆细胞、中性粒细胞、肥大细胞、抗原提呈细胞、单核吞噬细胞系统等，不包含成纤维细胞。

20. A、C。解释：能直接杀伤病毒感染细胞或肿瘤细胞的有 Tc 细胞和 NK 细胞。

21. A、B、C。解释：单核吞噬细胞系统主要包括单核细胞、巨噬细胞、破骨细胞、小胶质细胞、肝巨噬细胞、肺巨噬细胞和皮肤的朗格汉斯细胞等，不包含网状细胞和树突状细胞。

22. A、B、D、E。解释：肥大细胞不具有抗原提呈作用，不是抗原提呈细胞。

23. A、B、C、D。解释：形成生发中心的淋巴小结为次级淋巴小结；生发中心包括暗区、明区和小结帽。

24. C、D、E。解释：胸腺和骨髓属于中枢淋巴器官，淋巴结、脾和扁桃体是外周淋巴器官。

25. A、B。解释：皮质淋巴窦只包括被膜下窦和小梁周窦。

26. A、B、C、D。解释：胸腺小体是胸腺髓质的特征性结构，位于髓质内，主要由扁平的胸腺上皮细胞构成，其内常见巨噬细胞、嗜酸性粒细胞和淋巴细胞。抗体是由浆细胞合成与分泌的。胸腺小体的上皮细胞不分泌抗体。

27. A、B、C。解释：淋巴小结位于浅层皮质，副皮质区主要由 T 细胞聚集而成。

28. A、B、D、E。解释：皮质淋巴窦内流动的是淋巴，其中含有巨噬细胞、淋巴细胞、星状内皮细胞，没有红细胞。

29. A、D。解释：脾白髓由脾小体、动脉周围淋巴鞘和边缘区构成。

30. A、B。解释：红髓由脾索与脾窦构成。

三、是非题

正确：1、2、4、5
错误：

3. 解释：淋巴结内毛细血管后微静脉主要分布于副皮质区，血液流经毛细血管后微静脉时，部分淋巴细胞穿越内皮细胞进入副皮质区，再迁移到淋巴结其他部位。

6. 解释：脾的胸腺依赖区是动脉周围淋巴鞘，当发生细胞免疫应答时，动脉周围淋巴鞘内的 T 细胞分裂增殖，鞘增厚。

7. 解释：脾小体由大量 B 细胞构成。

8. 解释：脾索由富含血细胞的淋巴组织构成。

四、名词解释

1. 单核细胞及其分化而来的巨噬细胞均来源于骨髓干细胞，具有强大吞噬及防御机能的细胞系统，称为单核-吞噬细胞系统。

2. 淋巴组织又称免疫组织，以网状组织为支架，网眼中充满大量淋巴细胞和其他免疫细胞的组织，是免疫应答的场所。根据其细胞形态、成分、结构和功能特点，一般将淋巴组织分为弥散淋巴组织和淋巴小结。

3. 淋巴小结又称淋巴滤泡，为圆形或椭圆形小体，常位于弥散淋巴组织中，与周围组织界限清楚。根据是否形成生发中心，分为初级淋巴小结和次级淋巴小结两类。是B 细胞转化增殖的标志。

4. 胸腺小体由数层扁平的胸腺上皮细胞呈同心圆状排列而成，呈椭圆形或不规则形，散在分布于髓质内，是胸腺髓质的特征性结构。

5. 胸腺皮质的毛细血管及其周围结构具有屏障作用，称为血—胸腺屏障，由下列数层构成：①连续毛细血管的内皮细胞，其间有完整的紧密连接。②内皮周围连续的基膜。③含有巨噬细胞的血管周隙。④完整的胸腺上皮细胞基膜。⑤连续的胸腺上皮细胞及其突起。血液内一般抗原物质和某些药物不易透过此屏障，这对维持胸腺内环境的稳定及保证胸腺细胞的正常发育起着极其重要的作用。

6. 是围绕在中央动脉周围的弥散淋巴组织，由大量 T 细胞、少量巨噬细胞及交错突细胞等构成，相当于淋巴结的副皮质区，为脾的 T 细胞区。

五、简答题

1. 答：免疫系统是机体内重要的防御系统，主要有三个方面功能：①免疫防御，识别和清除侵入机体的抗原，包括病原微生物、异体细胞和异体大分子物质。②免疫监视，识别和清除体内表面抗原发生变异的细胞，包括肿瘤细胞和病毒感染的细胞等。③免疫稳定，识别和清除体内衰老死亡的细胞，维持机体内环境的稳定。

2. 答：淋巴结表面被覆薄层致密结缔组织被膜，数条输入淋巴管穿过被摸通入被摸下淋巴窦。被膜和门部的结缔组织伸入淋巴结实质形成相互连接的小梁，构成淋巴结的粗支架。淋巴结实质分为皮质和髓质两部分。皮质位于被膜下方，由浅层皮质、副皮质区及皮质淋巴窦构成。浅层皮质包括淋巴小结及淋巴小结间的弥散淋巴组织，主要由B 细胞构成；副皮质区位于皮质深层，为较大片的弥散淋巴组织，主要由 T 细胞构成，分布有毛细血管后微静脉；皮质淋巴窦包括被膜下窦和小梁周窦。被膜下窦为被膜下方包绕整个淋巴结实质的扁囊，小梁周窦为分布于小梁周围的囊腔。髓质分为髓索和髓窦，髓索是相互连结成网状的条索状淋巴组织，含有 B 细胞、浆细胞、肥大细胞和巨噬细胞等。髓窦为髓质内的淋巴窦，腔内巨噬细胞较多，故有较强的滤过作用。

3. 答：脾有被膜和实质组成。脾表面包有结缔组织被膜，被膜与门部的结缔组织伸入脾实质内形成许多分支的小梁，并相互连接构成脾的粗支架。脾实质分为白髓、红髓。白髓由动脉周围淋巴鞘、淋巴小结和边缘区构成。动脉周围淋巴鞘是围绕在中央动脉（小梁动脉的分支）周围的弥散淋巴组织，由大量 T 细胞、少量巨噬细胞及交错突细胞等构成。淋巴小结又称脾小体，主要由大量 B 细胞构成。边缘区是白髓与红髓之间的区域，含有 T 细胞、B 细胞及较多的巨噬细胞。红髓分布于被膜下、小梁周围和白髓之间的区域，由脾索和脾血窦组成。脾索由富含血细胞的淋巴组织构成，呈不规则索条状，并相连成网。脾血窦位于相邻脾索之间，形态不规则，相连成网。

六、论述题

1. 答：

（1）淋巴结和脾结构的异同点

器官 / 结构	淋巴结	脾
实质	分皮质和髓质	分白髓、红髓
淋巴小结	位浅层皮质，单层排列	位于动脉周围淋巴鞘一侧，散在
胸腺依赖区	副皮质区	动脉周围淋巴鞘
淋巴索	髓索	脾索，富含血细胞
窦	淋巴窦（内为淋巴）	血窦（内为血液）
淋巴细胞进入的通道	副皮质区毛细血管后微静脉	边缘窦

（2）淋巴结和脾功能的异同点

①相同点：淋巴结和脾都产生淋巴细胞，均为免疫应答场所。

②不同点：淋巴结过滤淋巴液，对淋巴液内的抗原产生免疫应答；而脾是血液滤过器，对血液内的抗原产生免疫应答并能造血和储血。

2. 答：在细胞免疫和体液免疫应答过程中，淋巴结结构变化：体液免疫应答时，淋巴小结增多增大，髓索内浆细胞增多；细胞免疫应答时，副皮质区明显扩大，效应性T细胞输出增多。脾脏结构变化：体液免疫应答时，淋巴小结增多增大，脾索内浆细胞增多；细胞免疫应答时，动脉周围淋巴鞘显著增厚。

（甘肃中医药大学　陈彦文）

第九章 消化系统 ▷▷▷

第一节 消化管

本节重点、难点

1. 消化管的一般结构及其特点
2. 食管壁的结构特点
3. 胃底腺的组成、结构特点及其与功能的关系
4. 小肠各段的结构特点及小肠腺的组成。皱襞、绒毛和微绒毛的概念
5. 结肠的结构特点

测试题

一、填空题

1. 消化管壁由内向外一般可分为 _____、_____、_____ 和 _____ 四层。

2. 舌乳头是舌向表面形成的乳头状突起，主要有 _____、_____ 和 _____ 三种。

3. 味蕾主要分布于 _____ 乳头和 _____ 乳头，由长梭形的 _____ 及深部的 _____ 构成。味蕾是感受器，能感受 _____ 等。

4. 牙分为 _____、_____ 和 _____ 三个部分，由 _____、_____、_____ 和 _____ 构成。

5. 分布于食管黏膜的上皮为 _____。食管的肌层上 1/3 为 _____，中 1/3 为 _____，下 1/3 为 _____。

6. 肠绒毛的表面为 _____ 上皮，固有层为 _____ 组织，内有 _____、_____ 成分。

7. 小肠腔面有许多由黏膜和黏膜下层向肠腔隆起的 _____，它与 _____ 和 _____ 一起成为扩大小肠黏膜表面积的结构。

8. 胃底腺是由 _____ 、 _____ 、 _____ 、 _____ 和 _____ 构成。盐酸是在 _____ 细胞内经 _____ 分泌的。

9. 胃黏膜被覆 _____ 上皮，细胞的顶部充满 _____ ，分泌 _____ 。

10. 胃底腺位于胃壁 _____ 层，为 _____ 状腺，腺开口于 _____ 。

11. 小肠绒毛表面为 _____ 上皮，绒毛部上皮主要由 _____ 、 _____ 和少量 _____ 组成。

12. 胃贲门及幽门固有层内分别含有 _____ 腺和 _____ 腺，这两种腺均属 _____ 性腺体。

13. 小肠上皮吸收的脂肪，主要经 _____ 输送，氨基酸及单糖类经 _____ 输送，绒毛内的 ____ 收缩，使绒毛伸缩，有利于血液和淋巴液的运行。

14. 小肠腺除 _____ 细胞、 _____ 细胞、 _____ 细胞外，还有 _____ 细胞和 _____ 细胞。

二、选择题

（一）单选题

1. 人体内最坚硬的结构是( )
   A. 牙骨质 　　　　　　B. 牙本质 　　　　　　C. 釉质
   D. 密质骨 　　　　　　E. 骨基质

2. 牙本质的构成主要是( )
   A. 牙本质小管和间质 　　　　B. 成牙本质细胞和基质
   C. 胶原原纤维和钙化的基质 　　D. 釉柱和极少量的间质
   E. 骨细胞和骨质

3. 有关味蕾的描述下列哪项是错误的( )
   A. 是位于复层扁平上皮内淡染的椭圆小体
   B. 由味细胞和基细胞组成
   C. 能感受味觉
   D. 味细胞与味觉神经末梢形成突触
   E. 基细胞为未分化细胞

4. 食管腺腺泡位于( )
   A. 黏膜 　　　　　　　B. 黏膜下层 　　　　　　C. 肌层
   D. 外膜 　　　　　　　E. 食管上下端的固有层

5. 消化管各段结构差异最大、功能最重要的部分是( )
   A. 外膜 　　　　　　　B. 肌层 　　　　　　　　C. 黏膜下层
   D. 黏膜 　　　　　　　E. 以上都是

6. 十二指肠腺开口于(　　　)
   A. 小肠腺之间 　　　　　　B. 小肠腺底部 　　　　　C. 绒毛基部
   D. 绒毛顶部 　　　　　　　E. 胆总管开口处附近

7. 胃底腺中，胞质呈强嗜酸性的细胞是(　　　)
   A. 壁细胞 　　　　　　　　B. 主细胞 　　　　　　　C. 内分泌细胞
   D. 颈黏液细胞 　　　　　　E. 以上都不是

8. 内因子是由(　　　)
   A. 内分泌细胞分泌 　　　　B. 颈黏液细胞分泌 　　　C. 主细胞分泌
   D. 壁细胞分泌 　　　　　　E. 上皮细胞分泌

9. 分泌盐酸的部位是在壁细胞的(　　　)
   A. 粗面内质网 　　　　　　B. 滑面内质网
   C. 细胞内分泌小管 　　　　D. 线粒体
   E. 微管泡系统

10. 下列哪个不是胃底腺的细胞(　　　)
    A. 主细胞 　　　　　　　　B. 壁细胞 　　　　　　　C. 颈黏液细胞
    D. 潘氏细胞 　　　　　　　E. 内分泌细胞

11. 描述壁细胞哪项是错误的(　　　)
    A. 胞质内有许多管泡状滑面内质网
    B. 胞质内有丰富的线粒体
    C. 胞质呈嗜碱性
    D. 胞质内有细胞内分泌小管
    E. 胞质内有丰富的碳酸酐酶

12. 消化管的皱襞由(　　　)
    A. 上皮和固有层向肠腔内突起形成
    B. 固有层和黏膜肌层向肠腔内突起形成
    C. 黏膜和黏膜下层向肠腔内突起形成
    D. 黏膜和肌层向肠腔内突起形成
    E. 黏膜和浆膜向肠腔内突起形成

13. 肠绒毛是(　　　)
    A. 吸收细胞的膜和质向肠腔内形成的突起
    B. 上皮和固有层向肠腔内形成的突起
    C. 黏膜和黏膜下层向肠腔内形成的突起
    D. 黏膜和肌层向肠腔内形成的突起
    E. 黏膜和浆膜向肠腔内形成的突起

14. 小肠消化吸收的重要部位是(　　　)
    A. 微绒毛表面的细胞衣 　　B. 绒毛表面的黏液层
    C. 吸收细胞的粗面内质网 　D. 吸收细胞的滑面内质网

E. 杯状细胞游离面

15. 中央乳糜管位于( )

   A. 肠绒毛的边缘   B. 肠绒毛的中央   C. 肠绒毛之间

   D. 小肠腺之间   E. 小肠腺的中央

16. 关于潘氏细胞的描述下列哪项错误( )

   A. 位于肠腺的顶部，常三五成群

   B. 是小肠腺的特征性细胞

   C. 顶部胞质充满嗜酸性颗粒

   D. 分泌溶菌酶、防御素

   E. 溶菌酶有杀菌作用

17. 杯状细胞最多的肠段是( )

   A. 十二指肠   B. 空肠   C. 回肠

   D. 结肠   E. 阑尾

18. 下列哪项不是大肠的结构特征( )

   A. 黏膜表面光滑，有半环行皱襞 B. 大肠腺内无潘氏细胞

   C. 上皮内杯状细胞很多   D. 上皮和固有层向肠腔突起形成绒毛

   E. 固有层内可见孤立淋巴小结

19. 存在于消化管固有层内的腺体有( )

   A. 食管腺、十二指肠腺   B. 贲门腺、十二指肠腺

   C. 食管腺、胃底腺、肠腺   D. 贲门腺、幽门腺、胃底腺、小肠腺

   E. 胃底腺、肠腺

20. 杯状细胞位于( )

   A. 食管、大肠的黏膜上皮   B. 食管、小肠的黏膜上皮

   C. 胃、小肠的黏膜上皮   D. 小肠和结肠的黏膜上皮

   E. 胃、空肠的黏膜上皮

21. 胃底腺主细胞分泌( )

   A. 胃蛋白酶原   B. 溶菌酶   C. 内因子

   D. 淀粉酶   E. 防御素

22. 细胞内分泌小管形成于( )

   A. 壁细胞基底面的膜向胞质内凹陷而成

   B. 壁细胞游离面的膜向胞质内凹陷而成

   C. 主细胞游离面的膜向胞质内凹陷而成

   D. 主细胞基底面的膜向胞质内凹陷而成

   E. 以上都是

23. 中央乳糜管( )

   A. 是毛细淋巴管，输送乳糜微粒

   B. 是毛细血管，与氨基酸吸收有关

    C. 是毛细血管，与脂肪吸收有关

    D. 是毛细淋巴管，与单糖吸收有关

    E. 是小淋巴管，与脂肪吸收有关

24. 有关胃底腺主细胞的描述哪项错误(　　)

    A. 多位于胃底腺的体部和底部　　B. 胞质嗜碱性　　　　　C. 细胞呈柱状

    D. 顶部胞质有许多黏原颗粒　　　E. 能分泌胃蛋白酶原

25. 小肠腺的特征性细胞是(　　)

    A. 吸收细胞　　　　　　　　B. 杯状细胞　　　　　　　C. 潘氏细胞

    D. 内分泌细胞　　　　　　　E. 干细胞

26. 消化管的肌层由骨骼肌移行为平滑肌的一段是(　　)

    A. 咽　　　　　　　　　　　B. 食管　　　　　　　　　C. 胃

    D. 小肠　　　　　　　　　　E. 大肠

27. 大肠的主要特征是(　　)

    A. 上皮含有许多杯状细胞　　B. 固有膜有许多大肠腺　　C. 无肠绒毛

    D. 外纵肌增厚形成结肠带　　E. 以上都是

28. 食管下段的黏膜上皮是(　　)

    A. 单层扁平上皮　　　　　　B. 单层柱状上皮　　　　　C. 变移上皮

    D. 未角化的复层扁平上皮　　E. 角化的复层扁平上皮

29. 食管的组织结构特点不包括(　　)

    A. 黏膜上皮为复层扁平上皮　　B. 上、下端固有层可有少许黏液性腺

    C. 黏膜下层有食管腺　　　　　D. 肌层为纵行的平滑肌

    E. 外膜为纤维膜

30. 胃黏膜的上皮细胞(　　)

    A. 主要是分泌黏液的杯状细胞　　B. 顶部胞质含大量酶原颗粒

    C. PAS 反应阴性　　　　　　　　D. 未角化的复层扁平上皮

    E. 分泌黏液的单层柱状上皮

31. 不属于胃底腺的细胞是(　　)

    A. 主细胞　　　　　　　　　B. 泌酸细胞　　　　　　　C. 杯状细胞

    D. 颈黏液细胞　　　　　　　E. 内分泌细胞

32. 分泌具有抗恶性贫血的内因子的细胞是(　　)

    A. 表面黏液细胞　　　　　　B. 颈黏液细胞　　　　　　C. 主细胞

    D. 壁细胞　　　　　　　　　E. Paneth 细胞

33. 关于潘氏细胞的描述哪一点是错误的(　　)

    A. 是小肠腺特有的细胞

    B. 位于小肠腺的基底部

    C. 细胞顶部有粗大的嗜酸性分泌颗粒

    D. 分泌颗粒含溶菌酶

E. 属于弥散神经内分泌系统

34. 环形皱襞和绒毛最发达的部位是（　　）
   A. 胃体和胃底　　　　　　B. 十二指肠和空肠头段　　C. 空肠和回肠
   D. 回肠和升结肠　　　　　E. 结肠和直肠

35. 小肠内缺乏绒毛和肠腺的部位是（　　）
   A. 环形皱襞　　　　　　　B. 十二指肠头段
   C. 空肠和回肠交界处　　　D. 孤立淋巴小结处
   E. 集合淋巴小结处

36. 小肠上皮表面的纹状缘在电镜下是（　　）
   A. 细胞衣　　　　　　　　B. 纤毛　　　　　　　　C. 微绒毛
   D. 浓缩的细胞质　　　　　E. 细胞膜表面蛋白质

（二）多选题

38. 正常状态下消化管腔面可衬有（　　）
   A. 内皮　　　　　　　　　B. 单层柱状上皮　　　　C. 复层柱状上皮
   D. 复层扁平上皮　　　　　E. 变移上皮

39. 由平滑肌组成的结构是（　　）
   A. 食管上括约肌　　　　　B. 食管下括约肌　　　　C. 幽门括约肌
   D. 肛门内括约肌　　　　　E. 肛门外括约肌

40. 关于小肠的结构特征是（　　）
   A. 表面有大量绒毛　　　　B. 有环行皱襞
   C. 固有层内有肠腺　　　　D. 黏膜层及黏膜下层有淋巴组织
   E. 固有层内有明显的神经丛

41. 黏膜下层含有腺的器官是（　　）
   A. 食管　　　　　　　　　B. 胃　　　　　　　　　C. 十二指肠
   D. 空肠和回肠　　　　　　E. 气管

42. 胃的肌层结构特点有（　　）
   A. 内环外纵的2层平滑肌　　B. 内斜中环外纵的3层平滑肌
   C. 肌层之间有肌间神经丛　　D. 纵行肌在贲门部形成贲门括约肌
   E. 环形肌在幽门部形成幽门括约肌

43. 胃底腺主细胞的结构和功能特点是（　　）
   A. 腺的底部最多，细胞呈柱状　B. 核位于基部，胞质嗜酸性
   C. 细胞顶部充满分泌颗粒　　D. 粗面内质网丰富，高尔基复合体发达
   E. 合成和分泌胃蛋白酶原

44. 小肠绒毛固有层中含有（　　）
   A. 丰富的有孔毛细血管网　　B. 丰富的小肠腺
   C. 丰富的淋巴细胞和浆细胞　D. 散在的平滑肌纤维

E. 散在的神经丛

45. 小肠黏膜上皮的细胞组成有(　　)
    A. 吸收细胞　　　　　　　　B. 杯状细胞　　　　　　　　C. Paneth 细胞
    D. 内分泌细胞　　　　　　　E. 微皱褶细胞

46. 扩大小肠吸收面积的结构有(　　)
    A. 环形皱襞　　　　　　　　B. 小肠绒毛
    C. 吸收细胞游离面的微绒毛　D. 细胞衣
    E. 小肠腺

47. 与脂肪吸收和转运相关的结构有(　　)
    A. 细胞衣　　　　　　　　　B. 滑面内质网　　　　　　　C. 高尔基复合体
    D. 有孔毛细血管　　　　　　E. 中央乳糜管

48. 与消化管的免疫功能有关的是(　　)
    A. 潘氏细胞　　　　　　　　B. 浆细胞　　　　　　　　　C. 杯形细胞
    D. 集合淋巴小结　　　　　　E. 孤立淋巴小结

49. 壁细胞的结构特征是(　　)
    A. 胞质嗜酸性　　　　　　　B. 有发达的小管泡系　　　　C. 丰富的线粒体
    D. 有丰富的溶酶体　　　　　E. 细胞内分泌小管

50. 关于结肠的描述，正确的是(　　)
    A. 无肠绒毛　　　　　　　　B. 无杯状细胞
    C. 有较多的大肠腺　　　　　D. 肌层为内环外纵两层
    E. 外膜层为纤维膜

51. 分泌黏液的细胞有(　　)
    A. 杯状细胞　　　　　　　　B. 潘氏细胞
    C. 胃表面上皮细胞　　　　　D. 幽门腺细胞
    E. 未分化细胞

52. 外膜为浆膜的是(　　)
    A. 胃　　　　　　　　　　　B. 食管　　　　　　　　　　C. 十二指肠后壁
    D. 阑尾　　　　　　　　　　E. 空肠

三、是非题

1. 消化管壁黏膜的上皮除口腔与肛门外，其余的胃肠部位均为单层柱状上皮。(　　)
2. 舌背部黏膜向表面形成许多乳头状突起，称舌乳头。(　　)
3. 食管的黏膜肌层为内环行、外纵行的平滑肌束。(　　)
4. 胃黏膜表面遍布不规则的小孔称胃小凹，其底部与胃腺通连。(　　)
5. 壁细胞具有典型的蛋白质分泌细胞的结构特点。(　　)
6. 小肠黏膜表面有许多细小的肠绒毛，由上皮和固有层向肠腔突起而成。(　　)
7. 电镜下小肠吸收细胞游离面有大量密集而规则排列的微绒毛构成光镜下的纹状

缘。（　　）

8. 潘氏细胞是肠腺的特征性细胞。（　　）

9. 肠绒毛的中央有 1~2 条纵行较粗的毛细淋巴管，称中央淋巴管。（　　）

10. 结肠的环行肌呈节段性增厚而形成结肠袋，纵行肌也呈局部增厚而形成三条纵行带状的结肠带。（　　）

11. 固有层内有极其丰富的淋巴组织是阑尾组织结构的显著特点。（　　）

12. 肛管黏膜上皮在齿状线处由单层柱状上皮骤然变为单层扁平上皮。（　　）

13. 消化管壁内富含淋巴组织，对细菌等有害抗原物质具有重要的防御作用。（　　）

14. 消化管的皱襞是由黏膜与黏膜下层共同向管腔内突起形成。（　　）

四、名词解释

1. 味蕾
2. 牙本质
3. 胃黏膜上皮
4. 主细胞
5. 壁细胞
6. 吸收细胞
7. 潘氏细胞
8. 微皱褶细胞
9. 小肠腺

五、简答题

1. 简述消化管壁一般结构。
2. 简述肠绒毛的形态结构和功能。
3. 简述胃黏膜有哪些结构及功能。

六、论述题

1. 请分析比较食管、胃、小肠组织结构的异同点。
2. 请叙述扩大小肠消化吸收面积的组织结构及特点。
3. 张老师常在饭后出现上腹部胀满，打嗝、反酸、疼痛并伴有贫血等症状，经胃镜检查诊断，张老师患有萎缩性胃炎，且胃黏膜变薄。

（1）请阐述胃黏膜的微观结构和功能。

（2）请从组织学角度分析可能病变的胃黏膜中哪个结构受到影响。

（3）分析病人出现恶性贫血现象的原因。

参考答案

一、填空题

1. 黏膜　黏膜下层　肌层　外膜
2. 丝状乳头　菌状乳头　轮廓乳头
3. 轮廓　菌状　味细胞　基细胞　酸、甜、苦、咸
4. 牙冠　牙根　牙颈　牙本质　釉质　牙骨质　牙髓
5. 未角化的复层扁平上皮　骨骼肌　骨骼肌和平滑肌混合　平滑肌
6. 单层柱状　结缔　中央乳糜管　有孔毛细血管　平滑肌纤维
7. 环行皱襞　小肠绒毛　微绒毛
8. 壁细胞　主细胞　颈黏液细胞　未分化细胞　内分泌细胞　壁　分泌小管
9. 单层柱状　黏原颗粒　黏液
10. 固有　单管状或分支管　胃小凹
11. 单层柱状　吸收细胞　杯状细胞　内分泌细胞
12. 贲门　幽门　黏液
13. 中央乳糜管　有孔毛细血管　平滑肌纤维
14. 吸收　杯状　干　潘氏　内分泌

二、选择题

（一）单选题

1. C。解释：牙釉质是人体内最坚硬的组织。
2. A。解释：牙本质小管和间质构成牙本质。
3. A。解释：味蕾主要位于菌状乳头和轮廓乳头。
4. B。解释：食管腺腺泡位于黏膜下层。
5. D。解释：消化管各段结构差异最大、功能最重要的结构是黏膜层。
6. B。解释：十二指肠的黏膜下层内有大量的十二指肠腺，为黏液性腺，腺开口于小肠腺底部，分泌碱性黏液。
7. A。解释：胃底腺是胃内最重要的腺体，其中胞质呈强嗜酸性的细胞是壁细胞，分泌盐酸和内因子。
8. D。解释：壁细胞分泌盐酸和内因子。
9. C。解释：壁细胞合成盐酸的部位是在细胞内分泌小管。
10. D。解释：胃底腺是胃内最重要的腺体，潘氏细胞是小肠腺的特征性细胞，不是胃底腺细胞。
11. C。解释：壁细胞的胞质呈强嗜酸性。
12. C。解释：消化管的皱襞是由黏膜和黏膜下层向肠腔内突起形成。

13. B。解释：上皮和固有层向肠腔内突起形成肠绒毛，可增加小肠吸收面积。

14. A。解释：微绒毛表面的细胞衣是小肠消化吸收的重要部位。

15. B。解释：肠绒毛的中央有中央乳糜管，其主要功能运送乳糜颗粒。

16. A。解释：潘氏细胞是小肠腺的特征性细胞，常三五成群位于肠腺的底部，分泌溶菌酶、防御素，有免疫杀菌作用。

17. D。解释：杯状细胞最多的肠段是结肠。

18. D。解释：大肠表面光滑，无肠绒毛结构。

19. D。解释：存在于消化管固有层内的腺体有贲门腺、幽门腺、胃底腺、小肠腺。

20. D。解释：小肠和结肠的黏膜上皮有杯状细胞，分泌黏液，胃的黏膜是单层柱状上皮。

21. A。解释：胃底腺主细胞分泌胃蛋白酶原，具有典型的蛋白质细胞分泌的特点。

22. B。解释：壁细胞游离面的膜向胞质内凹陷而成内分泌小管，与盐酸分泌合成有关。

23. A。解释：中央乳糜管是毛细淋巴管，输送乳糜微粒。

24. D。解释：有关胃底腺主细胞的描述：顶部胞质有许多黏原颗粒是错误的。胃底腺主细胞分泌胃蛋白酶原，具有典型的蛋白质细胞分泌的特点。

25. C。解释：潘氏细胞是小肠腺的特征性细胞，有免疫杀菌作用。

26. B。解释：食管的肌层结构：上 1/3 骨骼肌，中 1/3 是骨骼肌和平滑肌，下 1/3 是平滑肌。

27. E。解释：大肠的主要特征是上皮含有许多杯状细胞；固有层有许多大肠腺；黏膜表面光滑无肠绒毛；外纵肌呈局部增厚形成三条结肠带。

28. D。解释：食管下段的黏膜上皮是未角化的复层扁平上皮。

29. D。解释：食管的组织结构特点包括：上皮为复层扁平上皮；上、下端固有层可有少许黏液性腺；黏膜下层有食管腺；有内环外纵的肌层；外膜为纤维膜。

30. E。解释：胃黏膜的上皮细胞是分泌黏液的单层柱状上皮，食管下段的黏膜上皮是未角化的复层扁平上皮，与胃之间在贲门部骤然改变。

31. C。解释：不属于胃底腺的细胞是杯状细胞，它是小肠黏膜上皮柱状细胞间夹杂的可分泌黏液的细胞。

32. D。解释：壁细胞分泌盐酸，还分泌具有抗恶性贫血的内因子。

33. E。解释：潘氏细胞属于小肠腺的特征性细胞，位于小肠腺的基底部，细胞顶部有粗大的嗜酸性分泌颗粒，不属于弥散神经内分泌系统。

34. B。解释：环形皱襞从距幽门 5 cm 处开始出现，在十二指肠末段和空肠头段及其发达，向下逐渐减少、变矮，至回肠中段以下基本消失。

35. E。环形皱襞在十二指肠末段和空肠头段及其发达，向下逐渐减少、变矮，至回肠中段以下基本消失。因此，回肠末端绒毛和肠腺不发达。在十二指肠和空肠多为孤立淋巴小结，在回肠（尤其是下段）多为集合淋巴小结。

36. C。解释：电镜下的微绒毛即是光镜下小肠上皮表面的纹状缘。

（二）多选题

38. B、D。解释：正常状态下消化管腔面黏膜上皮分别是：食道是复层扁平上皮，胃是单层柱状上皮，肠是单层柱状上皮加有杯状细胞。

39. B、C、D。解释：食管下括约肌，幽门括约肌，肛门内括约肌是由平滑肌组成的结构。

40. A、B、C、D。解释：关于小肠的结构包括：表面有大量由上皮和固有层向腔内凸起的肠绒毛，有环行皱襞，固有层内有肠腺，黏膜层及黏膜下层有淋巴组织。

41. A、C、E。解释：食管腺、十二指肠腺及气管腺均位于黏膜下层的结缔组织之间。

42. B、C、E。解释：胃的肌层由内斜中环外纵的 3 层平滑肌形成，肌层之间有肌间神经丛，环形肌在幽门部形成幽门括约肌。

43. A、C、D、E。解释：胃底腺是胃内最重要的腺体，呈管状，由主细胞、壁细胞、颈黏液细胞、胃内分泌细胞、未分化细胞组成，胃底腺主细胞主要分布在腺体的底部最多，细胞呈柱状，细胞顶部充满分泌颗粒，具有典型的蛋白质细胞分泌的特点，粗面内质网丰富，高尔基复合体发达，合成和分泌胃蛋白酶原。

44. A、C、D、E。解释：小肠绒毛固有层中含有丰富的有孔毛细血管网、淋巴细胞和浆细胞、散在的平滑肌纤维和散在的神经丛。

45. A、B、C、D。解释：小肠黏膜上皮的细胞组成有：吸收细胞、杯状细胞、Paneth 细胞、内分泌细胞。

46. A、B、C。解释：扩大小肠吸收面积的结构有：黏膜下层及其以上的结构向肠腔内突起形成的肠皱襞，上皮和固有层突起形成的肠绒毛，以及吸收细胞游离面伸出的指状突起微绒毛。这些结构最大限度地扩大了小肠的吸收面积。

47. B、E。解释：与脂肪吸收和转运相关的结构有：滑面内质网、中央乳糜管。

48. A、B、D、E。解释：与消化管的免疫功能有关的是：浆细胞、潘氏细胞、集合淋巴小结及分布在肠壁上的孤立淋巴小结。

49. A、B、C、E。解释：胃底腺是胃内最重要的腺体，呈管状，由主细胞、壁细胞、颈黏液细胞、胃内分泌细胞、未分化细胞组成，壁细胞胞质嗜酸性，有发达的小管泡系和丰富的线粒体以及细胞内分泌小管。

50. A、C、D。解释：结肠无肠绒毛，并且有较多的大肠腺，肌层为内环外纵分布的两层平滑肌。

51. A、C、D。解释：消化器官分泌黏液的细胞有分布在肠上皮之间的杯状细胞、胃表面的上皮细胞及幽门腺细胞。

52. A、D、E。解释：外膜为浆膜结构的消化器官包括：胃、阑尾、空肠，其余为纤维膜。

三、是非题

正确：2、4、6、7、10、11、13、14

错误：

1. 解释：消化管壁黏膜的上皮除口腔、食道与肛门外，其余的胃肠部位均为单层柱状上皮。

3. 解释：食管的黏膜肌层为纵行的平滑肌束。

5. 解释：壁细胞又称泌酸细胞，胞质中有迂曲分支的细胞内分泌小管，主要功能是合成盐酸。

8. 解释：潘氏细胞是小肠腺的特征性细胞，主要具有免疫和防御的功能。

9. 解释：肠绒毛的中央有 1~2 条纵行较粗的毛细淋巴管，称中央乳糜管。

12. 解释：肛管黏膜上皮在齿状线处由单层柱状上皮骤然变复层扁平上皮。

四、名词解释

1. 味蕾是味觉感受器，主要分布于菌状乳头、轮廓乳头，少数散在于软腭、会厌、咽部。味蕾为卵圆形小体，顶部有味孔，内部有大量长梭形的味细胞簇集成团。上皮味细胞游离面都有微绒毛伸入味孔，基底面与神经末梢形成突触。基细胞可分化为味细胞。味蕾能感受酸、甜、苦、咸等。

2. 牙本质包绕牙髓腔构成牙的主体，主要由牙本质小管和间质构成。牙本质小管从牙髓腔面向周围放射行走，逐渐变细且有分支吻合。牙本质小管之间为间质，由胶原纤维与钙化的基质构成，无机成分占 80%，较坚硬。牙本质的内表面有一层排列整齐的成牙本质细胞产生有机成分。牙本质对冷、酸和机械刺激极其敏感。

3. 胃黏膜上皮为单层柱状上皮，除少量内分泌细胞外主要由表面黏液细胞组成。表面黏液细胞核椭圆形，位于细胞基部，顶部胞质充满黏原颗粒。HE 染色，顶端黏原颗粒不易保存而使其染色淡呈透明。此细胞分泌黏液，覆盖在上皮表面，有重要的保护作用。表面黏液细胞更新快，约 3 天更新一次。

4. 主细胞又称胃酶细胞，主要分布于胃底腺的体和底部。细胞呈柱状，核圆，位于基部，基底胞质呈强嗜碱性，顶部充满酶原颗粒，但在普通固定染色的标本上，颗粒多溶解消失而呈泡沫状。电镜下核周有大量粗面内质网与发达的高尔基体，顶部有许多圆形酶原颗粒。主细胞分泌胃蛋白酶原。

5. 壁细胞又称泌酸细胞，多位于胃底腺的颈和体部。细胞较大，圆或圆锥形。核圆而深染居中，可有双核。胞质呈强嗜酸性。电镜下细胞质内有迂曲分支的细胞内分泌小管，与细胞顶面的胞膜相连，并都有微绒毛。小管周围有微管泡系统。壁细胞分泌盐酸，能激活胃蛋白酶原，使之成为胃蛋白酶，初步分解蛋白质。

6. 吸收细胞呈高柱状，核椭圆，居基底部。电镜下细胞游离面有密集排列的微绒毛构成光镜下可见的纹状缘。微绒毛表面有一层细胞衣，是消化吸收的重要部位。吸收细胞的胞质内有丰富的滑面内质网，内含多种酶类，可将细胞吸收的甘油一酯与脂肪酸合成甘油三酯。相邻吸收细胞的顶部有完善的紧密连接，可阻止肠腔内物质由细胞间隙进入组织，保证了选择性吸收的正常进行。吸收细胞也参与分泌型免疫球蛋白 A 的释放过程。

7. 潘氏细胞位于小肠腺的基部，是特征性细胞，常三五成群。细胞较大呈锥形，顶部胞质内充满了粗大的嗜酸性分泌颗粒，具有蛋白质分泌细胞的结构特点。分泌防御素、溶菌酶，对肠道微生物起杀灭作用。

8. 微皱褶细胞分布于肠集合淋巴小结处的黏膜上皮内。该细胞光镜下难以分辨，电镜下细胞游离面有一些微皱褶与短小的微绒毛，胞质内有丰富的囊泡，细胞基底面的质膜内陷形成一较大的穹隆状凹陷，可包含有多个淋巴细胞及少量巨噬细胞。该细胞能摄取肠腔内的抗原物质并传递给其包含的淋巴细胞，后者最终产生免疫球蛋白 A。

9. 小肠腺位于小肠黏膜的固有层内，除吸收细胞、杯状细胞、内分泌细胞外，还有潘氏细胞和干细胞。固有层内有丰富的淋巴细胞、浆细胞、巨噬细胞、嗜酸性粒细胞和肥大细胞。吸收细胞和杯状细胞的形态结构与黏膜上皮中的相似。潘氏细胞是小肠腺的特征性细胞。干细胞位于小肠腺的下半部，细胞较小呈柱状。该细胞能不断增殖、分化，并向上迁移，补充肠绒毛顶端脱落的吸收细胞和杯状细胞，也可分化为潘氏细胞和内分泌细胞。

五、简答题

1. 答：消化管壁除口腔、咽外，自内向外均分为四层。

（1）黏膜：由上皮、固有层和黏膜肌层组成。上皮在口腔、食管与肛门为复层扁平上皮，具有保护功能；胃肠为单层柱状上皮，以分泌、消化和吸收功能为主。固有层为结缔组织，富含血管、淋巴管及淋巴组织，在胃、肠等处还富有小消化腺神经和散在的平滑肌纤维。黏膜肌层为薄层平滑肌。其收缩可改变黏膜的形态，有利于营养物质的吸收和腺体分泌。

（2）黏膜下层：为疏松结缔组织，含有较大的血管、淋巴管和黏膜下神经丛（调节黏膜肌层的运动和腺体分泌）。在食管及十二指肠的黏膜下层内分别有食管腺和十二指肠腺。食管、胃、肠等处黏膜和黏膜下层突向管腔形成皱襞。

（3）肌层：除口腔、咽、食管上段和肛门处为骨骼肌外，其余大部分均为平滑肌，一般分内环外纵两层。其间有肌间神经丛，结构与黏膜下神经丛相似，调节肌层的运动。

（4）外膜：可分为纤维膜和浆膜。纤维膜由薄层结缔组织构成，分布于咽、食管和直肠。浆膜由薄层结缔组织于间皮共同构成，见于胃、小肠大部和大肠浆膜表面光滑，有利于胃肠活动。

2. 答：肠绒毛是小肠特有结构，是小肠黏膜的上皮和固有层向肠腔的突起形成。肠绒毛表面被覆单层柱状上皮，由吸收细胞和杯状细胞及少量内分泌细胞组成。吸收细胞最多，呈高柱状，核椭圆形，位于基部，细胞游离面在光镜下可见纹状缘。杯状细胞散在分布于吸收细胞之间，呈高脚酒杯状，顶部膨大，常因其内的黏原颗粒溶解而呈空泡状，杯状细胞分泌黏液起润滑和保护作用。从十二指肠至回肠末段，杯状细胞逐渐增多肠绒毛中轴为细密结缔组织，中央有 1~2 条中央乳糜管，起始为盲端，腔大，内皮间隙宽，外无基膜，通透性大，运送吸收细胞吸收释放的乳糜微粒。中央乳糜管的周围有丰富的有孔毛细血管，运送吸收细胞吸收的氨基酸、单糖等水溶性物质。在中轴结缔组织内还有少量散在的平滑肌纤维，其收缩使肠绒毛产生运动和变短，有利于淋巴和血液的运行。肠绒毛有扩大小肠表面积的作用，有利于物质的消化、吸收与运送。

3. 答：胃黏膜由上皮、固有层和黏膜肌层构成。黏膜表面有许多浅沟，将黏膜分成许多胃小区，黏膜表面还遍布不规则的小孔即胃小凹，每个胃小凹底部与胃底腺通连。①上皮：为单层柱状，主要由表面黏液细胞组成，无杯状细胞。②固有层：含有紧密排列的大量胃腺。胃腺根据其所在部位与结构的不同，分为胃底腺、贲门腺和幽门腺。胃腺及胃小凹之间有少量结缔组织，以网状纤维为主，除成纤维细胞外，还有较多淋巴细胞及一些浆细胞、肥大细胞与嗜酸性粒细胞等。此外，尚有丰富的毛细血管及散在的平滑肌纤维。③黏膜肌层：由内环行与外纵行两薄层平滑肌组成。胃黏膜表面具有自我保护机制，即黏液-碳酸氢盐屏障，使胃黏膜不受破坏。

六、论述题

1. 答：消化管各段因执行的功能不同，在结构上各有其特点，但大体相似。

消化管壁的结构共性：消化管一般均可分为四层，从内向外依次为黏膜、黏膜下层、肌层和外膜。

（1）黏膜：是消化管各段结构差异最大和功能最重要的部分，黏膜由上皮、固有层和黏膜肌层三层组成。上皮在消化管的最内层，消化管两端（口腔、咽、食管及肛门）为复层扁平上皮，胃、肠为单层柱状上皮。固有层为结缔组织，富含血管、淋巴管及淋巴组织。黏膜肌层由薄层平滑肌组成。

（2）黏膜下层：主要是疏松结缔组织，内含较大的血管、淋巴管、黏膜下神经丛。

（3）肌层：除消化管两端（口腔、咽、食管上段及肛门）为骨骼肌外，其余大部均为平滑肌，一般分为内环行肌和外纵行肌两层，其间有肌间神经丛，可调节肌层的运动。

（4）外膜：可分为纤维膜和浆膜。纤维膜由薄层结缔组织构成，见于咽、食管和直肠。浆膜由薄层结缔组织与间皮共同构成，见于胃、小肠大部分与大肠，其表面光滑，利于胃肠活动。

各段消化管结构主要的特异性如下。

①食管的上皮是复层扁平上皮，其黏膜下层有分泌黏液的食管腺，外膜是纤维膜。

②胃的固有层含大量的胃底腺，其肌层为内斜、中环、外纵三层。

③小肠的黏膜层向肠腔突起，形成肠绒毛，其吸收细胞表面具有密集的微绒毛，以扩大表面积。在十二指肠的黏膜下层有十二指肠腺，回肠的固有膜有集合淋巴小结。

④大肠无肠绒毛，上皮含有丰富的杯形细胞，固有层含有大量的大肠腺。其外纵肌局部增厚形成结肠带。

2. 答：扩大小肠消化吸收面积的结构主要有3个：环形皱襞、肠绒毛、微绒毛。

（1）环形皱襞：肉眼即可见，由小肠黏膜和部分黏膜下层共同向肠腔隆起形成，以十二指肠末段和空肠头段最发达，向下逐渐减少，至回肠中段以下基本消失。

（2）肠绒毛：黏膜表面有许多细小的肠绒毛，光镜下可见，由上皮和固有层共同向肠腔突起形成，形状不一，绒毛中轴的结缔组织内有1~2条纵行毛细淋巴管，称中央乳糜管。

（3）微绒毛：光镜下所见的纹状缘，是上皮吸收细胞游离面细胞膜和细胞质伸出的微细指状突起，电镜下清晰可见，微绒毛的胞质中有许多纵行的微丝，微丝为肌动蛋白，其收缩可使微绒毛收缩变短。微绒毛使细胞的表面积显著增大，有利于细胞的吸收功能。

综上，3个结构最大限度地增加了小肠的吸收面积。

3. 答：从病人症状表现可以判断，由于萎缩性胃炎使胃黏膜变薄。

（1）胃黏膜由上皮、固有层和黏膜肌层构成。黏膜表面有许多浅沟，将黏膜分成许多胃小区，黏膜表面还遍布不规则的小孔即胃小凹，每个胃小凹底部与胃底腺通连。①上皮：为单层柱状，主要由表面黏液细胞组成，无杯状细胞。②固有层：含有紧密排列的大量胃腺。胃腺根据其所在部位与结构的不同，分为胃底腺、贲门腺和幽门腺。胃腺之间及胃小凹之间有少量结缔组织，纤维成分以网状纤维为主，除成纤维细胞外，还有较多的淋巴细胞及一些浆细胞、肥大细胞与嗜酸粒细胞等。此外，尚有丰富的毛细血管以及由黏膜肌伸入的散在的平滑肌纤维。③黏膜肌层：由内环行与外纵行两薄层平滑肌组成。胃黏膜表面具有自我保护机制，即黏液-碳酸氢盐屏障，使胃黏膜不受破坏。

（2）该疾病对胃黏膜固有层的胃腺影响较显著，尤其是胃底腺。胃底腺又称泌酸腺，分布于胃底和胃体部的固有层，是胃黏膜中数量最多的腺体，开口于胃小凹底部，呈分支管状，由主细胞、壁细胞、颈黏液细胞、干细胞和内分泌细胞组成。其中主细胞分泌胃蛋白酶原，在盐酸作用下形成胃蛋白酶，对蛋白质进行初步消化。壁细胞分泌盐酸，盐酸有杀菌和激活胃蛋白酶原的作用，还可分泌内因子，内因子促进维生素 B_{12} 的吸收。

（3）内因子这种糖蛋白在胃腔内与食物中的维生素 B_{12} 结合成复合物，使维生素 B_{12} 在肠道内不被酶分解，并能促进回肠吸收维生素 B_{12} 供红细胞生成所需。在萎缩性胃炎，由于壁细胞减少，内因子缺乏，维生素 B_{12} 吸收障碍，可出现恶性贫血。

（天津中医药大学　汪涛）

第二节　消化腺

本节重点、难点

1. 腮腺、舌下腺、下颌下腺的结构特点

2. 胰腺外分泌部、内分泌部的结构和功能

3. 肝小叶的组成、结构及功能

4. 门管区的结构

5. 肝血循环特点及与肝功能的关系

测试题

一、填空题

1. 唾液腺的腺泡分为_____、_____和_____三种类型。腮腺为_____腺，只含_____腺泡；舌下腺为以_____为主的混合性腺；下颌下腺为以_____为主的混合性腺。

2. 胰腺外分泌部由_____和_____组成，其腺泡与其他浆液性腺在结构上的主要区别是具有_____；胰腺内分泌部又称_____，其内含有_____、_____、_____和_____细胞，其中分泌胰岛素的是_____细胞。

3. 肝门管区结缔组织内含有_____、_____和_____三种伴行的管道，它们分别是_____、_____在肝内的分支和_____在肝内的属支。

4. 肝小叶是肝脏_____的基本单位，由_____、_____、_____、_____和_____构成。

5. 肝血窦位于_____之间，血液从肝小叶_____流向_____，汇入_____。

6. 窦周隙又称为_____间隙，位于_____和_____之间，内含_____细胞，该细胞有_____的功能，病理条件下可产生_____，参与肝的纤维化。

二、选择题

（一）单选题

1. 消化腺不包括（　　）
   A. 肝　　　　　　　　　　B. 脾　　　　　　　　　　C. 胰腺
   D. 唾液腺　　　　　　　　E. 食管腺

2. 唾液腺的分泌物不包括（　　）
   A. 水分　　　　　　　　　B. 淀粉酶　　　　　　　　C. 溶菌酶
   D. 蛋白酶　　　　　　　　E. 黏液

3. 下列唾液腺结构中具有分泌功能的是（　　）
   A. 闰管　　　　　　　　　B. 纹状管　　　　　　　　C. 小叶间导管
   D. 总导管　　　　　　　　E. 肌上皮细胞

4. 属于纯浆液性腺的是（　　）
   A. 腮腺　　　　　　　　　B. 胰腺　　　　　　　　　C. 下颌下腺
   D. 舌下腺　　　　　　　　E. 食管腺

5. 结构包括明显的内分泌部和外分泌部的器官是（　　）
   A. 腮腺　　　　　　　　　B. 胰腺　　　　　　　　　C. 肝
   D. 脾　　　　　　　　　　E. 卵巢

6. 泡心细胞错误的是( )
   A. 位于胰腺外分泌部腺泡腔内
   B. 是浆液性腺泡区别于其他外分泌腺的特征性结构
   C. 是由闰管起始段的上皮细胞伸入腺泡腔内形成
   D. 胞质染色淡，核卵圆或圆形
   E. 为较小的扁平或立方形细胞

7. 胰岛素由下面哪一细胞分泌( )
   A. A 细胞   B. B 细胞   C. C 细胞
   D. D 细胞   E. PP 细胞

8. 肝小叶的构成不包括( )
   A. 肝索   B. 小叶间静脉   C. 中央静脉
   D. 窦周间隙   E. 胆小管

9. 构成肝小叶中轴的是( )
   A. 小叶间动脉   B. 小叶间静脉   C. 小叶间胆管
   D. 中央静脉   E. 小叶下静脉

10. 关于肝板错误的是( )
    A. 由肝细胞构成
    B. 肝板和肝索是不同的结构
    C. 相邻的肝板互相分支吻合
    D. 围绕中央静脉呈放射状排列的凹凸不平的板状结构
    E. 肝板之间的不规则腔隙为肝血窦

11. 肝细胞功能活跃时细胞内能见到的嗜碱性团块是( )
    A. 线粒体   B. 粗面内质网、游离核糖体
    C. 滑面内质网   D. 高尔基氏体   E. 溶酶体

12. 肝血窦的内皮是( )
    A. 有孔，没有基膜   B. 连续的，基膜缺如
    C. 杆状的，基膜缺如   D. 有大量吞饮小泡，没有基膜
    E. 杆状内皮，基膜完整

13. 体内最大的巨噬细胞群体是( )
    A. 破骨细胞   B. 库普弗细胞   C. 小胶质细胞
    D. 朗格汉斯细胞   E. 尘细胞

14. 窦周间隙中充满了( )
    A. 血液   B. 血浆   C. 淋巴液
    D. 乳糜微粒   E. 胆汁

15. 胆小管的壁是( )
    A. 单层扁平上皮   B. 单层立方上皮   C. 可以分为三层
    D. 肝细胞膜   E. 连续性内皮

16. 门管区没有下面哪一结构（　　）

    A. 小叶间胆管　　　　　　　　B. 小叶间静脉　　　　　　　C. 小叶间动脉

    D. 小叶下静脉　　　　　　　　E. 结缔组织

17. 小叶间静脉，正确的是（　　）

    A. 是肝门静脉的分支，血流方向是小叶间动脉→肝血窦→小叶间静脉

    B. 是肝静脉的属支，小叶间动脉→肝血窦→小叶间静脉

    C. 是肝门静脉的属支，血流方向是小叶间动脉→肝血窦→小叶间静脉

    D. 是肝门静脉的分支，血流方向是小叶间动脉、静脉→肝血窦→中央静脉

    E. 是肝静脉的分支，血流方向是小叶间动脉、静脉→肝血窦→中央静脉

（二）多选题

18. 属于混合性腺的腺体是（　　）

    A. 腮腺　　　　　　　　　　　B. 下颌下腺　　　　　　　　C. 舌下腺

    D. 十二指肠腺　　　　　　　　E. 胰腺

19. 胰腺外分泌部的特征是（　　）

    A. 腺泡为浆液性腺泡　　　　　B. 腺泡腔内有泡心细胞

    C. 腺泡细胞无肌上皮细胞　　　D. 闰管长　　　　　　　　　E. 无分泌管

20. 胰腺外分泌部可分泌（　　）

    A. 胰淀粉酶　　　　　　　　　B. 胰脂肪酶　　　　　　　　C. 胰蛋白酶原

    D. 胰岛素　　　　　　　　　　E. 胰高血糖素

21. 泡心细胞的特点是（　　）

    A. 位于腺泡腔内　　　　　　　B. 扁平或立方形　　　　　　C. 胞质染色浅

    D. 分泌胰岛素　　　　　　　　E. 分泌胰蛋白酶

22. 胰岛 A 细胞（　　）

    A. 主要位于胰岛周边　　　　　B. 分泌胰高血糖素

    C. 是胰岛内数量最多的细胞　　D. 功能低下时可引起血糖升高

    E. HE 染色容易区分

23. 胰岛 B 细胞（　　）

    A. 主要位于胰岛中央　　　　　B. 分泌胰高血糖素

    C. 是胰岛内数量最多的细胞　　D. 功能低下时可引起血糖升高

    E. HE 染色容易区分

24. 肝门管区内含有（　　）

    A. 小叶间动脉　　　　　　　　B. 小叶间静脉　　　　　　　C. 小叶间胆管

    D. 小叶下静脉　　　　　　　　E. 中央静脉

25. 组成肝小叶的结构有（　　）

    A. 中央静脉　　　　　　　　　B. 肝板　　　　　　　　　　C. 肝血窦

    D. 胆小管　　　　　　　　　　E. 窦周隙

26. 有关肝细胞的描述正确的是( )
    A. 细胞多面体形
    B. 核大而圆、居中，多倍体细胞多，有较多的双核细胞
    C. 胞质嗜酸性，含散在的嗜碱性物质
    D. 各种细胞器丰富而发达
    E. 具有潜在的再生能力

27. 肝细胞的功能面有( )
    A. 血窦面   B. 肝板面   C. 胆小管面
    D. 门管区面   E. 肝细胞连接面

28. 肝窦周隙内含有( )
    A. 胶原纤维   B. 神经纤维   C. 血浆
    D. 肝巨噬细胞   E. 贮脂细胞

29. 肝血窦的血液来自( )
    A. 小叶下静脉   B. 小叶间静脉   C. 小叶间动脉
    D. 中央静脉   E. 小叶间胆管

30. 关于肝巨噬细胞哪些正确( )
    A. 位于肝血窦内
    B. 贮存维生素 A
    C. 清除细菌、异物及衰老和损伤的血细胞
    D. 参与调节机体免疫应答
    E. 突起可穿过内皮窗孔和细胞间隙伸入窦周隙

31. 肝细胞内滑面内质网与哪些功能有关( )
    A. 胆汁合成   B. 脂类代谢   C. 糖代谢
    D. 激素代谢   E. 白蛋白合成

32. 下列管道的腔面分布被覆单层扁平上皮的是( )
    A. 中央静脉   B. 肝血窦   C. 小叶间胆管
    D. 胆小管   E. 小叶间动脉

33. 肝细胞在哪些功能面具有微绒毛( )
    A. 肝细胞面   B. 肝血窦面   C. 胆小管面
    D. 都没有   E. 都有

三、是非题

1. 胆小管的管壁由单层扁平上皮组成。( )
2. 肝巨噬细胞来自血液单核细胞，胞质内含有大量溶酶体、吞噬体等。( )
3. 肝细胞呈多面体，胞质呈嗜酸性，含有散在嗜碱性团块，核大而圆，核仁 1~2 个。( )
4. 贮脂细胞位于肝血窦内。( )

5. 下颌下腺为纯浆液性腺。（　　）

6. 腮腺和胰腺外分泌部结构类似，为纯浆液腺，腺泡中央可见泡心细胞。（　　）

7. 胰腺内分泌部含有多种内分泌细胞，所以可以分泌多种消化酶。（　　）

8. 胰岛 B 细胞分泌胰高血糖素，A 细胞分泌胰岛素。（　　）

9. 胰腺 PP 细胞分泌的胰多肽可抑制胃肠运动、胰液分泌及胆囊收缩作用。（　　）

10. 肝细胞内粗面内质网发达，成群分布，可合成多种重要的血浆蛋白。（　　）

11. 肝血窦内为混合血。（　　）

12. 肝小叶中央的血供最好。（　　）

13. 肝小叶内胆汁由小叶中央流向周边，血液由小叶周边流向中央。（　　）

四、名词解释

1. 胰岛
2. 窦周隙
3. 胆小管
4. 肝血窦
5. 肝巨噬细胞
6. 肝小叶
7. 门管区
8. 泡心细胞

五、简答题

1. 简述胰腺外分泌部的结构和功能。
2. 简述肝小叶的概念及其结构特点。
3. 简述肝内血液循环途径。
4. 简述肝内胆汁的排出通路。

六、论述题

试述肝细胞的形态结构及其相关功能。

参考答案

一、填空题

1. 浆液性腺泡　黏液性腺泡　混合性腺泡　纯浆液性　浆液性　黏液性腺泡　浆液性腺泡

2. 腺泡　导管　泡心细胞　胰岛　A 细胞　B 细胞　D 细胞　PP　B

3. 小叶间动脉　小叶间静脉　小叶间胆管　肝动脉　肝门静脉　肝管

4. 结构和功能　中央静脉　肝索　肝血窦　胆小管　窦周间隙

5. 肝板　周边　中央　中央静脉

6. Disse　肝血窦壁　肝板　贮脂　摄取和贮存维生素 A　胶原纤维

二、选择题

（一）单选题

1. B。解释：脾脏属于免疫器官。

2. D。解释：唾液的主要成分为水（约占 99%）和黏液，病含有溶菌酶、唾液淀粉酶及分泌性免疫球蛋白 A（sIgA）。

3. B。解释：纹状管又称分泌管，能从分泌物中主动吸收 Na^+ 入血，而将 K^+ 排入管腔，并可通过重吸收或排出水来调节唾液中的电解质含量和唾液量。

4. A。解释：胰腺只有外分泌部才是纯浆液腺泡，食道腺是黏液腺，下颌下腺和舌下腺是混合性腺。

5. B。解释：胰腺是一个同时具有内外分泌功能并可清楚分为两个部分结构的器官。

6. B。解释：泡心细胞是胰腺外分泌部浆液性腺泡的特征性结构。

7. B。解释：胰岛分泌胰岛素的细胞是 B 细胞。

8. B。解释：小叶间静脉位于门管区。

9. D。解释：小叶下静脉单独行走，其他三个管道位于门管区。

10. B。解释：切面为肝索，立体为肝板。

11. B。解释：细胞器中只有粗面内质网、游离核糖体才具有嗜碱性。

12. A。解释：肝血窦的内皮是有孔的，没有基膜，只有网状纤维。

13. B。解释：肝脏的巨噬细胞是体内最大的巨噬细胞群体。

14. B。解释：窦周间隙充满了来自肝血窦的血浆。

15. D。解释：胆小管由相邻肝细胞膜凹陷而成。

16. D。解释：小叶下静脉单独行走。

17. D。解释：小叶间静脉是肝门静脉的分支，肝具有营养性和功能性两套血供。肝固有动脉是其营养性血管，肝门静脉是其功能性血管。二者均从肝门入肝，分别分支形成小叶间动脉和小叶间静脉。血流方向是小叶间动脉、静脉→肝血窦→中央静脉→小叶下静脉→肝静脉。

（二）多选题

18. B、C。解释：腮腺、胰腺外分泌部为纯浆液性腺，十二指肠腺为黏液性腺。

19. A、B、C、D、E。

20. A、B、C。解释：胰岛素、胰高血糖素由胰岛细胞分泌。

21. A、B、C。解释：泡心细胞分泌水和碳酸氢盐等多种电解质。

22. A、B。解释：A 细胞分泌胰高血糖素，使血糖升高，其功能低下时可引起血糖下降，胰岛中数目最多的是 B 细胞，四种细胞 HE 染色不易区分。

23. A、C、D。解释：B 细胞分泌胰岛素，使血糖下降，其功能低下时胰岛素分泌减少从而引起血糖升高。

24. A、B、C。解释：肝门管区内有小叶间动脉、小叶间静脉、小叶间胆管三种管道伴行。

25. A、B、C、D、E。

26. A、B、C、D、E。

27. A、C、E。解释：肝细胞的功能面有血窦面、胆小管面、肝细胞连接面。

28. C、E。解释：窦周隙位于肝血窦内皮细胞与肝细胞之间，其内有贮脂细胞。肝血窦内的血液经内皮细胞窗孔及内皮细胞之间的间隙进入窦周隙。

29. B、C。解释：肝血窦的血液来自小叶间静脉、小叶间动脉，分别提供营养物和氧。

30. A、C、D、E。解释：贮存维生素 A 的是贮脂细胞。

31. A、B、C、D。解释：滑面内质网有多种酶系，能进行各种有机物的连续合成、分解、结合、转化反应。白蛋白在粗面内质网内合成。

32. A、B、E。解释：小叶间胆管的管壁为单层立方上皮，胆小管的管壁为肝细胞膜，其他为血管，均覆盖内皮。

33. A、B、C。解释：肝细胞在肝血窦面和胆小管面有微绒毛分别凸向窦周间隙和胆小管，肝细胞相邻面则有细胞间连接。

三、是非题

正确：2、3、9、10、11、13

错误：

1. 解释：胆小管的管壁由肝细胞膜构成。

4. 解释：贮脂细胞位于窦周隙内，肝巨噬细胞位于肝血窦内。

5. 解释：下颌下腺是以浆液性腺泡为主的混合腺。

6. 解释：腮腺及胰腺外分泌部均为浆液腺，但腮腺腺泡内无泡心细胞。

7. 解释：消化酶由胰腺外分泌部腺泡细胞分泌，内分泌部细胞分泌胰岛素等激素。

8. 解释：胰岛 A 细胞分泌胰高血糖素，B 细胞分泌胰岛素。

12. 解释：肝小叶的血液由小叶间静脉和动脉经肝血窦由小叶周边流向小叶中央的中央静脉，所以中央血供较差。

四、名词解释

1. 胰腺的内分泌部称为胰岛，为呈岛屿状分布于胰腺外分泌部之间染色浅淡的细胞团。团索状的细胞间分布有丰富的有孔毛细血管。人胰岛细胞主要有 A、B、D、PP 四种细胞构成，分别分泌胰高血糖素、胰岛素、生长抑素、胰多肽。

2. 又称 Disse 间隙，为肝血窦壁与肝板之间的狭小间隙，其充满血浆，肝细胞血窦面有大量微绒毛浸泡在血浆中，可进行充分而高效的物质交换。窦周隙内有贮脂细胞，能摄取并贮存维生素 A，还具有合成胶原和基质的能力。

3. 胆小管是相邻肝细胞的胆小管面的质膜局部凹陷围成的微细管道，在肝板内相互连接成网。肝细胞在胆小管面形成许多微绒毛，突入胆小管腔，肝细胞分泌的胆汁由此释放进入胆小管并排出。

4. 肝血窦即肝脏的毛细血管，位于肝板之间的陷窝内，腔大而不规则，相互吻合成网，是肝小叶内血液流动的通道。小叶间动脉和小叶间静脉血液从肝小叶周边输入肝血窦，血窦内的血流汇入中央静脉。肝血窦壁由内皮细胞围成，窦腔内有肝巨噬细胞。

5. 肝巨噬细胞又称库普弗细胞，位于肝血窦内，由血液内单核细胞分化而来，具有变形运动和活跃的吞噬能力，在清除从门静脉进入肝的病原微生物、异物，清除衰老血细胞、监视肿瘤及调节机体免疫应答等方面发挥重要作用。

6. 肝小叶是肝脏结构和功能的基本单位，由中央静脉、肝板、肝血窦、胆小管、窦周间隙等结构组成。具有合成分泌胆汁、合成血浆蛋白，参与糖、脂类、药物、激素等物质的代谢及防御、造血等功能。

7. 是相邻肝小叶之间呈三角形、椭圆形或不规则形的结缔组织小区，每个肝小叶周围有 3~4 个门管区。其中有小叶间动脉、小叶间静脉和小叶间胆管三种管道伴行，又称汇管区。

8. 胰腺外分泌部腺泡腔面可见数个较小的扁平或立方形细胞，称泡心细胞，是胰腺腺泡区别于其他浆液性腺的特征性结构。泡心细胞的胞质染色淡，核卵圆或圆形，由闰管起始段的上皮细胞伸入腺泡腔内形成。

五、简答题

1. 答：胰腺外分泌部为浆液性复管泡状腺，由腺泡和导管构成，外分泌部分泌胰液。胰液为由腺泡分泌的多种消化酶（原）和导管分泌的含碳酸氢盐的电解质、水分等共同构成的水样液体。

（1）腺泡：由一层锥体形的腺泡细胞构成，外有基膜，无肌上皮细胞。腺泡细胞核圆形，位于细胞基部。基部胞质嗜碱性，顶部胞质中有酶原颗粒，HE 染色呈嗜酸性。电镜下腺泡细胞见丰富的粗面内质网、游离核糖体和发达的高尔基体。酶原颗粒聚集在细胞顶部，内含多种消化酶。腺泡腔内有泡心细胞，它们是伸入腺泡腔内的闰管上皮细胞。腺泡细胞分泌多种消化酶，如胰蛋白酶原、胰糜蛋白酶原、胰淀粉酶、胰脂肪酶等。

（2）导管：闰管较长，与腺泡相连，管腔小，无纹状管，闰管直接汇合成小叶内导管。小叶内导管在小叶间汇合成小叶间导管，最后汇集成一条主导管，贯穿胰腺全长，在胰头部与胆总管汇合，开口于十二指肠乳头。从小叶内导管至主导管，管腔逐渐增大，上皮由单层立方渐变为单层柱状，主导管为单层高柱状上皮，上皮内可见杯状细胞。导管上皮细胞（包括泡心细胞）可分泌大量的水和碳酸氢盐等多种电解质。

2. 答：肝小叶是肝脏结构和功能的基本单位，呈多角棱柱体，长约 2mm，宽约 1mm。肝小叶中央有一条贯通其长轴的中央静脉，肝细胞以其为中心、呈放射状排列成凹凸不平的板状结构，称肝板，其断面呈条索状称肝索；相邻肝板分支吻合形成迷路状。肝板之间的不规则腔隙为肝血窦，经肝板上的孔相互间沟通连接成网状。相邻肝细胞邻接面的胞膜局部凹陷，围成胆小管，穿行于肝板内并相互连接成网。

3. 答：肝具有营养性和功能性两套血供，肝固有动脉是其营养性血管，肝门静脉是其功能性血管。二者从肝门入肝，分别分支形成小叶间动脉和小叶间静脉，其内血液均流入肝血窦，并经肝血窦从小叶周边汇入中央静脉，中央静脉再汇入小叶下静脉，小叶下静脉汇集成肝静脉出肝汇入下腔静脉。

4. 答：肝细胞分泌胆汁排入胆小管，胆汁沿胆小管从肝小叶中央向周边运送，进入肝闰管出小叶，注入小叶间胆管，小叶间胆管向肝门方向汇集，至肝门汇入左、右肝管出肝。

六、论述题

答：肝脏具有复杂的功能，肝细胞是肝的主要细胞，肝脏的生化功能都由肝细胞来完成，肝细胞内有多种细胞器，并含有糖原、脂滴及色素等多种内含物，导致肝细胞体积较大，具体细胞器为：①线粒体多，为细胞的功能活动不断提供能量。②粗面内质网丰富，合成白蛋白、纤维蛋白原、凝血酶原、脂蛋白等血浆蛋白，经肝细胞的血窦面释放入血。③滑面内质网丰富，有多种酶系，可进行各种有机物的连续合成、分解、结合、转化反应，包括胆汁合成、脂类代谢、糖代谢、激素代谢，以及从肠道吸收的大量的有机异物的生物转化等。④高尔基体发达，主要分布在胆小管周围和核附近，参与肝细胞的胆汁合成，蛋白质加工、贮存及溶酶体的形成。⑤溶酶体数量多，消化水解细胞内的代谢物质和退化的细胞器，以维持肝细胞结构的自我更新，并参与肝细胞的物质转运和贮存。⑥过氧化物酶将细胞代谢中产生的过氧化氢还原为水，有解毒作用。

肝细胞胞质嗜酸性，功能活跃时可见弥散分布的嗜碱性颗粒（粗面内质网和游离核糖体形成），糖原、脂滴消失呈小空隙状。肝细胞核大，双核较多，核内常染色质丰富，染色浅，核仁明显，同时有较多多倍体核，与肝长期活跃的功能活动和强大的潜在性再生能力有关。

肝细胞呈多面体形，可区分为相邻肝细胞的连接面、胆小管面和肝血窦面三种功能面。胆小管面和肝血窦面有发达的微绒毛使表面积增大，有利于细胞与血液的物质交换和胆汁的分泌。肝细胞间有桥粒和缝隙连接，可防止胆汁溢入血液。

（陕西中医药大学　范妤）

第十章　呼吸系统 ▷▷▷

本章重点、难点

1. 气管及主支气管的结构

2. 肺导气部和呼吸部的组成和结构特点

3. 肺泡的结构：Ⅰ型肺泡细胞和Ⅱ型肺泡细胞的结构与功能

4. 气血屏障、肺泡隔、肺巨噬细胞的结构及功能

5. 肺血液循环特点

测试题

一、填空题

1. 呼吸系统由 _____ 、 _____ 、 _____ 、 _____ 、 _____ 和 _____ 组成。从 _____ 至 _____ 为导气部，是气体进出的通道；从 _____ 至 _____ 为呼吸部，是气体交换的部位。

2. 呼吸系统最主要的功能是 _____ 。

3. 鼻黏膜分为 _____ 、 _____ 和 _____ 。

4. 嗅上皮为 _____ ，由 _____ 、 _____ 和 _____ 组成。

5. 气管壁由内向外依次分为 _____ 、 _____ 和 _____ 三层。

6. 气管的上皮为 _____ ，由 _____ 、 _____ 、 _____ 、 _____ 和 _____ 组成。

7. 终末细支气管的管壁结构特点是上皮为 _____ ，无 _____ ，无 _____ ，无 _____ ，有 _____ 。

8. 肺叶支气管以下的导气部依次称为 _____ 、 _____ 、 _____ 和 _____ 。

9. 肺泡上的 _____ 起侧支通气作用；肺泡隔内的纤维中以 _____ 纤维最丰富。

10. 肺泡壁薄，由 _____ 和 _____ 构成，相邻肺泡之间的结缔组织称 _____ 。

11. 气-血屏障由 _____ 、 _____ 、 _____ 和 _____ 构成。

12. 肺的结构单位是 _____ ，每叶肺约有 _____ 个。

13. 肺有两组血液循环管道，一组是完成气体交换的_____和_____，另一组是营养肺和支气管并运走其代谢产物的_____和_____。

二、选择题

（一）单选题

1. Ⅱ型肺泡细胞在电镜下的主要结构特点是（　　）
   A. 表面微绒毛多　　　　　　　　B. 胞质内含板层小体
   C. 线粒体相当丰富　　　　　　　D. 粗面内质网发达
   E. 溶酶体多

2. 与呼吸性细支气管结构比较，肺泡管的主要特征为（　　）
   A. 平滑肌薄　　　　　　　　　　B. 管腔较大
   C. 管壁结构少、呈结节状膨大　　D. 覆以单层立方或单层扁平上皮
   E. 存在少量的软骨组织

3. 关于肺泡的结构特征哪项错误（　　）
   A. 为半球形有开口的囊泡
   B. 肺泡上皮由Ⅰ型肺泡细胞和Ⅱ型肺泡细胞构成
   C. 相邻肺泡之间的组织称肺泡隔
   D. 肺泡隔中有平滑肌和毛细血管网
   E. 相邻肺泡之间经肺泡孔相通

4. 关于Ⅰ型肺泡细胞的描述哪项错误（　　）
   A. Ⅰ型肺泡细胞较Ⅱ型肺泡细胞少
   B. 细胞宽大而扁薄
   C. 细胞器相当丰富
   D. 吞饮小泡较多
   E. 细胞表面较光滑

5. 气管管壁的三层结构，由内向外分别是（　　）
   A. 黏膜、肌层和外膜　　　　　　B. 上皮、固有层和黏膜肌
   C. 黏膜、黏膜下层和外膜　　　　D. 黏膜上皮、黏膜肌层和外膜
   E. 黏膜、固有层和外膜

6. 肺内支气管各级分支中，管壁内有明显环行平滑肌的是（　　）
   A. 段支气管和小支气管　　　　　B. 小支气管和细支气管
   C. 细支气管和终末细支气管　　　D. 终末细支气管和呼吸性细支气管
   E. 段支气管和细支气管

7. 肺内分泌表面活性物质的细胞是（　　）
   A. Ⅰ型肺泡细胞　　　　　B. Ⅱ型肺泡细胞　　　　　C. 肺泡巨噬细胞
   D. 杯状细胞　　　　　　　E. 小颗粒细胞

8. 关于肺巨噬细胞的叙述哪项错误(　　)

    A. 见于肺泡隔和肺泡腔内

    B. 来源于淋巴细胞

    C. 吞噬尘粒后可称为尘细胞

    D. 为净化肺的重要细胞

    E. 来源于单核细胞

9. 肺小叶由何结构的各级分支和肺泡组成(　　)

    A. 叶支气管　　　　　　　B. 段支气管　　　　　　　C. 细支气管

    D. 终末细支气管　　　　　E. 呼吸性细支气管

10. 平衡肺泡间气体流量的结构是(　　)

    A. 肺泡孔　　　　　　　　B. 小支气管　　　　　　　C. 肺泡管

    D. 气血屏障　　　　　　　E. 肺泡囊

11. 肺泡的结构特点错误的是(　　)

    A. 为半球状有开口的囊泡

    B. 由 I 型肺泡细胞构成

    C. 相邻肺泡间有结缔组织

    D. 肺泡隔中有丰富的弹性纤维

    E. 相邻肺泡间有孔相通

(二)多选题

12. 肺的导气部包括(　　)

    A. 小支气管　　　　　　　B. 细支气管　　　　　　　C. 终末细支气管

    D. 呼吸性细支气管　　　　E. 以上都是

13. 呼吸道的黏液性分泌物来自(　　)

    A. 混合腺　　　　　　　　B. 克拉拉细胞　　　　　　C. 杯状细胞

    D. 小颗粒细胞　　　　　　E. 肥大细胞

14. 肺泡囊的结构特征包括(　　)

    A. 为多个肺泡的共同开口处　　B. 囊壁为肺泡

    C. 管壁已无平滑肌　　　　　　D. 肺泡隔末端结节状膨大明显

    E. 以上都是

15. 与气体交换功能密切相关的血管是(　　)

    A. 肺动脉　　　　　　　　B. 肺静脉　　　　　　　　C. 支气管动脉

    D. 支气管静脉　　　　　　E. 肺泡隔毛细血管

16. 关于肺泡隔的描述哪些错误(　　)

    A. 为相邻肺泡间的薄层结缔组织

    B. 与肺气体交换作用无直接关系

    C. 有内分泌功能,可调节肺泡直径

    D. 含丰富的弹性纤维及少量胶原纤维、网状纤维

    E. 含巨噬细胞、浆细胞、肥大细胞和成纤维细胞等

17. 从叶支气管至小支气管，管壁结构变化规律是(　　　)

    A. 上皮内杯状细胞渐增多　　　　B. 纤毛消失　　　　C. 腺体逐渐减少

    D. 软骨片逐渐减少　　　　E. 环行平滑肌渐明显

18. 支气管哮喘时，环行平滑肌发生痉挛性收缩的管道主要是(　　　)

    A. 段支气管　　　　　　B. 小支气管　　　　C. 细支气管

    D. 终末细支气管　　　　E. 呼吸性细支气管

19. 终末细支气管的结构特点是(　　　)

    A. 上皮为单层柱状，有少量纤毛细胞

    B. 有完整的环行平滑肌

    C. 黏膜皱襞明显

    D. 有少量腺体和软骨

    E. 上皮内有少量杯状细胞

20. I 型肺泡细胞(　　　)

    A. 宽大而扁平　　　　　　B. 有孔

    C. 相邻细胞间无连接结构　　D. 基底面无基膜

    E. 参与组成气血屏障

21. 新生儿呼吸窘迫综合征的原因是(　　　)

    A. II 型肺泡细胞发育不良，功能障碍

    B. I 型肺泡细胞发育不良，功能障碍

    C. 气道堵塞

    D. 表面活性物质合成和分泌障碍

    E. 肺泡表面张力增大，肺泡不能扩张

三、是非题

1. I 型肺泡细胞具有分裂增殖能力，可分裂增殖并分化为 II 型肺泡细胞。(　　　)

2. 老年人肺气肿是由于肺泡隔内的胶原纤维退化，肺泡隔支持作用减弱所致的。(　　　)

3. 气管和支气管严重病变者，假复层纤毛柱状上皮可转化为复层扁平上皮，称此为上皮化生。(　　　)

4. I 型肺泡细胞宽大扁薄，含有板层小体，可分泌表面活性物质。(　　　)

5. 终末细支气管管壁因有肺泡开口，故可进行气体交换。(　　　)

6. 肺泡隔内的毛细血管为血窦，利于气体交换。(　　　)

7. 从肺导气部至呼吸部的管壁结构变化中，上皮的纤毛消失在先，杯状细胞消失在后。(　　　)

8. I 型肺泡细胞数量较 II 型肺泡细胞多，故前者覆盖肺泡表面大约 95% 的面

积。（　　）

9. 新生儿呼吸窘迫综合征是由于肺表面活性物质产生不足或缺如，以致肺泡表面张力增大，肺泡扩张困难所致。（　　）

10. 肺巨噬细胞来源于淋巴细胞，具有活跃的吞噬功能，起着主要的防御作用。（　　）

11. 肺泡隔由相邻肺泡上皮及其间的结缔组织共同组成。（　　）

12. Ⅱ型肺泡细胞宽大扁薄，覆盖肺泡的大部分表面，是进行气体交换的部位。（　　）

四、名词解释

1. 肺小叶
2. 肺泡隔
3. blood-air barrier
4. Ⅱ型肺泡细胞

五、简答题

1. 简述气管管壁的组织结构。
2. 简述肺泡的结构及其与气体交换的关系。
3. 简述肺的导气部管壁结构变化的规律。

六、论述题

1. 结合呼吸系统主要器官的结构特点，论述人体如何对吸入的空气进行净化。

2. 女性患者，22 岁，自诉 6 岁时在进食鱼虾后突然发生呼吸困难，喉中哮鸣有声，不能平卧，经治疗缓解。后常因饮食不当或受凉而发作，不能自行缓解。5 天前因不慎吸入花粉出现呼吸困难，喉中哮鸣有声，呼吸急促，时有咳嗽，痰稀薄色白，咳吐不利。无恶心呕吐，无腹痛腹泻，无胸痛咯血，在家口服药物治疗后症状无明显缓解，为求进一步诊治来医院就诊。自发病以来精神稍差，饮食、睡眠欠佳，面色晦滞带青，口渴喜热饮。

查体：T 36.5℃，P 90 次/分，R 32 次/分，BP 120/80mmHg。神清，自主体位，无发绀，有鼻翼扇动，双肺呼吸音粗，可闻及大量哮鸣音，三凹征阳性。血常规：嗜酸性粒细胞比例为 7%。最大呼气流量（PEF）变异率为 23%。

问：请结合肺的组织结构，解释本次患者支气管哮喘发生的原因。

参考答案

一、填空题

1. 鼻　咽　喉　气管　主支气管　肺　鼻　肺内的终末细支气管　肺内的呼吸性细支气管　肺泡

2. 进行气体交换

3. 前庭部　呼吸部　嗅部

4. 假复层柱状上皮　嗅细胞　支持细胞　基细胞

5. 黏膜　黏膜下层　外膜

6. 假复层柱状纤毛上皮　纤毛细胞　杯状细胞　基细胞　刷细胞　小颗粒细胞

7. 单层柱状上皮　杯状细胞　混合腺体　软骨片　完整的环形平滑肌层

8. 段支气管　小支气管　细支气管　终末细支气管

9. 肺泡孔　弹性

10. 单层肺泡上皮　基膜　肺泡隔

11. 肺泡表面活性物质　Ⅰ型肺泡细胞与基膜　薄层结缔组织　毛细血管基膜与内皮

12. 肺小叶　50~80

13. 肺动脉　肺静脉　支气管动脉　支气管静脉

二、选择题

（一）单选题

1. B。解释：板层小体是Ⅱ型肺泡细胞的特征性结构。

2. C。解释：呼吸性细支气管结构以管壁为主；肺泡管结构以肺泡开口为主，残存管壁呈结节状膨大。

3. D。解释：肺泡隔内含丰富的毛细血管网、大量弹性纤维及肺巨噬细胞，无平滑肌。

4. C。解释：Ⅰ型肺泡细胞吞饮小泡较多，但细胞器不发达。

5. C。解释：与消化管比较，气管管壁无肌层；与泌尿管道、生殖管道比较，气管管壁中层为黏膜下层而非肌层。

6. C。解释：细支气管和终末细支气管有明显环行平滑肌，在自主神经支配下舒缩，调节进入肺小叶的气流量，故又称小气道平滑肌，支气管哮喘时收缩明显。

7. B。解释：板层小体是Ⅱ型肺泡细胞的特征性结构，内含肺泡表面活性物质。

8. B。解释：肺巨噬细胞属单核吞噬细胞系统，来源于单核细胞而非淋巴细胞。

9. C。解释：每一条细支气管连同它的各级分支及其肺泡组成一个尖朝向肺门、底朝向肺表面的锥体形肺小叶。

10. A。解释：肺泡孔为相邻肺泡间的气体通道，故可平衡肺泡间气体流量。

11. B。解释：肺泡上皮由Ⅰ、Ⅱ型两种肺泡细胞构成。

（二）多选题

12. A、B、C。解释：呼吸性细支气管属呼吸部，而不是导气部。

13. A、C。解释：呼吸道的腺体是混合腺，其中的黏液性腺细胞分泌黏液；杯状细胞是单细胞腺，亦分泌黏液。

14. A、B、C。解释：肺泡囊相邻肺泡之间已无平滑肌，故无结节状膨大。

15. A、B、E。解释：肺循环是功能性血液循环，运输气体到肺泡隔毛细血管处进行气体交换；支气管循环则是营养血管，主要功能是营养管壁。

16. B、C。解释：肺泡隔内含丰富的毛细血管网、大量弹性纤维及肺巨噬细胞，与肺呼吸、气体交换和防御功能密切相关，而无内分泌功能和调节肺泡直径的能力。

17. C、D、E。解释：从叶支气管至小支气管，杯状细胞、腺体、软骨片均逐渐减少，而环行平滑肌则相对增加。

18. C、D。解释：细支气管和终末细支气管的环行平滑肌在支气管哮喘时发生痉挛性收缩，导致气道狭窄，出现缺氧症状。

19. A、B、C。解释：终末细支气管管壁内杯状细胞、腺体和软骨片均已消失。

20. A、E。解释：Ⅰ型肺泡细胞较Ⅱ型肺泡细胞数量少，但其宽大而扁平，覆盖肺泡表面积达95%，参与气体交换。

21. A、D、E。解释：新生儿呼吸窘迫综合征又称透明膜病，可因Ⅱ型肺泡细胞发育不良，表面活性物质合成和分泌障碍，导致肺泡表面张力增大，肺泡不能扩张，出现呼吸困难等症状。

三、是非题

正确：3、9。

错误：

1. 解释：Ⅰ型肺泡细胞无分裂增殖能力，损伤后由Ⅱ型肺泡细胞分裂增殖进行修复。

2. 解释：肺气肿是因肺泡隔内弹性纤维退化所致。

4. 解释：Ⅱ型肺泡上皮细胞含有板层小体。

5. 解释：终末细支气管属导气部，管壁上无肺泡开口。

6. 解释：肺泡隔内的毛细血管为连续毛细血管，而不是有孔型。

7. 解释：肺导气部至呼吸部的管壁结构变化中，上皮的纤毛和杯状细胞的变化无先后之分。

8. 解释：Ⅰ型肺泡细胞较Ⅱ型肺泡细胞数量少，但其宽大而扁平，覆盖肺泡表面积达95%。

10. 解释：肺巨噬细胞属单核吞噬细胞系统，来源于单核细胞。

11. 解释：肺泡隔是指相邻肺泡上皮之间的结缔组织，不包括肺泡上皮。

12. 解释：Ⅰ型肺泡细胞为扁平形，覆盖肺泡的大部分表面，是进行气体交换的部位。

四、名词解释

1. 每一细支气管连同其各级分支及末端的肺泡组成一个肺小叶，呈锥体形，尖向肺门，底向肺表面，为肺的结构单位。每叶肺有 50~80 个肺小叶。

2. 相邻肺泡之间的薄层结缔组织称肺泡隔，内含丰富的毛细血管网、大量弹性纤维及肺巨噬细胞。毛细血管网与肺泡壁Ⅰ型肺泡细胞相贴，构成气血屏障，弹性纤维起到回缩肺泡的作用。肺巨噬细胞分布广泛，具有活跃的吞噬功能，可吞噬进入肺泡的尘埃和细菌。

3. blood-air barrier 为肺泡内气体与血液内气体进行气体交换所经过的结构，主要由肺泡表面活性物质层、Ⅰ型肺泡细胞与基膜、薄层结缔组织、毛细血管基膜与内皮组成。

4. Ⅱ型肺泡细胞是肺泡上皮的一种，散在于Ⅰ型肺泡细胞之间。细胞呈立方形或圆形，核圆，胞质着色浅，呈泡沫状。胞质内含有同心圆或平行排列的板层结构，称板层小体，可合成并释放肺泡表面活性物质，可降低肺泡表面张力，稳定肺泡直径。

五、简答题

1. 答：气管管壁分为黏膜、黏膜下层和外膜。①黏膜：上皮为假复层纤毛柱状上皮，纤毛可定向摆动，柱细胞间夹有杯状细胞，分泌黏液，黏着灰尘，固有层中有大量弹性纤维，无黏膜肌层。②黏膜下层：疏松结缔组织，有大量气管腺（混合腺），其分泌物可润滑气管。③外膜：由 C 形透明软骨环与纤维连接成气管支架，缺口上有横向平滑肌，可调节管腔与气体流量。

2. 答：肺泡为半球形小囊，开口于呼吸性细支气管、肺泡管或肺泡囊，是肺进行气体交换的场所。肺泡壁由肺泡上皮及基膜构成，相邻肺泡间由薄层结缔组织形成的肺泡隔，内含毛细血管、弹性纤维及肺巨噬细胞等。相邻肺泡间经肺泡孔相连通。①肺泡上皮：由两种细胞组成，Ⅰ型肺泡细胞胞体宽大扁薄，覆盖的肺泡表面积约95%，主要参与形成气-血屏障；Ⅱ型肺泡上皮分泌肺泡表面活性物质，降低肺泡表面张力，稳定肺泡直径。②肺泡隔：含丰富的毛细血管，有利于气体交换；含大量的弹性纤维，使肺泡具有弹性，在肺泡回缩时起重要作用；含肺巨噬细胞，有重要的免疫防御作用。③肺泡孔：是相邻肺泡间的通道，一个肺泡壁可有一个或数个肺泡孔，可均衡肺泡间的气体压力，当某个终末细支气管阻塞时，肺泡孔起侧支通气作用。④气-血屏障：为肺泡内气体与血液内气体进行气体交换所经过的结构，主要由肺泡表面活性物质层、Ⅰ型肺泡细胞与基膜、薄层结缔组织、毛细血管基膜与内皮组成，是气体交换的场所。

3. 答：肺的导气部包括叶支气管、段支气管小支气管、细支气管和终末细支气管，随管道的不断分支，管腔渐细，管壁结构变化的规律如下：①上皮细胞由假复层纤毛柱状逐渐变成单层柱状。②杯状细胞逐渐减少至完全消失。③腺体逐渐减少至全部消失。④软骨组织呈不规则片状并逐渐减少至消失。⑤平滑肌细胞由分散排列逐渐增多，到终末细支气管时平滑肌形成了完整的环行平滑肌层。

六、论述题

1. 答：呼吸系统的主要功能是进行气体交换，人体从外界吸入的空气中不可避免地混有尘埃、细菌、病毒等，人体如何实现对空气的净化呢？这与呼吸系统各个器官的组织结构密切相关，以下结合呼吸系统主要器官的结构特点，论述人体如何实现对吸入空气的净化作用。①人的鼻前庭部富含鼻毛，可阻挡住空气中直径较大的尘埃等异物，实现对吸入空气的第一道净化作用。②气管、主支气管、叶支气管、小支气管、细支气管管壁中的杯状细胞及混合腺分泌的黏液可以黏附住尘埃、细菌、病毒等，同时上述器官中的平滑肌的收缩加上纤毛的定向摆动可将黏液运送至咽喉部，并经咳嗽反射排出体外。③对于霾，因其直径较小，上述结构并不能起到有效的清除作用，可长驱直入至肺泡，肺巨噬细胞可以吞噬霾颗粒，少量肺巨噬细胞经咳痰排出体外，部分转移至肺门淋巴结，还有部分重新游走回肺泡隔。通过上述各种途径，人体可以实现对吸入空气的净化作用。

2. 答：肺实质包括导气部和呼吸部。导气部由叶支气管、段支气管、小支气管、细支气管和终末细支气管组成。导气部终末段管壁平滑肌逐渐增多，开始出现环形平滑肌束，至终末细支气管出现完整的环行平滑肌层，通过舒张和收缩对进出肺小叶的气体流量进行调节。患者为过敏性体质，曾有多次哮喘发作病史。本次发病是因为患者吸入过敏原（花粉），使得体内肥大细胞活化，发生脱颗粒反应，从而释放组胺、白三烯等物质。组胺引起毛细血管扩张、腺体分泌物增多等症状。而白三烯则作用于细支气管和终末细支气管的平滑肌，导致其持续收缩或痉挛，进入肺小叶的气体流量锐减，患者出现呼吸困难、呼吸急促等症状，气体与管壁摩擦力增加而出现哮鸣音。

（贵州中医药大学　刘霞）

第十一章 泌尿系统 ▷▷▷▷

本章重点、难点

1. 泌尿小管的组成
2. 肾单位的组成、结构及功能
3. 球旁复合体的组成、结构及功能
4. 肾单位的组成、结构及功能
5. 肾间质的组成、结构及功能
6. 排尿管道的组成、结构及功能

测试题

一、填空题

1. 泌尿小管是由单层上皮构成的管道，包括_____和_____两部分。

2. 肾小囊外层为_____上皮，又称肾小囊壁层；构成肾小囊脏层的细胞称_____；脏层与壁层间的腔隙称_____，与_____管腔相通。

3. 根据肾小体在皮质的位置，肾单位可分为_____和_____两种。

4. 肾小管分为_____、_____和_____三部分。

5. 近曲小管上皮细胞呈_____，胞体较大，细胞界限_____，胞核圆形靠近基底部，胞质_____，细胞游离面有明显的_____。

6. 远端小管上皮细胞呈_____，细胞界限_____，胞质_____，核位于近管腔面，细胞基部纵纹明显，无刷状缘。

7. 集合小管可分为_____、_____和_____三段。

8. 球旁复合体包括_____、_____和_____。

9. 当血液流经血管球毛细血管时，血浆中的部分成分经_____、_____和_____滤入肾小囊腔，所经过的这三层结构称为滤过膜或滤过屏障。

10. 髓襻由_____、_____和_____组成。

二、选择题

（一）单选题

1. 一个肾小叶的结构包括（　　）
    A. 一个髓放线及其周围的皮质迷路
    B. 一个肾柱及其周围的肾锥体
    C. 一条集合小管及与之相连的肾小管及肾小体
    D. 一个皮质迷路区及其周围的髓放线
    E. 一个肾锥体及其周围的皮质

2. 泌尿小管的组成为（　　）
    A. 肾单位和集合管　　　　　　B. 肾单位和肾小体
    C. 肾小体和肾小管　　　　　　D. 肾小管和肾单位
    E. 肾小管和集合管

3. 关于肾小体各结构间的关系，下列描述错误的是（　　）
    A. 肾小囊脏层紧包毛细血管襻
    B. 肾小囊脏层与壁层之间为肾小囊腔
    C. 肾小囊是肾小管盲端凹陷而成的双层囊
    D. 在肾小体的血管极处，血管球与微动脉、微静脉相连
    E. 肾小囊与近端小管相连通

4. 肾血管球的血管为（　　）
    A. 血窦　　　　　　　　　　　B. 微动脉
    C. 有孔型毛细血管　　　　　　D. 连续型毛细血管
    E. 毛细血管后微静脉

5. 肾小球滤过膜的结构包括（　　）
    A. 毛细血管有孔内皮、肾球囊脏层和壁层
    B. 足细胞次级突起间的裂孔膜、基膜、肾球囊壁层
    C. 足细胞次级突起间的裂孔、基膜、球内系膜细胞
    D. 毛细血管有孔内皮及基膜、球内系膜细胞
    E. 毛细血管有孔内皮、基膜及足细胞次级突起间的裂孔膜

6. 球旁细胞由下列哪种细胞转变而来（　　）
    A. 入球微动脉壁上的内皮细胞　　B. 出球微动脉壁上的内皮细胞
    C. 入球微动脉壁上的平滑肌　　　D. 出球微动脉壁上的平滑肌
    E. 未分化的间充质细胞

7. 近曲小管上皮细胞基底部于光镜下可见纵纹，是由于上皮细胞基部有（　　）
    A. 大量纵向排列的微丝、微管
    B. 明显的质膜内褶，内褶间胞质内有许多纵行排列的线粒体

C. 大量纵行排列的小管和小泡

D. 质膜内褶，褶间胞质内有大量的粗面内质网

E. 许多侧突的分支

8. 关于膀胱的结构，下列描述错误的是(　　)

A. 黏膜有许多皱襞，衬以变移上皮

B. 上皮细胞的层数和形态随功能状况而异

C. 基膜很薄，光镜下不易分辨

D. 其外膜均为纤维膜

E. 肌层很厚，大致可分为三层

9. 近端小管上皮细胞在光镜下细胞分界不清的主要原因为(　　)

A. 细胞在 HE 染色中嗜酸性太强，染色太深

B. 细胞侧面有许多侧突，并与相邻细胞的侧突互相嵌合

C. 上皮细胞排列很密

D. 细胞为多层

E. 细胞基底部质膜内褶丰富

10. 皮质迷路是指(　　)

A. 相邻两肾锥体之间的皮质

B. 从肾锥体底部呈辐射状伸入皮质的条纹

C. 髓放线之间的皮质

D. 肾小体所在部位

E. 近曲小管所在部位

11. 肾脏的球后毛细血管来自(　　)

A. 入球微动脉　　　　　B. 出球微动脉　　　　　C. 小叶间动脉

D. 直小动脉　　　　　　E. 弓形动脉

12. 球旁细胞可分泌(　　)

A. 激肽释放酶　　　　　B. 激肽　　　　　　　　C. 肾素

D. 血管紧张素　　　　　E. 前列腺素

13. 下列结构，不属于肾单位的是(　　)

A. 肾小体　　　　　　　B. 近端小管　　　　　　C. 弓形集合小管

D. 细段　　　　　　　　E. 远端小管

14. 关于致密斑的描述，错误的是(　　)

A. 是一椭圆形斑

B. 由近端小管曲部上皮在血管极侧分化形成

C. 细胞排列紧密，核近细胞游离端

D. 细胞为高柱状

E. 为离子感受器

15. 原尿形成的部位是(　　)

A. 近端小管   B. 远端小管   C. 细段

D. 集合管   E. 肾小体

16. 上皮细胞游离面刷状缘明显的是(　　)

     A. 近端小管曲部   B. 远端小管曲部   C. 近端小管直部

     D. 远端小管直部   E. 集合管

17. 醛固酮的作用部位是(　　)

     A. 近端小管和远端小管   B. 近端小管和髓襻

     C. 近端小管和集合管   D. 髓襻和集合管

     E. 远端小管和集合管

18. 近端小管上皮细胞与扩大管腔表面积, 增加重吸收有关的结构是(　　)

     A. 刷状缘   B. 纤毛   C. 质膜内褶

     D. 侧突   E. 基底膜

19. 关于球内系膜细胞的描述, 下列哪项错误(　　)

     A. 是一种梭形的肌上皮细胞

     B. 合成基膜和系膜的基质成分

     C. 参与基膜的更新和清除沉淀在基膜上的沉积物

     D. 包绕血管球毛细血管基膜

     E. 球内系膜细胞具有一定的收缩功能, 可调节毛细血管的管径。

20. 肾内可感受远端小管内滤液中 Na^+ 浓度的变化的细胞是(　　)

     A. 球旁细胞   B. 致密斑   C. 球内系膜细胞

     D. 球外系膜细胞   E. 足细胞

(二) 多选题

21. 参与滤过屏障组成的是(　　)

     A. 毛细血管有孔内皮   B. 基膜

     C. 足细胞的次级突起   D. 裂孔膜

     E. 血管系膜

22. 有利于滤过的因素有(　　)

     A. 肾血流量大   B. 血管球内的压力较高

     C. 血管球的毛细血管是有孔型   D. 髓襻

     E. 肾血管通路中先后形成两次毛细血管

23. 近曲小管的光镜结构特点有(　　)

     A. 上皮细胞体积大   B. 细胞质嗜酸性强   C. 细胞锥体形

     D. 游离面有刷状缘   E. 上皮细胞分界不清

24. 球旁复合体的组成部分是(　　)

     A. 球旁细胞   B. 球内系膜细胞   C. 间质细胞

     D. 致密斑   E. 球外系膜细胞

25. 肾的血管球的特征有（　　）

 A. 是介于两条微动脉之间的毛细血管

 B. 入球微动脉入肾小体后即分支并形成许多毛细血管襻，襻间有血管系膜连接

 C. 入球微动脉比出球微动脉细

 D. 血管球的毛细血管内皮为有孔型

 E. 毛细血管内皮孔上无隔膜

26. 关于足细胞超微结构特点（　　）

 A. 胞体发出的初级突起再分出许多次级突起

 B. 相邻足细胞的次级突起呈抱指状相互嵌合

 C. 足细胞的次级突起紧贴于毛细血管基膜外面

 D. 突起内有微丝，次级突起间的裂孔上有裂孔膜

 E. 来源于巨噬细胞

27. 关于远端小管的描述正确的是（　　）

 A. 连于细段和集合小管之间　　　　B. 细胞基底纵纹明显　　　　C. 有刷状缘

 D. 是离子交换的主要场所　　　　E. 可受抗利尿激素的调节

28. 肾单位的组成包括（　　）

 A. 肾小体　　　　　　　　　B. 集合管　　　　　　　　C. 近端小管

 D. 细段　　　　　　　　　　E. 远端小管

29. 肾小体包含（　　）

 A. 肾小囊壁层　　　　　　　B. 血管系膜细胞　　　　　C. 致密斑

 D. 血管球　　　　　　　　　E. 肾小囊脏层

30. 肾小体的结构特点（　　）

 A. 肾小体是肾单位起始部的球形结构

 B. 血管球由许多毛细血管襻组成

 C. 血管球的毛细血管属连续毛细血管

 D. 肾小囊脏层由足细胞构成

 E. 肾小囊壁层由单层扁平上皮构成

31. 肾小球滤过膜的结构特点（　　）

 A. 滤过膜中的基膜为均质状薄膜，带有正电荷

 B. 毛细血管有孔内皮的通透性最大

 C. 足细胞突起中微丝的收缩可影响裂孔膜的通透性

 D. 滤过膜的通透性决定于孔的大小与物质的直径之比

 E. 足细胞突起间的裂孔膜是肾小体滤过作用的主要屏障

32. 关于细段的结构特点（　　）

 A. 浅表肾单位的细段较短，参与组成髓襻降支

 B. 髓旁肾单位的细段长，由降支再返折上行，再参与构成升支

 C. 管壁为单层扁平上皮

D. 细胞游离面有许多短小的微绒毛

E. 由于细段的管壁薄，有利于水和离子通透

33. 致密斑的特点包括(　　　)

A. 可感受远端小管内滤液中 Na^+ 浓度的变化

B. 大部分细胞与球外系膜细胞相接触

C. 为椭圆形斑状结构

D. 由远曲小管靠血管极一侧细胞特化形成

E. 核椭圆形，位于细胞顶部

34. 分布于髓放线内的有(　　　)

A. 直集合管 　　　　　　 B. 细段 　　　　　　 C. 近端小管直部

D. 乳头管 　　　　　　 E. 远端小管直部

35. 肾小囊的结构特点(　　　)

A. 广泛分布于肾实质内，形似杯状双层囊

B. 外层为单层扁平上皮与近端小管上皮相连接

C. 脏层为包绕毛细血管的足细胞

D. 肾小囊壁层在肾小体尿极处向内转折为肾小囊脏层

E. 内有血管球

三、是非题

1. 每个肾小体和一条与它相连的肾小管是尿液形成的结构和功能单位，称肾单位。(　　　)

2. 位于髓放线之间的皮质称为皮质迷路。(　　　)

3. 肾小体血管球的毛细血管为连续毛细血管。(　　　)

4. 肾小囊壁由内、外两层组成，内层由球内细胞构成，又称肾小囊脏层。(　　　)

5. 血管球基膜是位于血管球毛细血管内皮与足细胞突起及裂孔膜之间的均质状膜，在血管系膜侧基膜缺如，内皮直接与系膜相邻接。(　　　)

6. 近端小管曲部上皮细胞游离面的刷状缘由密集排列的微绒毛组成。(　　　)

7. 细段管壁为单层扁平上皮，有利于水和离子通透。(　　　)

8. 球旁细胞主要由入球微动脉行至血管极处，其管壁中的内皮细胞转变而成。(　　　)

9. 致密斑是指近端小管曲部在近血管极一侧的细胞呈高柱状排列紧密，形成的椭圆形隆起。(　　　)

10. 肾盂黏膜的表面为复层扁平上皮。(　　　)

四、名词解释

1. 泌尿小管

2. 肾单位

3. 肾小体

4. 血管球

5. 滤过屏障

6. 髓襻

7. 球旁细胞

8. 致密斑

五、简答题

1. 简述肾血液循环的特点。

2. 简述近曲小管的光镜结构。

3. 简述远端小管的光镜结构。

4. 简述细段的结构特点。

5. 试述肾小囊的结构。

六、论述题

患者男性，37岁，6年前无诱因出现夜间多尿，每晚7~9次，尿量中等，无尿急、尿频、尿痛及水肿。3年后出现血压升高，7天前因乏力、尿少而入院。患者为慢性病容，呼吸深慢，不发绀，呼气中有氨臭味，心肺检查无异常，无心包摩擦音，肝肋下1.5cm，双下肢无水肿。血红蛋白值降低。尿蛋白++~+++，红细胞++，颗粒管型（0~3）/HP。尿培养无细菌生长。临床诊断：慢性肾小球肾炎并发肾性高血压。

请根据该患者的临床资料，结合本章节所学肾的组织结构，推测这些症状可能涉及哪些结构的功能异常。

参考答案

一、填空题

1. 肾小管　集合小管

2. 单层扁平　足细胞　肾小囊腔　近曲小管

3. 浅表肾单位　髓旁肾单位

4. 近端小管　细段　远端小管

5. 锥形或立方形　不清　嗜酸性强　微绒毛（刷状缘）

6. 立方形　清楚　弱嗜酸性

7. 弓形集合管　直集合管　乳头管

8. 球旁细胞　致密斑　球外系膜细胞

9. 有孔内皮　毛细血管基膜　足细胞裂孔膜

10. 近端小管直部（近直小管）　细段　远端小管直部（远直小管）

二、选择题

（一）单选题

1. A。解释：每一个髓放线及其周围相邻接的皮质迷路组成一个肾小叶。

2. E。解释：泌尿小管是由单层上皮构成的管道，包括肾小管和集合小管两部分。

3. D。解释：血管球为肾小囊内一团盘曲的毛细血管，一条入球微动脉从血管极进入肾小囊后，形成襻状毛细血管网，毛细血管襻最后汇集成一条出球微动脉，从血管极离开肾小囊。肾小囊脏层与壁层之间为肾小囊腔，与近曲小管相连通。

4. C。解释：血管球的毛细血管属有孔型，孔径为 $50 \sim 100$nm，内皮小孔无隔膜封闭。

5. E。解释：有孔内皮、毛细血管基膜、足细胞裂孔膜这三层结构称为滤过膜。

6. C。解释：球旁细胞是入球微动脉行至血管极处，其管壁中的平滑肌细胞转变为上皮样细胞而成。

7. B。解释：近曲小管的细胞基底面有发达的质膜内褶，内褶间的胞质内有许多纵行排列的杆状线粒体，构成光镜下的纵纹。

8. D。解释：膀胱外膜大多为疏松结缔组织构成的纤维膜，但是膀胱顶部为浆膜。

9. B。解释：近曲小管细胞的侧面有许多侧突，相邻细胞的侧突相互嵌合，基部的侧突可伸入相邻细胞的质膜内褶空隙内，构成广泛的细胞间迷路。

10. C。解释：髓放线之间的肾皮质称皮质迷路。

11. B。解释：出球微动脉分支形成球后毛细血管网缠绕在泌尿小管周围，起营养和回收重吸收物质的作用。

12. C。解释：球旁细胞胞质内有大量均质状分泌颗粒，内含肾素，可以通过胞吐方式释放到周围间质中。

13. C。解释：肾单位由肾小体和肾小管构成。肾小管可分为近端小管、细段和远端小管三部分。

14. B。解释：致密斑由远端小管曲部近血管极一侧的细胞变为高柱状，形成一直径 $40 \sim 70 \mu$m 的椭圆形隆起。

15. E。解释：肾小体类似一个滤过器，当血液流经血管球毛细血管时，经滤过膜进入肾小囊腔内的滤过液称原尿。

16. A。解释：近曲小管上皮细胞游离面有刷状缘，细胞基部有纵纹。

17. E。解释：醛固酮可促进肾远曲小管和集合管吸收水、Na^+ 同时排出 K^+。

18. A。解释：刷状缘由密集排列的微绒毛组成，可扩大管腔表面积约 36 倍，有利于重吸收。

19. A。解释：球内系膜细胞是一种形状不规则的多突起细胞，突起长短不一，核小，染色较深。

20. B。解释：致密斑是一种离子感受器，可感受远端小管内滤液中 Na^+ 浓度的变化。

（二）多选题

21. A、B、D。解释：当血液流经血管球毛细血管时，由于血管球毛细血管内血压较高，血浆中的部分成分经有孔内皮、毛细血管基膜、足细胞裂孔膜而滤入肾小囊腔内，所经过的这三层结构称为滤过膜或滤过屏障。

22. A、B、C。解释：肾主动脉直接来自腹主动脉，血压高，血流量大；入球微动脉管径大于出球微动脉管径，血管球毛细血管内压高；血管球内毛细血管属有孔型毛细血管，有利于物质滤过。髓襻和肾血管通路中先后形成两次毛细血管与尿液浓缩有关。

23. A、B、C、D、E。

24. A、D、E。解释：球旁复合体由球旁细胞、致密斑和球外系膜细胞组成，位于肾小体血管极所形成的三角区。

25. A、B、D、E。解释：血管球为肾小囊内一团盘曲的毛细血管，一条入球微动脉从血管极进入肾小囊后，先分成4~5个分支，然后每支再分出许多小支，形成襻状毛细血管网，每个毛细血管襻之间有血管系膜支持。毛细血管襻最后汇集成一条出球微动脉，从血管极离开肾小囊。由于入球微动脉的管径比出球微动脉粗，使得毛细血管内的血压较其他部位的毛细血管内血压高。血管球的毛细血管属有孔型，内皮小孔无隔膜封闭。

26. A、B、C、D。解释：电镜观察，足细胞从细胞体伸出几个大的初级突起，每个初级突起又发出许多指状小的次级突起，有的次级突起还可发出少量的三级突起。相邻足细胞的次级突起呈抱指状相互嵌合，形成栅栏状，紧贴在血管球基膜外面。突起之间留有宽约25nm的裂孔，其上有一层4~6nm厚的裂孔膜。

27. A、B、D、E。解释：远端小管连于细段和集合小管之间，细胞体积比近端小管的细胞小，细胞界限清楚，胞质弱嗜酸性，着色较浅，核位于中央或近管腔面，细胞基部纵纹明显，无刷状缘。其主要功能是吸钠排钾，并受到抗利尿激素的调节。

28. A、C、D、E。解释：肾单位由肾小体和肾小管构成，肾小管包括近端小管、细段和远端小管三段。

29. A、B、D、E。解释：肾小体由血管球和肾小囊构成，致密斑位于肾小体外。

30. A、B、D、E。解释：肾小体由血管球和肾小囊构成；血管球的毛细血管属有孔毛细血管；肾小囊壁层由单层扁平上皮构成，肾小囊脏层由足细胞构成，两层之间为肾小囊腔。

31. B、C、D。解释：滤过膜对大分子物质的通透性与物质的分子半径、电荷及形状因素有关。基膜中的糖胺多糖以带负电荷的硫酸肝素为主，毛细血管内皮腔面及足细胞表面也都带有负电荷。滤过膜的通透性具有对分子大小和电荷的双重选择性，在滤过膜的三层结构中，血管球基膜是最主要的屏障结构。足细胞突起内有许多微丝，微丝收缩可改变裂孔的大小，影响滤液的通透。

32. A、B、C、E。解释：浅表肾单位的细段较短，参与组成髓襻降支，髓旁肾单位的细段较长，由降支再反折上行，参与构成升支。细段管壁为单层扁平上皮，细胞含核部分突向管腔，胞质染色浅，细胞游离面仅有少量短小的微绒毛。由于细段的管壁薄，有利于水和离子通透。

33. A、B、C、D、E。

34. A、B、C、E。解释：乳头管位于肾锥体。

35. A、B、C、E。解释：肾小囊是肾小管起始部膨大凹陷而成的双层盲囊，内有血管球。肾小囊两层间的腔隙称肾小囊腔，与近曲小管管腔相通。其外层是单层扁平上皮，又称肾小囊壁层，它在肾小体尿极处与近端小管曲部的上皮相连续，在血管极处向内转折为肾小囊脏层。肾小囊脏层细胞称足细胞。

三、是非题

正确：1、2、5、6、7。

错误：

3. 解释：肾小体血管球的毛细血管为有孔毛细血管。

4. 解释：肾小囊壁由内、外两层组成，内层由足细胞构成，又称肾小囊脏层。

8. 解释：球旁细胞主要由入球微动脉行至血管极处，其管壁中的平滑肌细胞转变为上皮样细胞而成。

9. 解释：致密斑是指远端小管曲部在近血管极一侧的细胞呈高柱状排列紧密，形成的椭圆形隆起。

10. 解释：肾盂黏膜的表面为变移上皮细胞。

四、名词解释

1. 泌尿小管是由单层上皮构成的管道，包括肾小管和集合管。

2. 肾单位是尿液形成的结构和功能单位，由肾小体和肾小管构成。

3. 肾小体是肾单位的起始部，由血管球和肾小囊构成，近似球形。

4. 血管球为肾小囊内一团盘曲的有孔毛细血管，一条入球微动脉从血管极进入肾小囊后，分支形成襻状毛细血管网，最后汇集成一条出球微动脉。每个毛细血管襻之间有血管系膜支持。

5. 当血液流过血管球毛细血管时，血浆中部分成分经过有孔内皮、毛细血管基膜、足细胞裂孔膜而滤入肾小囊腔内，这三层结构合称为滤过膜或滤过屏障。

6. 近端小管直部、细段和远端小管直部形成一个"U"形襻，称髓襻。

7. 入球微动脉进入肾小囊处，其管壁平滑肌细胞转变为上皮样细胞，称球旁细胞。胞质中有大量分泌颗粒，内含肾素。

8. 远端小管曲部近血管极一侧的细胞变为高柱状，形成一椭圆形斑，称致密斑。它是一种离子感受器，可感受远端小管滤液中 Na^+ 浓度的变化。

五、简答题

1. 答：肾血液循环有如下特点：①肾动脉直接来自腹主动脉，血管粗短，血压较高，血流量大。②肾小体入球微动脉的管径大于出球微动脉，血管球的血压较高，有利于滤过。③形成两次毛细血管网。④直小血管与髓襻伴行，有利于髓襻和集合小管的重吸收和尿液浓缩。

2. 答：近曲小管的光镜结构：近曲小管管腔小而不规则，上皮细胞为锥形或立方形，胞体较大，细胞界限不清，胞核圆形，靠近基底部，胞质嗜酸性强，游离面有刷状缘，细胞基部有纵纹。

3. 答：远端小管的光镜结构：远端小管的管径比近端小管细，管腔相对大而规则。管壁上皮细胞呈立方形，细胞体积比近端小管的细胞小，细胞界限清楚，胞质呈弱酸性，着色较浅，核位于近管腔面，细胞基部纵纹明显，无刷状缘。

4. 答：细段的结构特点：细段管径最细，位于髓放线及肾锥体内。浅表肾单位的细段较短，参与组成髓襻降支，髓旁肾单位的细段较长，由降支再反折上行，参与构成升支。细段管壁为单层扁平上皮，细胞含核部分突向管腔，胞质染色浅，细胞游离面仅有少量短小的微绒毛。

5. 答：肾小囊是肾小管起始部膨大凹陷而成的双层盲囊，内有血管球。肾小囊两层间的腔隙称肾小囊腔，与近曲小管管腔相通。其外层是单层扁平上皮，又称肾小囊壁层，它在肾小体尿极处与近端小管曲部的上皮相连续，在血管极处向内转折为肾小囊脏层。肾小囊脏层细胞胞体有许多大小不等的突起，称足细胞。相邻足细胞的次级突起呈抱指状相互嵌合，形成栅栏状，紧贴在血管球基膜外面。突起之间留有裂孔，裂孔上覆盖一层裂孔膜。

六、论述题

答：血管球的毛细血管属于有孔毛细血管，而其外有完整的基膜。此结构只允许中、小分子物质通过，而大分子（如蛋白质）和血细胞则无法通过。如果因某些疾病导致内皮细胞和基膜受损，可使得其通透性增加，血浆中的蛋白质甚至红细胞均有可能穿过血管壁漏入肾小囊腔，继而进入肾小管，而肾小管对大分子的蛋白质无法重吸收，导致蛋白尿和血尿的产生。此外，球内系膜细胞对沉积于基膜的免疫复合物的清除功能如果异常，导致基膜通透性下降，则无法正常过滤血液，可导致少尿或者无尿。肾性高血压可能是球旁复合体的球旁细胞分泌的肾素过多而导致。

（广州中医药大学　刘爱军）

第十二章 皮 肤 ▷▷▷▷

本章重点、难点

1. 皮肤的一般结构，表皮的分层及表皮的细胞形态、类型和基本功能
2. 角质形成细胞的角化过程以及皮肤附属器的类型、结构特点和功能
3. 皮下组织的结构和参与皮肤免疫的各种细胞，以及它们在免疫中的主要作用
4. 皮肤附属器中毛的结构为本章的难点

测试题

一、填空题

1. 皮肤由_____和_____组成，借皮下组织与深部结构相连。

2. 表皮细胞可分为_____和_____两类。

3. 表皮由深层至浅层可分五层，即_____、_____、_____、_____和_____。

4. 非角质形成细胞数量较少，分散于角质形成细胞之间，包括_____、_____和_____。

5. 真皮位于表皮深面，由结缔组织组成，可分为_____和_____两层。

6. 毛由_____、_____和_____三部分组成。

7. 毛囊分内外两层，其内层为_____，外层为_____。

8. 毛母质细胞有活跃的分裂增殖能力，新细胞向上推移，形成新的_____和_____上皮。

9. 皮脂腺为泡状腺体，位于_____和_____之间。

10. 汗腺，为一条弯曲的单管状腺，分为_____和_____。

二、选择题

（一）单选题

1. 表皮中的透明角质颗粒是(   )

A. 颗粒层内的无膜包被颗粒

B. 颗粒层内有膜包被的圆形颗粒

C. 棘层内的无膜包被颗粒

D. 棘层内有膜包被的圆形颗粒

E. 透明层内均质分布的膜被颗粒

2. 毛发的生长依靠（　　）

A. 毛乳头细胞的分裂增殖

B. 毛囊外根鞘细胞的增殖

C. 毛母质细胞和毛囊细胞的增殖

D. 毛根细胞的增殖

E. 毛母质细胞的增殖和毛乳头的营养

3. 下列哪一项不是皮肤表皮的衍生物（　　）

A. 毛囊　　　　　　　　　B. 汗腺　　　　　　　　　C. 皮脂腺

D. 黑色素　　　　　　　　E. 指（趾）甲

4. 表皮角化细胞的特点是（　　）

A. 胞质内充满角蛋白和膜被颗粒

B. 胞质内充满角蛋白，核膜变厚

C. 胞质内充满角蛋白，细胞膜变厚

D. 胞质内充满张力细丝和透明角质颗粒

E. 胞质内有少量胞核和细胞器

5. 下述哪种物质不是角质形成细胞产生的（　　）

A. 张力丝　　　　　　　　B. 黑素体　　　　　　　　C. 板层颗粒

D. 透明角质颗粒　　　　　E. 角蛋白

6. 下列哪项描述与黑素细胞无关（　　）

A. 胞体位于基底层

B. 内含酪氨酸酶

C. 黑素细胞供给角质形成细胞以黑素颗粒

D. 参与免疫应答

E. 黑素细胞具有长的细胞突起

7. 黑色素产生于皮肤的（　　）

A. 黑素细胞　　　　　　　B. 角质形成细胞　　　　　C. 梅克尔细胞

D. 朗格汉斯细胞　　　　　E. 毛母质细胞

8. 毛球的上皮细胞称毛母质细胞，它是下列哪种结构的生长点（　　）

A. 毛发　　　　　　　　　B. 毛乳头　　　　　　　　C. 毛发和毛乳头

D. 毛干和毛囊上皮根鞘　　E. 毛干和毛囊结缔组织鞘

9. 毛发的颜色取决于（　　）

A. 毛囊内黑色素小体的数量

    B. 毛球内黑素细胞的数量

    C. 毛根内黑素细胞的数量

    D. 毛干内角质细胞中黑色素的含量

    E. 毛干内黑素细胞的数量

10. 厚皮的表皮中具有有丝分裂能力的细胞见于(　　)

    A. 基底层　　　　　　　　　　B. 棘层

    C. 颗粒层，棘层，基底层　　　D. 透明层，颗粒层，棘层，基底层

    E. 角质层，透明层，颗粒层，棘层，基底层

11. 在生理情况下，皮肤的表皮细胞不断死亡和脱落，又不断地由哪层细胞繁殖补充(　　)

    A. 基底层　　　　　　B. 棘层　　　　　　C. 颗粒层

    D. 基底层和棘层　　　E. 基底层和乳头层

12. 表皮基底细胞与基膜之间的连接结构是(　　)

    A. 桥粒　　　　　　　B. 半桥粒　　　　　C. 紧密连接

    D. 中间连接　　　　　E. 缝隙连接

13. 构成表皮渗透屏障的主要成分是(　　)

    A. 张力丝　　　　　　B. 细胞间桥粒　　　C. 张力原纤维

    D. 板层颗粒内容物　　E. 透明角质颗粒内容物

14. 板层颗粒最初出现于表皮哪一层(　　)

    A. 基底层　　　　　　B. 棘层　　　　　　C. 颗粒层

    D. 透明层　　　　　　E. 角质层

15. 皮肤内能够感受触觉刺激的细胞是(　　)

    A. 角化细胞　　　　　B. 棘细胞　　　　　C. 黑素细胞

    D. 朗格汉斯细胞　　　E. 梅克尔细胞

(二) 多选题

16. 表皮主要由下列哪些细胞组成(　　)

    A. 角质形成细胞　　　B. 梅克尔细胞　　　C. 朗格汉斯细胞

    D. 黑素细胞　　　　　E. 滤泡上皮细胞

17. 表皮棘层的主要特征是(　　)

    A. 细胞多边形，胞质含有很多游离核糖体

    B. 胞质含透明角质颗粒

    C. 相邻细胞的棘状突起以桥粒相连

    D. 细胞的分裂增殖能力强

    E. 胞体较大，胞核圆形，胞体向四周伸出许多细小棘状突起

18. 下列关于汗腺的描述，正确的是(　　)

    A. 是一条弯曲的单管状腺

B. 分泌部位于真皮深部及皮下组织内

C. 分泌部管壁由单层矮柱状腺细胞组成

D. 导管部管壁由一层染色较深的立方细胞围成

E. 导管开口于皮肤表面的汗孔

19. 关于顶泌汗腺，下述描述正确的是(　　)

A. 分布于腋窝、乳晕、会阴部等处

B. 具有散热功能，对调节体温起重要作用

C. 导管细而直，多开口于毛囊

D. 受肾上腺素能神经支配

E. 分泌物为皮脂，有臭味

20. 表皮角质细胞的主要特征是(　　)

A. 无细胞核　　　　　　　　B. 无细胞器

C. 胞质中充满角蛋白　　　　D. 胞膜加厚

E. HE 染色，细胞呈均质状，轮廓不清，易被苏木精着色

21. 下列关于皮脂腺的描述，正确的是(　　)

A. 为泡状腺

B. 位于毛囊和表皮之间

C. 分泌时，整个细胞解体，连同脂滴一起排出

D. 皮脂腺的发育和分泌主要受性激素的调节

E. 腺泡周边的细胞较小，具有分裂增殖功能

22. 关于人的真皮，正确的是(　　)

A. 分浅层乳头层和深层网织层

B. 乳头层薄，为疏松结缔组织，纤维较细密，细胞较多

C. 网织层较厚，为致密结缔组织，胶原纤维粗大

D. 含有丰富的弹性纤维

E. 乳头层和网织层有基膜相隔

23. 关于毛球的描述，正确的是(　　)

A. 毛球底部凹陷，有结缔组织突入，称毛乳头

B. 毛球由毛根膨大而成

C. 是毛的生长点

D. 换毛时形成新的毛球和毛乳头

E. 毛球处有黑素细胞，产生黑色素供应毛干角质细胞

24. 在颜面和腋窝等处的表皮，一般只有哪几层(　　)

A. 基底层　　　　　　　B. 棘层　　　　　　　C. 颗粒层

D. 透明层　　　　　　　E. 角质层

25. 关于朗格汉斯细胞的描述，正确的是(　　)

A. 分散在表皮的棘层细胞之间

    B. HE 染色，胞核着色较浅，胞质较深

    C. 电镜下可见，胞质内含有膜包裹的伯贝克颗粒

    D. 属于抗原提呈细胞

    E. 在接触性过敏、抗病毒感染、排斥异体移植组织和表皮癌变细胞的监视中发挥重要作用

三、是非题

1. 皮肤的附属器包括毛、甲、汗腺、皮脂腺和乳腺。（　　　）

2. 皮肤是人体最大的器官之一，具有屏障、保护、排泄、调节体温、吸收和参与免疫应答等功能。（　　　）

3. 角质形成细胞从基底部向上移动过程中，细胞形态和结构发生进行性变化，最终从立方形、多边形的活细胞变为扁平的充满角蛋白的死细胞，此过程称角质形成。（　　　）

4. 棘细胞内有卵圆形的板层颗粒，颗粒内有明暗相间的平行板层，有膜包被，主要是糖脂和固醇。（　　　）

5. 颗粒层由 3~5 层梭形细胞组成，核着色浅，核和细胞器渐趋退化，胞质出现许多大小不等的透明质酸颗粒。（　　　）

6. 黑素细胞分布于基底细胞之间，胞体较大，有许多突起伸入基底层和棘层细胞之间。（　　　）

7. 朗格汉斯细胞散在于基底层内，是一种有树突状突起的细胞，能捕获和处理侵入皮肤的抗原，并将抗原传递给 T 细胞，参与免疫应答。（　　　）

8. 毛干和毛根由紧密排列的角质细胞组成，细胞内充满角蛋白，并含数量不等的黑素颗粒。（　　　）

9. 梅克尔细胞的主要特征是具有似网球拍形状的伯贝克颗粒，此颗粒有膜包被。（　　　）

10. 游离的神经末梢仅存在于皮肤的真皮内，而皮肤表皮不能感受到触觉刺激。（　　　）

四、名词解释

1. 真皮乳头

2. 毛球

3. 毛乳头

4. 朗格汉斯细胞

5. 立毛肌

五、简答题

1. 简述毛的结构。

2. 简述皮肤中非角质形成细胞的组成、分布、结构特征及功能。

六、论述题

孙某，男，23 岁，因面颊两侧散在分布白头黑头粉刺、红色丘疹，少量脓疱来门诊就诊，诊断为痤疮。予以多西环素和维生素 E 口服，自制软膏外用，并嘱其饮食宜清淡，忌辛辣油腻食品。一周后复诊，红色丘疹颜色渐淡。

请根据以上信息判断，痤疮形成主要与哪些结构有关，并叙述其组织结构。

参考答案

一、填空题

1. 表皮　真皮
2. 角质形成细胞　非角质形成细胞
3. 基底层　棘层　颗粒层　透明层　角质层
4. 黑素细胞　朗格汉斯细胞　梅克尔细胞
5. 乳头层　网织层
6. 毛干　毛根　毛球
7. 上皮根鞘　结缔组织鞘
8. 毛根　毛囊
9. 毛囊　立毛肌
10. 分泌部　导管部

二、选择题

（一）单选题

1. A。解释：颗粒层细胞的胞质中有透明角质颗粒，电镜下颗粒没有膜包裹。

2. E。解释：毛球的毛母质细胞有活跃的分裂增殖能力，新细胞向上推移形成新的毛根和毛囊上皮根鞘的细胞，是毛的生长点；毛球底部的毛乳头，富含丰富血管，对毛的生长有诱导作用。

3. D。解释：毛、汗腺、皮脂腺和指（趾）甲等均是皮肤附属器，由表皮衍生而来。

4. C。解释：表皮角质细胞为完全角化的死细胞，无细胞核和细胞器，胞质内充满角蛋白，胞膜厚而坚固。

5. B。解释：黑素体为非角质形成细胞黑素细胞胞质内的特征性结构。

6. D。解释：黑素细胞分布于基底细胞之间，细胞有许多突起伸入基底层和棘层细胞之间，胞质内含黑素体，内含酪氨酸酶，能将酪氨酸转化成黑色素，当黑素体内充满黑色素即为黑素颗粒。黑素颗粒由胞体移入突起末端，进而转移到邻近的角质形成细胞内。

　　7. A。解释：黑素细胞胞质内含黑素体，内含酪氨酸酶，能将酪氨酸转化成黑色素。

　　8. D。解释：毛母质细胞有活跃的分裂增殖能力，新细胞向上推进形成新的毛根和毛囊上皮根鞘。

　　9. D。解释：毛发颜色取决于毛干内角质细胞的黑色素含量。

　　10. A。解释：基底层的基底细胞是表皮的干细胞，具有活跃的分裂增殖能力，产生新的细胞向表层迁移，以补充表层衰老脱落的细胞。

　　11. A。解释：基底层的基底细胞是表皮的干细胞，具有活跃的分裂增殖能力，产生新的细胞向表层迁移，以补充表层衰老脱落的细胞。

　　12. B。解释：基底细胞的基底面有半桥粒与基膜相连。

　　13. D。解释：板层颗粒以胞吐方式将糖酯类物质排入细胞间隙，有助于上皮细胞间的互相黏合，增强表皮牢固性，能阻止外界物质，尤其是水透过表皮，还能防止组织液外渗。

　　14. B。解释：棘层细胞胞质中有膜包被的卵圆形颗粒，内有明暗相间的平行板层，为板层颗粒。

　　15. E。解释：梅克尔细胞基底面与感觉神经末梢紧密接触，能感受触觉或其他机械刺激。

（二）多选题

　　16. A、B、C、D。解释：表皮细胞包括角质形成细胞和非角质形成细胞两大类，梅克尔细胞、朗格汉斯细胞和黑素细胞均为非角质形成细胞。

　　17. A、C、E。解释：颗粒层的胞质内含透明角质颗粒，基底层细胞的分裂增殖能力强。

　　18. A、B、C、E。解释：汗腺导管部管壁由两层染色较深的立方细胞围成。

　　19. A、B、C。解释：顶泌汗腺受性激素的影响，青春期分泌旺盛，分泌物被细菌分解后产生特别的气味。

　　20. A、B、C、D。解释：角质细胞易被伊红着色。

　　21. A、C、D、E。解释：皮脂腺位于毛囊和立毛肌之间。

　　22. A、B、C、D。解释：真皮分乳头层和网织层，均为结缔组织，两者之间无明显分界。

　　23. A、C、D、E。解释：毛根和毛囊下端合为一体形成毛球。

　　24. A、B、E。解释：表皮较薄部位，一般只有基底层、棘层和角质层三层。

　　25. A、C、D、E。解释：朗格汉斯细胞 HE 染色，胞质很淡。

三、是非题

　　正确：2、3、4、6、8。

　　错误：

1. 解释：皮肤附属器包括毛、汗腺、皮脂腺和指（趾）甲等。

5. 解释：颗粒层由 3~5 层梭形细胞组成，核着色浅，核和细胞器渐趋退化，胞质出现许多大小不等的透明角质颗粒。

7. 解释：朗格汉斯细胞散在于棘层浅部。

9. 解释：朗格汉斯细胞的主要特征是具有似网球拍形状的伯贝克颗粒，此颗粒有膜包被。

10. 解释：游离神经末梢广泛分布于表皮的细胞之间；表皮中的非角质形成细胞梅克尔细胞基底面与感觉神经末梢紧密接触，能感受触觉或其他机械刺激。

四、名词解释

1. 乳头层向表皮底部凸出，形成许多乳头状隆起，称真皮乳头，增大表皮与真皮的连接面，有利于两者牢固连接，并利于表皮从真皮的组织液中获得营养。乳头内含丰富的毛细血管和游离神经末梢，在手指掌侧等部位有较多的触觉小体。

2. 毛根和毛囊下端合为一体，形成膨大的毛球。毛球是毛和毛囊的生长点。

3. 毛球底部凹陷，有结缔组织突入，称毛乳头。毛乳头内含丰富的毛细血管和神经末梢，对毛的生长起诱导和营养作用。

4. 为具有树枝状突起的细胞，主要散在于棘细胞之间，在 HE 染色切片上胞核着色深，胞质很浅，是一种抗原提呈细胞，在对抗侵入皮肤的病毒和监视癌变细胞方面起重要作用，并在排斥移植的异体组织中起重要作用。

5. 毛与皮肤表面呈一定角度倾斜生长，在毛根与表皮表面呈钝角的一侧有皮脂腺，其下方有一束斜行的平滑肌，连接毛囊和真皮称立毛肌，收缩时可使毛竖立并促进皮脂腺分泌。

五、简答题

1. 答：毛分为毛干、毛根和毛球三部分。露在皮肤外的为毛干，埋在皮肤内的为毛根，包在毛根外面的上皮和结缔组织形成管状的鞘为毛囊。毛根和毛囊末端合为一体，膨大为毛球。毛球底面内陷，含有毛细血管和神经的结缔组织突入其中形成毛乳头。毛球的上皮细胞为干细胞，称毛母质细胞，这些细胞不断分裂增殖向上移动，逐渐形成毛根和上皮根鞘的细胞。

2. 答：皮肤中的非角质形成细胞包括黑素细胞、朗格汉斯细胞和梅克尔细胞。

（1）黑素细胞：胞体散在于基底细胞之间，具有细长突起，突起伸入基底细胞和棘细胞之间。电镜下，黑素细胞与角质形成细胞之间无桥粒连接，细胞质内含有丰富的游离核糖体、粗面内质网和发达的高尔基复合体。胞质内还含黑素体，内含酪氨酸酶能将酪氨酸转化为黑色素。当黑素体内出现黑色素后，改称黑素颗粒。黑素颗粒移入突起末端，以胞吐方式释放，被邻近的基底细胞和棘细胞吞入。黑色素能吸收紫外线，防止深部组织遭受辐射损伤，黑、白人种间的黑素细胞数量无明显差别，肤色的深浅主要取决于黑素细胞合成黑色素的能力与黑素颗粒的分布。

（2）朗格汉斯细胞：来源于单核细胞，为具有树枝状突起的细胞，主要散在于棘细胞之间，在 HE 染色切片上核着色深，胞质很浅。电镜下，胞质含有较多的溶酶体，无角蛋白丝和桥粒等，主要特征是具有似网球拍形状的伯贝克颗粒。朗格汉斯细胞是一种抗原提呈细胞，在对抗侵入皮肤的病毒和监视癌变细胞方以及排斥移植的异体组织中起重要作用。

（3）梅克尔细胞：位于基底细胞之间，在 HE 染色标本上不易辨认。电镜下，呈扁平形，有短指状突起伸入角质形成细胞之间并以桥粒相连，胞核呈不规则形，胞质内有膜包被的含致密核心的小泡，且多聚集在细胞的基底部。细胞基底面可与盘状的感觉神经末梢紧密接触，形成类似于突触的结构，故认为该细胞是感觉细胞，能感受触觉或其他机械性刺激。

六、论述题

答：

（1）痤疮的形成主要与皮脂腺的分泌过于旺盛有关。

（2）皮脂腺为泡状腺，位于毛囊和立毛肌之间，导管开口于毛囊上段，也可直接开口于皮肤表面。皮脂腺的腺泡，周边为一层较小干细胞，不断分裂增殖，部分子细胞胞质中形成脂滴，细胞向腺泡中心移动，腺泡中心的细胞较大，呈多边形，核固缩，胞质内充满脂滴。分泌时，整个腺细胞解体，连同脂滴一起排出为皮脂。

（3）皮脂腺的发育和分泌受性激素的调节。青春期，激素分泌旺盛，皮脂腺分泌过多，则容易阻塞腺导管，形成炎性丘疹，甚至脓包。

（重庆医科大学　李静）

第十三章　感觉器官 ▷▷▷▷

本章重点、难点

1. 眼和耳的组成；角膜各层的结构与功能特点；视网膜的结构与功能；黄斑和视神经乳头的结构与功能

2. 位觉斑、壶腹嵴和螺旋器的结构与功能

测试题

一、填空题

1. 眼球壁从外至内依次分为_____、_____和_____三层。

2. 角膜从前至后分为_____、_____、_____、_____和_____。

3. 眼球的屈光装置包括_____、_____、_____、_____。

4. 巩膜与角膜交界的移行处称_____，其内侧有两种重要结构称_____和_____，它们与_____密切相关。

5. 视杆细胞的感光物质称_____，它嵌在_____上，是由_____和_____组成。

6. 当人体内_____不足，视杆细胞的_____缺乏，导致_____减退。

7. 视网膜主要由四层细胞构成，由外向内依次是_____、_____、_____和_____。

8. 视网膜为神经组织，也由神经元和神经胶质细胞组成，感受光线的感觉神经元称为_____，其中能感受弱光的是_____，能感受强光和颜色的是_____，神经胶质细胞主要是_____。

9. 黄斑位于_____处，其中心处称_____，此处是视网膜最薄的部分，只有_____和_____，从瞳孔进入的光线直接落在此处的_____上；视神经乳头位于黄斑的_____，此处无_____，故称_____。

10. 膜前庭由_____、_____组成，其黏膜局部增厚，呈斑块状，分别称为_____和_____，均为_____感受器，故合称_____，感受身体的_____和_____。

11. 膜蜗管的上壁为 _____；外侧壁黏膜较厚，上皮内含有毛细血管，称 _____，产生 _____；下壁由 _____ 和 _____ 构成，后者的上皮增厚形成 _____，是 _____ 感受器。

二、选择题

（一）单选题

1. 角膜上皮是(   )
   A. 单层扁平上皮　　　　B. 复层扁平上皮　　　　C. 单层柱状上皮
   D. 单层立方上皮　　　　E. 变移上皮

2. 与屈光无关的结构是(   )
   A. 房水　　　　　　　　B. 晶状体　　　　　　　C. 玻璃体
   D. 虹膜　　　　　　　　E. 角膜

3. 视网膜细胞层，由外向内依次为(   )
   A. 色素上皮细胞、节细胞、视细胞、双极细胞
   B. 视细胞、色素上皮细胞、节细胞、双极细胞
   C. 色素上皮细胞、视细胞、节细胞、双极细胞
   D. 色素上皮细胞、视细胞、双极细胞、节细胞
   E. 节细胞、双极细胞、色素上皮细胞、视细胞

4. 角膜上皮感觉敏锐主要是因为(   )
   A. 上皮内有感觉细胞　　　　B. 上皮内有丰富的触觉小体
   C. 上皮内有丰富的环层小体　D. 上皮内有丰富的游离神经末梢
   E. 上皮薄

5. 关于巩膜的描述哪一项错误(   )
   A. 呈瓷白色透明　　　　　　B. 由致密结缔组织构成
   C. 粗大的胶原纤维相互交织成网　D. 是眼球壁的重要保护层
   E. 是纤维膜的主要组成部分

6. 关于血管膜的描述哪一项错误(   )
   A. 血管膜位于纤维膜的内侧　　B. 由疏松结缔组织构成
   C. 富含血管和色素细胞　　　　D. 薄而柔软
   E. 由前至后依次为虹膜、睫状体和视网膜

7. 关于虹膜的描述哪一项错误(   )
   A. 位于角膜后方为环状薄膜
   B. 周边与睫状体相连，中央为瞳孔
   C. 前缘层由成纤维细胞和色素细胞构成
   D. 虹膜基质为薄层的结缔组织
   E. 虹膜上皮包括肌上皮细胞和含大量色素颗粒的细胞

8. 关于色素上皮细胞描述哪项错误(　　)

　　A. 为单层柱状细胞

　　B. 上皮基底面紧贴玻璃膜

　　C. 胞质内含许多粗大的黑素颗粒可吸收紫外线

　　D. 可吞噬视细胞脱落下来的膜盘

　　E. 色素上皮细胞具有储存维生素 A 的功能

9. 关于视细胞描述哪项错误(　　)

　　A. 又称感光细胞

　　B. 细胞分为胞体、外突和内突三部分

　　C. 外突中段有一缩窄将其分为内节和外节

　　D. 外节为感光部位，含有大量平行排列的扁平状膜盘

　　E. 内突末端主要与节细胞形成突触联系

10. 下列哪项不符合视杆细胞的特点(　　)

　　A. 数量较多，胞体细长，核小、染色深

　　B. 外突呈杆状，内突末端膨大呈球状

　　C. 顶端衰老的膜盘不脱落

　　D. 膜盘上镶嵌的感光蛋白称视紫红质，感受弱光

　　E. 当人体维生素 A 不足时，视紫红质缺乏，导致弱光视力减退

11. 下列哪项不是视锥细胞特点(　　)

　　A. 外突呈圆锥形，分内外两节

　　B. 外节膜盘上嵌有视色素

　　C. 膜盘不断脱落，由内节产生补充

　　D. 轴突与双极细胞相连

　　E. 视锥细胞可位于中央凹

12. 含视紫红质、感暗光和弱光的细胞是(　　)

　　A. 色素上皮细胞　　　　　　B. 视锥细胞　　　　　　C. 视杆细胞

　　D. 双极细胞　　　　　　　　E. 节细胞

13. 视网膜感受强光和色觉的细胞是(　　)

　　A. 视杆细胞　　　　　　　　B. 视锥细胞　　　　　　C. 双极细胞

　　D. 节细胞　　　　　　　　　E. 色素上皮细胞

14. 不符合视网膜中央凹的特点是(　　)

　　A. 位于黄斑中央的浅凹

　　B. 是视网膜最薄的部分

　　C. 只有色素上皮细胞和视杆细胞

　　D. 视细胞与侏儒双极细胞、侏儒节细胞之间形成一对一的联系

　　E. 是视觉最敏锐的部位

15. 老年性白内障主要是由于(　　)

A. 晶状体上皮细胞在赤道部逐渐变成长柱状称晶状体纤维

B. 中心部的纤维衰老变硬，胞核消失，含水量减少，形成晶状体核

C. 晶状体内无血管和神经，靠房水供给营养

D. 晶状体弹性减退，透明度降低

E. 晶状体混浊

16. 分泌房水的主要部位是(　　)

    A. 虹膜 　　　　　　　　　　B. 睫状小带 　　　　　　　C. 脉络膜

    D. 睫状体非色素上皮细胞 　　E. 角膜内皮

17. 关于房水描述错误的是(　　)

    A. 为无色透明液体 　　　　　B. 充满眼房内 　　　　　　C. 营养虹膜

    D. 具有屈光作用 　　　　　　E. 参与维持眼压

18. 螺旋器位于(　　)

    A. 膜半规管 　　　　　　　　B. 膜蜗管 　　　　　　　　C. 膜前庭

    D. 球囊 　　　　　　　　　　E. 椭圆囊

19. 螺旋器中感受听觉的细胞是(　　)

    A. 内柱细胞 　　　　　　　　B. 内指细胞 　　　　　　　C. 外柱细胞

    D. 外指细胞 　　　　　　　　E. 毛细胞

20. 与位觉感觉无关的结构是(　　)

    A. 螺旋器 　　　　　　　　　B. 椭圆囊斑 　　　　　　　C. 球囊斑

    D. 位砂膜 　　　　　　　　　E. 壶腹嵴

21. 参与声波传导的结构是(　　)

    A. 血管纹 　　　　　　　　　B. 骨螺旋板 　　　　　　　C. 螺旋韧带

    D. 基底膜 　　　　　　　　　E. 位砂膜

22. 感受直线运动的结构是(　　)

    A. 壶腹嵴 　　　　　　　　　B. 椭圆囊 　　　　　　　　C. 螺旋器

    D. 球囊 　　　　　　　　　　E. 椭圆囊斑和球囊斑

23. 感受身体或头部的旋转运动的结构是(　　)

    A. 壶腹嵴 　　　　　　　　　B. 椭圆囊 　　　　　　　　C. 螺旋器

    D. 球囊 　　　　　　　　　　E. 椭圆囊斑和球囊斑

24. 哪个部位的腔面不形成位觉和听觉感受器(　　)

    A. 前庭 　　　　　　　　　　B. 膜蜗管 　　　　　　　　C. 椭圆囊

    D. 球囊 　　　　　　　　　　E. 膜半规管

25. 晶状体纤维是(　　)

    A. 胶原纤维 　　　　　　　　B. 胶原原纤维 　　　　　　C. 弹性纤维

    D. 胶原原纤维和弹性纤维 　　E. 增长的晶状体上皮细胞

(二)多选题

26. 巩膜的结构特点包括(　　)

    A. 有大量胶原纤维束相互交织　　B. 血管、色素很丰富　　C. 有成纤维细胞

    D. 呈瓷白色不透明　　E. 质地坚硬

27. 关于角膜上皮的描述哪些正确(　　　)

    A. 是未角化的复层扁平上皮　　B. 基部凹凸不平　　C. 再生能力较强

    D. 较厚，由前至后分8~10层　　E. 与球结膜的上皮相连续

28. 角膜透明的重要因素包括(　　　)

    A. 角膜上皮薄

    B. 上皮细胞排列整齐

    C. 角膜基质胶原原纤维直径一致平行排列

    D. 基质含适量水分

    E. 角膜内无血管

29. 眼球的屈光装置包括(　　　)

    A. 晶状体　　　　　　B. 玻璃体　　　　　　C. 房水

    D. 睫状体　　　　　　E. 角膜

30. 参与分泌产生房水的结构有(　　　)

    A. 虹膜血管内的血液　　　　B. 视网膜血管内的血液

    C. 睫状体非色素上皮细胞　　D. 虹膜上皮细胞

    E. 睫状体血管内的血液

31. 视杆细胞的特点是(　　　)

    A. 外节呈杆状　　　　　B. 膜盘不脱落

    C. 膜盘与胞膜不分离　　D. 感受弱光

    E. 含感光物质称视紫红质

32. 视锥细胞的特点是(　　　)

    A. 外节呈锥状　　　　　B. 顶部膜盘衰老不断脱落

    C. 膜盘与胞膜不分离　　D. 感受强光和色觉刺激

    E. 视色素由内节不断合成

33. 构成螺旋器的主要细胞是(　　　)

    A. 柱细胞　　　　　　B. 指细胞　　　　　　C. 毛细胞

    D. 血管纹的细胞　　　E. 基细胞

34. 关于螺旋器的描述哪些是正确的(　　　)

    A. 由支持细胞和毛细胞构成　　B. 是膜迷路黏膜上皮特化形成的结构

    C. 位于基底膜上　　　　　　D. 毛细胞位于指细胞顶部

    E. 柱细胞起支持作用

35. 视网膜色素上皮的功能是(　　　)

    A. 吞噬膜盘　　　　　B. 保护视细胞　　　　C. 起屏障作用

    D. 直接参与视紫红质形成　　E. 起绝缘作用

36. 内耳的结构是(　　　)

A. 由套叠的两组管道组成

B. 外部为骨迷路，内部为膜迷路

C. 膜迷路管壁的黏膜由单层扁平上皮和结缔组织构成

D. 上皮细胞特化形成听觉或位觉感受器

E. 内、外淋巴相通

37. 下列哪些细胞见于黄斑中央凹(　　)

A. 视锥细胞　　　　　　B. 视杆细胞　　　　　　C. 节细胞

D. 双极细胞　　　　　　E. 色素上皮细胞

38. 视盘的特点是(　　)

A. 为节细胞轴突穿出处　　B. 表面突起呈乳头状　　C. 无视细胞

D. 有色素上皮层　　　　　E. 此处视力最敏锐、最精确

39. 听弦(　　)

A. 位于前庭膜内　　　　B. 位于膜蜗管基底膜内

C. 为特殊的弹性纤维　　D. 蜗底部的听弦比蜗顶部的短

E. 与传入的声波发生共振

40. 壶腹嵴的结构和功能是(　　)

A. 感受直线变速运动　　　B. 上皮由支持细胞和毛细胞组成

C. 支持细胞分泌物形成壶腹帽　D. 感受身体或头部旋转变速运动

E. 感觉头部静止时的位觉

三、是非题

1. 角膜的最外层和最内层均为上皮，外层是复层上皮，内层是单层上皮。(　　)

2. 角膜基质为角膜中最厚的一层，约占角膜的90%。主要由大量的胶原纤维平行排列，形成与表面平行的胶原板层结构。(　　)

3. 虹膜的瞳孔括约肌和瞳孔开大肌是平滑肌。(　　)

4. 脉络膜为血管膜的后2/3部分，衬于巩膜内面，是富含血管和色素细胞的疏松结缔组织。最内一层为均质的薄膜与视网膜相贴，由纤维和基质组成，称玻璃膜。(　　)

5. 视细胞又称感光细胞，是视觉的第一级神经元，属于多极神经元。(　　)

6. 视杆细胞外突呈杆状，故称视杆，内突末端膨大呈球状。外节中的膜盘与表面细胞膜分离，形成独立的膜盘。(　　)

7. 视杆细胞膜盘上镶嵌的感光蛋白称视紫红质，当视紫红质缺乏时，导致色盲。(　　)

8. 视锥细胞形态与视杆细胞近似，外突短粗呈圆锥形，故称视锥。视锥外节的膜盘感光物质称视色素，感受强光和颜色。(　　)

9. 黄斑是视网膜后极的一浅黄色区域，正对视轴处，中央有一浅凹，称中央凹。中央凹是视网膜最薄的部分，只有色素上皮细胞和视杆细胞。(　　)

10. 玻璃体位于晶状体、睫状体与视网膜之间，外包透明的玻璃体膜，玻璃体流失可再生。（　　）

11. 视神经乳头位于视网膜后极，黄斑的鼻侧，是视神经穿出眼球部位，此处缺乏视细胞，故又称盲点。（　　）

12. 膜迷路腔内充满内淋巴，膜迷路与骨迷路之间的腔隙充满外淋巴，内、外淋巴互不相通。内淋巴由膜蜗管的血管纹产生，淋巴有营养内耳和传递声波等作用。（　　）

13. 螺旋器基底膜中含有大量的弹性纤维称听弦。（　　）

14. 壶腹嵴也是位觉感受器，感受身体直线变速运动。（　　）

15. 位觉斑感受身体的直线变速运动和静止状态。（　　）

四、名词解释

1. 角膜内皮
2. 小梁网
3. 房水
4. 巩膜距
5. 视盘
6. 膜盘
7. 位觉斑
8. 螺旋器
9. 壶腹嵴
10. 膜迷路

五、简答题

1. 简述房水的产生、回流、作用及其相关结构的特点。
2. 简述光线到达视网膜感光细胞并转化为神经冲动传出眼球需要通过哪些结构？
3. 简述螺旋器的结构和功能。

六、论述题

1. 试述视网膜的细胞层次及各层细胞的结构特点。
2. 试述比较视网膜两种感光细胞的结构和及功能。
3. 患者为40岁男性，多次出现眩晕，持续时间有时会超过半小时，伴有耳鸣和耳闷胀感，自述听力有些下降，发作时通过休息也未见缓解。请判断患者最可能是什么疾病，并进行简要解释。
4. 患者为35岁女性，自述在床上翻身转头时突然出现短暂的眩晕。请给出诊断并简要解释。

参考答案

一、填空题

1. 纤维膜　血管膜　视网膜
2. 角膜上皮　前界膜　角膜基质　后界膜　角膜内皮
3. 房水　角膜　玻璃体　晶状体
4. 角膜缘　巩膜静脉窦　小梁网　房水循环
5. 视紫红质　膜盘　11-顺视黄醛　视蛋白
6. 维生素A　视紫红质　弱光视力
7. 色素上皮层　视细胞层　双极细胞层　节细胞层
8. 感光细胞（视细胞）　视杆细胞　视锥细胞　放射状胶质细胞（米勒细胞）
9. 视网膜后极　中央凹　色素上皮细胞　视锥细胞　视锥细胞　鼻侧　视细胞盲点
10. 椭圆囊　球囊　椭圆囊斑　球囊斑　位觉　位觉斑　直线变速运动　静止状态
11. 前庭膜　血管纹　内淋巴　骨螺旋板　基底膜　螺旋器　听觉

二、选择题

（一）单选题

1. B。解释：角膜上皮为复层扁平上皮。
2. D。解释：虹膜不参与屈光作用。
3. D。解释：色素上皮细胞、视细胞、双极细胞、节细胞。
4. D。解释：游离神经末梢丰富是角膜上皮感觉敏锐的主要原因。
5. A。解释：巩膜为呈瓷白色不透明的结构。
6. E。解释：由前至后依次为虹膜、睫状体和脉络膜。
7. D。解释：虹膜基质为较厚的结缔组织。
8. A。解释：为单层立方细胞。
9. E。解释：内突末端主要与双极细胞形成突触联系。
10. C。解释：顶端衰老的膜盘不断脱落。
11. C。解释：膜盘不脱落。
12. C。解释：视杆细胞。
13. B。解释：视锥细胞。
14. C。解释：只有色素上皮细胞和视锥细胞。
15. E。解释：晶状体混浊。
16. D。解释：睫状体非色素上皮细胞分泌房水。
17. C。解释：房水不营养虹膜。

18. B。解释：螺旋器位于膜蜗管。

19. E。解释：毛细胞是螺旋器中感受听觉的细胞。

20. A。解释：螺旋器是听觉感觉的结构。

21. D。解释：基底膜参与声波传导。

22. E。解释：椭圆囊斑和球囊斑是感受直线运动的结构。

23. A。解释：壶腹嵴是感受身体或头部的旋转运动的结构。

24. A。解释：位觉和听觉感受器是膜迷路局部黏膜增厚形成，前庭属于骨迷路。

25. E。解释：晶状体纤维是指晶状体囊内侧长柱状的晶状体上皮细胞而言。

（二）多选题

26. A、C、D、E。解释：巩膜呈瓷白色不透明，由致密结缔组织构成，粗大的胶原纤维相互交织成网，成纤维细胞是结缔组织内主要细胞成分，巩膜质地坚硬。血管、色素不丰富。

27. A、C、E。解释：为未角化的复层扁平上皮，由5~6层排列整齐的细胞构成。基底层细胞平坦，为一层矮柱状细胞，其再生能力很强，损伤后容易修复。上皮内有丰富的游离感觉神经末梢，角膜边缘与球结膜的上皮相续。

28. A、B、C、D、E。

29. A、B、C、E。解释：眼球的屈光装置包括房水、晶状体和玻璃体，均无色透明，与角膜共同组成眼的屈光装置。睫状体虽然参与调节晶状体的曲度，但一般不归为屈光装置

30. C、E。解释：房水为无色透明的液体，由睫状体的血管渗出和非色素上皮细胞分泌而成。其他结构与房水分泌无关。

31. A、D、E。解释：视杆细胞外突呈杆状，故称视杆，外节中的膜盘与表面细胞膜分离，形成独立的膜盘。而顶端衰老的膜盘不断脱落，膜盘上镶嵌的感光蛋白称视紫红质，感受弱光。

32. A、C、D、E。解释：视锥细胞外突短粗呈圆锥形，故称视锥。视锥外节的膜盘大多与细胞膜不分离，顶端膜盘也不脱落，而感光物质则不断更新。其感光物质称视色素，感受强光和颜色。

33. A、B、C。解释：螺旋器又称柯蒂氏器，是听觉感受器，由支持细胞和毛细胞组成，支持细胞包括柱细胞和指细胞两种。

34. A、B、C、D、E。

35. A、B、C。解释：视网膜色素上皮为单层立方的色素上皮细胞构成，胞质内含许多粗大的黑素颗粒和吞噬体，黑素颗粒可吸收紫外线，以防止强光对视细胞的损伤；吞噬体为视细胞脱落下来的膜盘。色素上皮细胞有储存维生素A的功能，维生素A是视紫红质合成的原料，但色素细胞不直接参与视紫红质的在形成。色素上皮还构成视网膜的保护性屏障。

36. A、B、C、D。解释：内耳由套叠的两组管道组成，走行弯曲称迷路。外部为骨

迷路,内部为膜迷路,膜迷路悬系在骨迷路内。膜迷路管壁的黏膜由单层扁平上皮和结缔组织构成,某些部位的黏膜增厚,上皮细胞特化形成听觉或位觉感受器。膜迷路腔内充满内淋巴,膜迷路与骨迷路之间的腔隙充满外淋巴,内、外淋巴互不相通。

37. A、E。解释:中央凹是视网膜最薄的部分,只有色素上皮细胞和视锥细胞。视锥细胞与侏儒双极细胞、侏儒节细胞之间形成一对一的联系,能精确传导视觉信息。而双极细胞和节细胞均斜向外周排列,故光线可直接落在视锥细胞上。因此,中央凹是视觉最敏锐的部位。

38. A、B、C。解释:视盘又称视神经乳头,是视神经穿出眼球部位(视神经由节细胞的轴突构成),此处缺乏视细胞,称之为盲点。

39. B、D。解释:听弦为螺旋器基底膜中大量的胶原样细丝,听弦从蜗轴向外呈放射状排列,由于基底膜从蜗底至蜗顶逐渐增宽,听弦也随之增长,听弦越长,故蜗底的基底膜能与高频振动发生共振,蜗顶的基底膜能与低频振动发生共振。

40. B、C、D。解释:壶腹嵴其基本结构和位觉斑相似,上皮由支持细胞和毛细胞组成,壶腹嵴的胶质膜较厚,形成圆顶状的壶腹帽,壶腹帽由支持细胞分泌的糖蛋白形成。壶腹嵴也是位觉感受器,感受身体或头部的旋转变速运动。

三、是非题

正确:1、4、6、8、11、12、15。

错误:

2. 解释:角膜基质为角膜中最厚的一层,约占角膜的90%。主要由大量的胶原原纤维平行排列,形成与表面平行的胶原板层结构。

3. 解释:虹膜的瞳孔括约肌和瞳孔开大肌是具有收缩功能的特化的肌上皮细胞构成。

5. 解释:视细胞又称感光细胞,是视觉的第一级神经元,属于双极神经元。

7. 解释:视杆细胞膜盘上镶嵌的感光蛋白称视紫红质,当视紫红质缺乏时,导致夜盲。

9. 解释:黄斑是视网膜后极的一浅黄色区域,正对视轴处,中央有一浅凹,称中央凹。中央凹是视网膜最薄的部分,只有色素上皮细胞和视锥细胞。

10. 解释:玻璃体位于晶状体、睫状体与视网膜之间,外包透明的玻璃体膜,玻璃体流失不能再生。

13. 解释:螺旋器基底膜中含有大量的胶原样细丝称听弦。

14. 解释:壶腹嵴也是位觉感受器,感受身体或头部的旋转变速运动。

四、名词解释

1. 是角膜最内层的结构,为单层扁平上皮。细胞有丰富的粗面内质网和发达的高尔基复合体,以及大量的线粒体和吞饮小泡。角膜内皮的功能是合成和分泌蛋白质,维持和修复角膜后界层的正常结构,并具有活跃的物质转运功能。

2. 位于角膜缘，覆盖于巩膜静脉窦的内侧，由角膜基质的纤维、后界层和角膜内皮向后延伸而成。小梁的轴心为胶原纤维，表面覆以内皮细胞，小梁之间为小梁间隙。小梁网是房水流出的通道，房水从眼后房经瞳孔、眼前房和小梁网间隙流入巩膜静脉窦，最终从静脉导出，以维持眼内压平衡。

3. 房水是眼球内不断循环的体液，充盈于眼房内。它是睫状体血管内血液渗出及非色素上皮细胞分泌形成的，无色透明，含蛋白质等营养物质，有营养角膜、晶状体等的作用，房水从后房经瞳孔至前房，继而从前房角经小梁网间隙和巩膜静脉窦回流入静脉。房水的产生和回流保持平衡，若房水回流受阻，眼内压增高，即为青光眼。

4. 与角膜交界的部位，巩膜向前内侧伸出一较短的环形突起，是小梁网和睫状肌的附着部位。

5. 又称视神经乳头，位于黄斑鼻侧，圆盘状，呈乳头状隆起，中央略凹，为视神经穿出处，并有视网膜中央动、静脉通过。此处无感光细胞，故又称盲点。

6. 是视网膜视细胞外节基部胞膜内陷形成的互相重叠的盘状结构，膜盘上镶嵌着感光物质，是视细胞的感光部位。在视杆细胞中，膜盘与细胞膜分离，外节顶部衰老的膜盘不断脱落，被色素上皮细胞吞噬；膜盘上镶嵌的感光物质为视紫红质，感受弱光。视锥细胞的膜盘大多与细胞膜不分离，外节顶部膜盘也不脱落；膜盘上镶嵌的感光物质分别是红敏视色素、蓝敏视色素和绿敏视色素，其功能是感受强光和色觉。

7. 椭圆囊外侧壁和球囊前壁的黏膜局部增厚，呈斑块状，分别称椭圆囊斑和球囊斑，均为位觉感受器，故又合称位觉斑。

8. 膜蜗管基底膜上皮呈螺旋状的膨隆结构，由支持细胞和毛细胞组成，是听觉感受器。

9. 是膜半规管壶腹部黏膜局部增厚形成的嵴状隆起，上皮由支持细胞和毛细胞组成，其上覆盖壶腹帽。毛细胞位于壶腹嵴顶部的支持细胞间，细胞顶部有许多静纤毛和1根动纤毛，基部与前庭神经末梢形成突触。壶腹帽为支持细胞分泌的糖蛋白性胶状物，毛细胞的纤毛伸入其内。壶腹嵴是位觉感受器，感受头部旋转运动的开始和终止时的刺激。

10. 为悬系在骨迷路内的膜性结构，形态与骨迷路相似，其中充满内淋巴。膜迷路分为膜蜗管、膜前庭（椭圆囊和球囊）和膜半规管三部分，三者相互通连。管壁黏膜一般由单层扁平上皮和固有层构成，某些部位的黏膜增厚，特化成听觉或位觉感受器。

五、简答题

1. 答：房水是充满于眼房的透明液体，由睫状体的血液渗出和非色素上皮细胞分泌而成。房水从后房经瞳孔至前房，继而在前房角经小梁间隙进入巩膜静脉窦，最终由睫状前静脉导出。房水具有屈光作用，并可营养晶状体和角膜以及维持眼压。①睫状体由睫状肌、基质和上皮组成。睫状肌为3组走行方向不同的平滑肌；基质为富含血管和色素细胞的结缔组织；上皮的外层为立方形的色素细胞，内层为立方或矮柱状的非色素细胞。非色素细胞的分泌和基质血管的渗出形成房水。②瞳孔是虹膜中央的圆孔，睫状体产生的房水从后房经瞳孔进入前房，并流向前房角。③房水在前房角进入小梁网的间隙。小梁网位于角膜缘的内侧部，由角膜基质纤维、后界层和角膜内皮向后扩展而成。小梁由胶原纤维覆以内皮构成，小梁之间有小梁间隙。④小梁间隙与巩膜静脉窦相通，后者是一环形管道，管壁由内皮、不连续的基膜和薄层结缔组织构成。房水流入巩膜静脉窦，而后经静脉导出。

2. 答：①光线依次通过角膜、前房水、瞳孔、后房水、晶状体、玻璃体等屈光装置后，再透过视网膜的节细胞层、双极细胞层到达视细胞。②视细胞分视杆细胞和视锥细胞两种，其外突的外节（即视杆和视锥）有许多平行排列的膜盘，膜盘上镶嵌的感光物质分别感受暗光、弱光和强光、色觉，并转变为神经冲动。③神经冲动传出眼球依次通过视细胞的内突（即轴突）传递、双极细胞的树突、双极细胞的轴突、节细胞的树突、节细胞的轴突和视神经，从而将冲动传向中枢。

3. 答：①螺旋器又称 Corti 器，是膜蜗管基底膜上呈螺旋状的膨隆结构，由支持细胞和毛细胞组成。②支持细胞主要有柱细胞和指细胞两种，均贴附于基底膜上，柱细胞基部较宽，中部细长，排列为内、外两行，分别称内、外柱细胞。内、外柱细胞在基底部和顶部彼此连接，中部分离，围成一条三角形的内隧道。指细胞呈杯状，位于柱细胞两侧，故分别称为内、外指细胞，细胞顶部伸出指状突起，支托毛细胞。③毛细胞分为内、外毛细胞。内毛细胞1列，外毛细胞3~4列，分别坐落在内、外指细胞上。毛细胞是感觉细胞，顶部有数十根排列规则的静纤毛，底部有神经末梢与之相连。④螺旋器是听觉感受器，当外耳道的声波传递到蜗管的外淋巴时，外淋巴的振动使螺旋器的基底膜共振，导致盖膜与毛细胞的静纤毛接触，使得毛细胞的静纤毛与盖膜的位置发生变化而弯曲，从而产生神经冲动，并将冲动经耳蜗神经传入中枢，形成听觉。

六、论述题

1. 答：视网膜为神经组织，主要由四层细胞构成，由外向内依次是色素上皮层、视细胞层、双极细胞层和节细胞层。神经胶质细胞主要是放射状胶质细胞（米勒细胞），细胞狭长，几乎贯穿除色素上皮外的视网膜全层，其胞核位于双极细胞层，叶片状突起伸展于神经元之间。①色素上皮层：由色素上皮细胞构成单层立方上皮，基底面紧贴玻璃膜，顶部突起伸入视细胞外节之间。胞质内含许多粗大的黑素颗粒和吞噬体。②视细胞层：由视细胞（感光细胞）构成，是感觉神经元。细胞分为胞体、外突和内突三部分。外突分为内节和外节，内节是合成蛋白质的部位，含丰富的线粒体、粗面内质网和高尔基复合体；外节为感光部位，含有大量平行层叠的膜盘。根据外突形状和感光性质不同，视细胞分为视杆细胞和视锥细胞。视杆细胞，细胞细长，核小、染色深，外突呈杆状，内突末端膨大呈小球状，感光蛋白为视紫红质，感弱光；视锥细胞较视杆细胞粗壮，核大、染色较浅，外突呈锥形，内突末端膨大呈足状，感光物质为视色素，感受强光和颜色。③双极细胞层：主要由双极细胞构成，双极细胞连接视细胞和节细胞的纵向中间神经元，大多数双极细胞可与多个视细胞和节细胞形成突触联系；少数只与一个视锥细胞和一个节细胞联系。此层还有水平细胞、无长突细胞和网间细胞等中间神经元。④节细胞层：节细胞是具有长轴突的多极神经元，大多为单层排列，树突主要与双极细胞形成突触，轴突汇聚形成视神经离开眼球。

2. 答：视杆细胞（rod cell）：视杆细胞的胞体位于外核层的内侧份，细胞核较小，染色较深。视杆分内节与外节两段，内节是合成蛋白质的部位，含丰富的线粒体、粗面内质网和高尔基复合体；外节为感光部位，含有许多平行排列的膜盘，它们是由外节基部一侧的胞膜内陷，与胞膜分离后形成的独立膜盘。外节顶部衰老的膜盘不断脱落，并被色素上皮细胞吞噬。膜盘上镶嵌的感光物质称视紫红质（rhodopsin），感弱光。视紫红质由 11-顺视黄醛和视蛋白组成，维生素 A 是合成 11-顺视黄醛的原料，因此当人体维生素 A 不足时，视紫红质缺乏，导致弱光视力减退即为夜盲。视杆细胞的内突伸入外网层，内突末端膨大呈小球状，与双极细胞和水平细胞形成突触。

视锥细胞（cone cell）：细胞形态与视杆细胞近似。视锥细胞胞体位于外核层的外侧份，细胞核较大，染色较浅。视锥也分内节和外节。外节内的膜盘大多与细胞膜不分离，顶部膜盘也不脱落，膜盘上嵌有能感受强光和色觉的视色素，由内节不断合成和补充。人和绝大多数哺乳动物有三种视锥细胞，分别有红敏色素、蓝敏色素和绿敏色素，也由 11-顺视黄醛和视蛋白组成。但视蛋白的结构与视杆细胞的不同。缺少感红光（或绿光）的视锥细胞，则不能分辨红（或绿）色，为红（或绿）色盲。视锥胞的内突末端膨大呈足状，可与一个或多个双极细胞的树突以及水平细胞形成突触。

3. 答：梅尼埃病。梅尼埃病是一种特发性内耳疾病，在 1861 年由法国医师 Prosper Meniere 首次提出。该病主要的病理改变为膜迷路积水，临床表现为反复发作的旋转型眩晕、波动性听力下降、耳鸣和耳闷胀感。本病多发生于 30~50 岁的中青年人，儿童少见，男女发病无明显差别。病因不明确，与感染、损伤、遗传、肿瘤及免疫等多种因素有关。

4. 答：耳石症。耳石症是由于耳石脱落引起的，表现为在床上翻身时，头位变动时导致头晕，头位无变动时则不晕，一般持续几秒钟或十几秒钟，很少超过一分钟。

（首都医科大学　翁静）

第十四章 内分泌系统 ▷▷▷▷

本章重点、难点

1. 甲状腺的组织学结构和功能

2. 肾上腺的组织学结构和功能

3. 脑垂体的组织学结构和功能

测试题

一、填空题

1. 甲状腺表面有结缔组织组成的_____。结缔组织将实质分成许多小叶，小叶内有_____和_____两种内分泌细胞。

2. 甲状腺滤泡由_____围成，滤泡腔内含有_____。

3. _____细胞合成和分泌甲状腺激素，_____细胞分泌降钙素。

4. 肾上腺皮质从外向内分三带：_____带，分泌_____；_____带，分泌_____；_____带，主要分泌_____。

5. 肾上腺髓质细胞又称为_____细胞，分泌_____和_____。

6. 腺垂体远侧部嗜酸性细胞分泌_____和_____。

7. 促肾上腺皮质激素由_____细胞分泌，该激素可促进肾上腺皮质_____细胞分泌_____。

8. 视上核和室旁核的神经内分泌细胞合成_____和_____。其中，作用于肾远曲小管和集合管的激素是_____。

9. 甲状腺的功能受垂体远侧部_____细胞分泌的_____调控。

10. 内分泌细胞根据其分泌物的化学性质不同可分为_____细胞和_____细胞两种。机体绝大部分内分泌细胞为_____，其超微结构特点与蛋白质分泌细胞相似，即胞质内含有_____、_____和_____。而另一类内分泌细胞的超微结构的特点是，胞质中含有_____、_____和_____。

11. 内分泌腺的特征是腺细胞排列成_____、_____或呈_____。腺细胞周围有丰富的_____，分泌物称_____。外分泌腺与内分泌腺比较，不同的是由

_____和_____两部分组成，其分泌物经_____分泌至体表或器官腔内。

12. 垂体由_____和_____两部分组成，前者的远侧部的腺细胞根据细胞质的嗜色特性分为_____、_____和_____。其中，细胞质呈嗜酸性的细胞可分泌_____和_____；细胞质呈嗜碱性的细胞可分泌_____、_____和_____。

二、选择题

（一）单选题

1. 肢端肥大症是由垂体哪种细胞分泌过盛引起的(　　)
    A. 垂体细胞　　　　　　　　B. 嗜碱性细胞　　　　　C. 嗜酸性细胞
    D. 嫌色细胞　　　　　　　　E. 下丘脑神经内分泌细胞

2. 腺垂体分为(　　)
    A. 前叶和后叶　　　　　　　　　B. 远侧部、结节部、中间部
    C. 前叶和漏斗部　　　　　　　　D. 远侧部、中间部和漏斗
    E. 神经部和漏斗

3. 垂体细胞是(　　)
    A. 内分泌细胞　　　　　　　　　B. 神经元
    C. 神经内分泌细胞　　　　　　　D. 神经胶质细胞
    E. APUD 细胞

4. 分泌甲状旁腺激素的细胞是(　　)
    A. 主细胞　　　　　　　　　　B. 嗜碱性细胞　　　　　C. 滤泡旁细胞
    D. 嗜酸性细胞　　　　　　　　E. 嗜中性细胞

5. 盐皮质激素由何处分泌(　　)
    A. 肾上腺球状带　　　　　　　B. 肾上腺束状带　　　　C. 肾上腺网状带
    D. 垂体结节部　　　　　　　　E. 垂体远侧部

6. 糖皮质激素主要分泌处是(　　)
    A. 肾上腺球状带　　　　　　　B. 肾上腺束状带　　　　C. 肾上腺网状带
    D. 垂体结节部　　　　　　　　E. 垂体远侧部

7. 细胞质内含有嗜铬颗粒的细胞是(　　)
    A. 肾上腺皮质细胞　　　　　　B. 促肾上腺皮质激素细胞　C. 卵巢门细胞
    D. 交感神经节细胞　　　　　　E. 肾上腺髓质细胞

8. 生长激素由何处分泌(　　)
    A. 垂体远侧部　　　　　　　　B. 垂体神经部　　　　　C. 视上核
    D. 室旁核　　　　　　　　　　E. 垂体中间部

9. 分泌促肾上腺皮质激素的细胞是(　　)
    A. 肾上腺球状带细胞　　　　　B. 肾上腺束状带细胞
    C. 垂体远侧部嗜碱性细胞　　　D. 垂体远侧部嗜酸性细胞

E. 垂体中间部滤泡细胞

10. 垂体远侧部腺细胞主要受下列哪种激素调节（　　）

A. 下丘脑视上核分泌的激素 　B. 下丘脑室旁核分泌的激素

C. 赫令体释放的激素 　D. 神经垂体分泌的激素

E. 下丘脑弓状核分泌的激素

11. 抗利尿激素合成于（　　）

A. 下丘脑弓状核（漏斗部）　B. 下丘脑结节部

C. 下丘脑视上核和室旁核 　D. 下丘脑视上核和弓状核

E. 下丘脑中间部

12. 女性体内产生雄激素的细胞是（　　）

A. 肾间质细胞 　B. 胰岛细胞

C. 肾上腺网状带细胞 　D. 肾上腺束状带细胞

E. 甲状旁腺细胞

13. 甲状腺滤泡旁细胞分泌（　　）

A. 松弛素 　B. 催乳素 　C. 生长素

D. 降钙素 　E. 甲状腺素

14. 不属于腺垂体远侧部的结构是（　　）

A. 嗜酸性细胞 　B. 嗜碱性细胞 　C. 赫令体

D. 嫌色细胞 　E. 窦状毛细血管

15. 分泌生长激素的是（　　）

A. 垂体远侧部嗜酸性细胞 　B. 垂体远侧部嗜碱性细胞

C. 下丘脑视上核细胞 　D. 下丘脑室旁核细胞

E. 垂体细胞

16. 分泌卵泡刺激素的是（　　）

A. 促甲状腺激素细胞 　B. 促性腺激素细胞

C. 促肾上腺皮质激素细胞 　D. 催乳激素细胞

E. 嗜酸性细胞

17. 分泌降钙素的细胞是（　　）

A. 甲状腺滤泡上皮细胞 　B. 滤泡旁细胞

C. 甲状旁腺主细胞 　D. 甲状旁腺嗜酸性细胞

E. 腺垂体嗜碱性细胞

18. 关于内分泌腺的描述错误的是（　　）

A. 所有的内分泌细胞都存在于内分泌腺中

B. 腺细胞排列成索状，团状或围成滤泡

C. 腺细胞之间有丰富的毛细血管网

D. 腺细胞的分泌物称为激素

E. 分泌物经血液循环或组织液作用于靶器官

19. 抗利尿激素从何处释放入血(　　)

　　A. 视上核　　　　　　　　B. 室旁核　　　　　　　　C. 垂体神经部

　　D. 垂体远侧部　　　　　　E. 垂体门脉系统

20. 催产素从何处释放入血(　　)

　　A. 子宫　　　　　　　　　B. 卵巢　　　　　　　　　C. 神经垂体

　　D. 腺垂体　　　　　　　　E. 下丘脑

21. 视上核及室旁核产生的激素经哪种结构到达神经垂体(　　)

　　A. 神经元的轴突　　　　　B. 垂体门脉系统　　　　　C. 毛细淋巴管

　　D. 毛细血管后微静脉　　　E. 毛细血管

22. 下丘脑产生的释放激素及释放抑制激素经过哪种结构进入腺垂体(　　)

　　A. 毛细血管后微静脉　　　B. 垂体门微静脉　　　　　C. 下丘脑

　　D. 无髓神经纤维　　　　　E. 毛细胞淋巴管

23. 关于脑垂体神经部的结构成分,哪项错误(　　)

　　A. 内分泌神经元　　　　　B. 垂体细胞　　　　　　　C. 无髓神经纤维

　　D. 丰富的毛细血管网　　　E. 赫令体

24. 肾上腺盐皮质激素作用于肾脏的(　　)

　　A. 近端小管曲部　　　　　B. 近端小管直部　　　　　C. 细段

　　D. 远端小管曲部　　　　　E. 远端小管直部

25. 神经垂体的功能是(　　)

　　A. 合成激素

　　B. 调节脑垂体的活动

　　C. 贮存和释放下丘脑激素的场所

　　D. 受下丘脑分泌物的调节

　　E. 贮存和释放腺垂体合成的激素

26. 垂体门脉系统的第二级毛细血管网位于(　　)

　　A. 中间部　　　　　　　　B. 远侧部　　　　　　　　C. 神经部

　　D. 正中隆起　　　　　　　E. 结节部

27. 脑垂体的黑素细胞刺激素细胞存在于(　　)

　　A. 神经部　　　　　　　　B. 中间部　　　　　　　　C. 结节部

　　D. 漏斗部　　　　　　　　E. 正中隆起

28. 催产素的靶器官是(　　)

　　A. 乳腺、子宫　　　　　　B. 乳腺、卵巢　　　　　　C. 输卵管、乳腺

　　D. 卵巢、子宫　　　　　　E. 卵巢、输卵管

29. 甲状腺球蛋白的碘化发生的部位是(　　)

　　A. 滤泡上皮细胞　　　　　B. 滤泡上皮细胞膜　　　　C. 滤泡腔

　　D. 滤泡上皮细胞间　　　　E. 滤泡旁细胞

30. 属于 APUD 系统的细胞有(　　)

A. 肾上腺髓质嗜铬细胞　　　　　B. 松果体细胞

C. 甲状腺滤泡上皮细胞　　　　　D. 垂体前叶细胞

E. 胃底腺内分泌细胞

（二）多选题

31. 下丘脑神经内分泌细胞分泌的激素有（　　　）

    A. 抗利尿激素　　　　　　　B. 催产素　　　　　　　C. 催乳激素

    D. 释放抑制激素　　　　　　E. 释放激素

32. 赫令体内含有（　　　）

    A. 催产素　　　　　　　　　B. 催乳激素　　　　　　C. 卵泡刺激素

    D. 抗利尿激素　　　　　　　E. 促甲状腺激素

33. 关于甲状腺激素的形成，正确的是（　　　）

    A. 滤泡上皮细胞自血中摄取氨基酸

    B. 在滤泡上皮细胞内摄入的碘与甲状腺球蛋白结合

    C. 在粗面内质网和高尔基复合体合成加工甲状腺球蛋白

    D. 分泌颗粒以胞吐方式入滤泡腔贮存

    E. 在滤泡腔内摄入的碘与甲状腺球蛋白结合

34. 关于甲状旁腺的描述正确的是（　　　）

    A. 腺细胞分为主细胞和嗜酸性细胞

    B. 嗜酸性细胞体积大，胞质嗜酸性，核小，染色深

    C. 嗜酸性细胞合成和分泌甲状旁腺激素

    D. 分泌的甲状旁腺激素参与血钙浓度调节

    E. 分泌的降钙素参与血钙浓度调节

35. 能分泌类固醇激素的细胞有（　　　）

    A. 垂体嗜酸性细胞　　　　　B. 睾丸间质细胞　　　　C. 卵巢门细胞

    D. 肾上腺皮质细胞　　　　　E. 垂体嗜碱性细胞

36. 下列哪项属于内分泌腺（　　　）

    A. 甲状腺　　　　　　　　　B. 甲状旁腺　　　　　　C. 肾上腺

    D. 胸腺　　　　　　　　　　E. 唾液腺

三、是非题

1. 体内所有的内分泌细胞都存在于内分泌器官内。（　　　）

2. 类固醇激素分泌细胞含有分泌颗粒和大量的脂滴。（　　　）

3. 甲状腺滤泡旁细胞分泌甲状旁腺激素。（　　　）

4. 肾上腺皮质球状带细胞分泌的醛固酮能促进肾远曲小管和集合管排出钠和重吸收钾。（　　　）

5. 催产素又称血管加压素，由下丘脑的视上核或室旁核的神经内分泌细胞。（　　　）

6. 神经垂体是储存和释放下丘脑所形成的激素的部位。（　　）

7. 成人生长激素分泌过多导致巨人症。（　　）

8. 释放激素及释放抑制激素调节腺垂体各种细胞的分泌活动。（　　）

9. 加压素增强肾集合小管及远曲小管对水分的重吸收。（　　）

10. 甲状旁腺主细胞分泌降钙素。（　　）

四、名词解释

1. 激素

2. 赫令体

3. 垂体细胞

五、简答题

简述甲状腺的组织学结构。

六、论述题

1. 试述肾上腺的组织学结构。

2. 试述脑垂体的组织学结构。

3. 患者，男，24 岁。20 年前无诱因出现手足搐搦、牙关紧闭，持续 30 秒~2 分钟可自行缓解，后发作频率逐渐增加，由每年发作 3~4 次增加至数日发作一次。多次在外院诊断为"癫痫"，口服抗癫痫药物，症状无缓解。经查血钙水平较低，考虑该患者的主要临床表现可能是血钙低所致。那么应该进一步检查哪些器官？为什么？请简要叙述这些器官的主要内分泌细胞的组成和结构特点。

参考答案

一、填空题

1. 被膜　甲状腺滤泡　滤泡旁细胞

2. 滤泡上皮细胞　滤泡胶质

3. 甲状腺滤泡上皮　滤泡旁

4. 球状　盐皮质激素　束状　糖皮质激素　网状　雄激素

5. 嗜铬　肾上腺素　去甲肾上腺素

6. 生长激素　催乳激素

7. 腺垂体嗜碱性　束状带　糖皮质激素

8. 抗利尿激素　催产素　抗利尿激素

9. 嗜碱性　促甲状腺激素

10. 含氮激素分泌　类固醇激素分泌　含氮激素分泌细胞　粗面内质网　高尔基体分泌颗粒　滑面内质网　管状嵴线粒体　脂滴

11. 团状　索状　滤泡状　毛细血管　激素　腺泡　导管　导管

12. 腺垂体　神经垂体　嗜酸性细胞　嫌色细胞　嗜碱性细胞　生长激素　催乳激素　促甲状腺激素　促性腺激素　促肾上腺皮质激素

二、选择题

（一）单选题

1. C。解释：嗜酸性细胞分泌的生长激素过量可导致成人肢端肥大症。

2. B。解释：垂体分为腺垂体和神经垂体，其中腺垂体包括远侧部、结节部和中间部，神经垂体包括神经部、漏斗和正中隆起。其中远侧部又叫垂体前叶，神经部又叫垂体后叶。

3. D。解释：垂体细胞是神经胶质细胞，对无髓神经纤维起支持、营养、绝缘、保护等作用。

4. A。解释：甲状旁腺主要由主细胞和嗜酸性细胞构成，其中主细胞可分泌甲状旁腺素，又名升钙素。

5. A。解释：肾上腺球状带细胞可分泌盐皮质激素，束状带细胞分泌糖皮质激素，网状带细胞分泌雄激素和少量雌激素。

6. B。解释：见 5。

7. E。解释：肾上腺髓质细胞胞质内含嗜铬颗粒，又名嗜铬细胞。

8. A。解释：垂体远侧部嗜酸性细胞可分泌生长激素和催乳激素。

9. C。解释：垂体远侧部嗜碱性细胞可分泌促甲状腺激素、促肾上腺皮质激素、促性腺激素。

10. E。解释：下丘脑弓状核分泌的释放激素和释放抑制激素可调节腺垂体的分泌。

11. C。解释：下丘脑视上核和室旁核的神经内分泌细胞分泌抗利尿激素和催产素，经无髓神经纤维运送至神经垂体贮存并释放。

12. C。解释：见 5。

13. D。解释：松弛素由妊娠黄体分泌，催乳素和生长素由腺垂体嗜酸性细胞分泌，甲状腺素由甲状腺滤泡合成分泌。

14. C。解释：赫令体存在于神经部。

15. A。解释：见 8。

16. B。解释：促性腺激素细胞可分泌卵泡刺激素和黄体生成素两种促性腺激素。

17. B。解释：甲状腺滤泡上皮细胞合成分泌甲状腺素。滤泡旁细胞分泌降钙素。甲状旁腺主细胞可分泌甲状旁腺素，又名升钙素。甲状旁腺嗜酸性细胞功能不详。

18. A。解释：有的内分泌细胞分布于散在的内分泌组织内。

19. C。解释：见 11、22。

20. C。解释：见 11。

21. A。解释：见 11。无髓神经纤维由视上核和室旁核神经元的轴突集合而成。

22. B。解释：下丘脑弓状核分泌的释放激素和释放抑制激素经垂体门脉系统释放入血液。

23. A。解释：内分泌神经元位于下丘脑。

24. D。解释：盐皮质激素能促进肾远曲小管和集合管重吸收 Na^+ 排出 K^+。

25. C。解释：见 11。

26. B。解释：第一级毛细血管位于漏斗，第二级毛细血管位于远侧部。

27. B。解释：中间部嗜碱性细胞分泌黑素细胞刺激素。

28. A。解释：催产素能引起子宫平滑肌收缩，促进乳腺分泌。

29. C。解释：甲状腺球蛋白在滤泡上皮细胞合成，在滤泡腔碘化。

30. E。解释：除内分泌腺外，机体其他器官存在的散在内分泌细胞，统称为 APUD 细胞。

（二）多选题

31. A、B、D、E。解释：见单选题 8、11、22。

32. A、D。解释：视上核和室旁核神经元合成的抗利尿激素和催产素，经轴突运送至神经部，在沿途和终末，分泌颗粒常聚集成弱嗜酸性团块，称赫令体。

33. A、C、D、E。解释：滤泡上皮细胞自血中摄取氨基酸，在粗面内质网和高尔基复合体合成加工成甲状腺球蛋白，并以胞吐方式入滤泡腔贮存，并在滤泡腔内与摄入的碘结合成碘化甲状腺球蛋白。

34. A、B、D。解释：见单选题 17。

35. B、C、D。解释：嗜酸性细胞和嗜碱性细胞分泌含氮激素。

36. A、B、C。解释：胸腺是免疫器官，唾液腺是外分泌腺。

三、是非题

正确：6、8、9

错误：

1. 解释：大部分

2. 解释：分泌颗粒→删去，解释：含氮激素细胞中含有分泌物颗粒。

3. 解释：甲状旁腺素→降钙素

4. 解释：醛固酮能促进肾远曲小管和集合管排出 K^+ 重吸收 Na^+。

5. 解释：抗利尿激素又称血管加压素

7. 解释：巨人症→肢端肥大症，解释：未成年人生长激素分泌过多导致巨人症。

10. 解释：降钙素→甲状旁腺素或升钙素。

四、名词解释

1. 内分泌细胞的分泌物称激素。

2. 视上核和室旁核神经元胞体的分泌物颗粒经轴突运送至下丘脑神经部，在沿途和终末，分泌颗粒常聚集成大小不等的弱嗜酸性团块，使轴突呈串珠状膨大，称赫令体。

3. 脑垂体神经部的胶质细胞又叫垂体细胞，具有支持和营养神经纤维的作用。

五、简答题

答：甲状腺表面覆盖薄层结缔组织被膜，实质部分由大量甲状腺滤泡和滤泡旁细胞组成，滤泡间有少量结缔组织和丰富的毛细血管。甲状腺滤泡由单层立方上皮围成，滤泡腔内充满胶质。滤泡壁由滤泡细胞及少量散在分布的滤泡旁细胞构成。滤泡细胞可合成甲状腺激素。滤泡旁细胞还分布于滤泡之间，可合成降钙素。

六、论述题

1. 答：肾上腺的组织学结构。

被膜：疏松结缔组织

实质
- 皮质
  - 球状带：细胞较小，锥体形或多边形，分泌盐皮质激素，调节水盐代谢。
  - 束状带：细胞较大，多边形，脂滴多，分泌糖皮质激素，调节糖、蛋白质代谢，抗炎，抑制免疫应答。
  - 网状带：细胞较小，脂褐素多，排成条索，吻合成网。分泌雄激素，少量雌激素和糖皮质激素。
- 髓质
  - 髓质细胞（嗜铬细胞）：多边形，嗜碱性。
  - 肾上腺素细胞：合成分泌肾上腺素，可使心率加快，心血管扩张。
  - 去甲肾上腺素细胞：合成分泌去甲肾上腺素，可使血压增高，血流加快。

2. 答：垂体包括腺垂体和神经垂体两部分。

（1）腺垂体由远侧部、中间部和结节部构成。

远侧部
- 嗜酸性细胞
  - 生长激素细胞→生长激素
  - 催乳激素细胞→催乳激素
- 嗜碱性细胞
  - 促甲状腺激素细胞→促甲状腺激素
  - 促肾上腺皮质激素细胞→促肾上腺皮质激素
  - 促性腺激素细胞→促性腺激素
- 嫌色细胞

中间部：嗜碱性细胞→黑素细胞刺激素

结节部：以嫌色细胞为主

（2）神经垂体：主要由无髓神经纤维和垂体细胞组成，含有丰富的窦状毛细血管。可贮存和释放下丘脑视上核、室旁核神经内分泌细胞合成的抗利尿激素和催产素。

3. 答：需要进一步检查甲状腺和甲状旁腺。因为这两个器官能分泌调节血钙浓度的激素。

（1）甲状腺中有两种内分泌细胞，均具有含氮激素分泌细胞的结构特点。一是甲状腺滤泡上皮细胞，二是滤泡旁细胞。其中，滤泡旁细胞分布于甲状腺滤泡上皮细胞之间或滤泡之间的间质中，能分泌降钙素，可以通过作用于骨、胃肠和肾脏，使血钙水平降低。

（2）甲状旁腺主要由主细胞和嗜酸性细胞构成。其中主细胞的数量较多，呈多边形或圆形，细胞质染色较浅，可以分泌甲状旁腺激素，通过作用于骨、胃肠和肾脏，使血钙水平升高。嗜酸性细胞数量较少，体积比主细胞大，细胞质呈嗜酸性，内含大量的线粒体。

（滨州医学院　王东）

第十五章 男性生殖系统 ▷▷▷▷

本章重点、难点

1. 睾丸的结构特点

2. 生精小管的结构特点与功能

3. 各级生精细胞的形态结构和变化规律

4. 精子的形态结构及精子的形成过程

5. 血睾屏障的组成及意义

6. 睾丸间质细胞的结构特点与功能

测试题

一、填空题

1. 睾丸小叶内有 1~4 条弯曲细长的_____，在接近睾丸纵隔处移行为短而直的_____，进入睾丸纵隔相互吻合形成_____。

2. 生精小管管壁由_____上皮构成，此种上皮由_____细胞和_____细胞构成。

3. 以相邻支持细胞侧面近基底部的侧突形成紧密连接为界，将相邻支持细胞之间的空隙分为_____和_____两部分。其中前者容纳_____，后者容纳有_____、_____和_____。

4. 精子发生过程可分为_____、_____和_____3 个阶段。

5. 在青春期以前，_____是生精上皮唯一可见的生精细胞，并分为 A、B 两型，其中_____是生精细胞中的干细胞，_____经过数次分裂后，分化为初级精母细胞。

6. 一个精母细胞经历_____次减数分裂形成_____个单倍体精子细胞。

7. 在精子形成期，_____融合为双层扁囊，覆盖于核前 2/3，称_____，在受精过程中发挥重要作用。

8. 从青春期开始，睾丸间质细胞在_____的刺激下分泌_____，以促进_____和男性生殖器官发育，维持_____和性功能。

9. 附睾头部主要由_____盘曲组成，附睾体部和尾部由_____盘曲组成。

10. 前列腺腺实质主要由 30~50 个大小不等的_____组成，位于尿道周围，并分为_____、_____和_____三部分。腺腔不规则，可见分泌物浓缩形成的圆形嗜酸性板层状小体，称_____。

二、选择题

（一）单选题

1. 在青春期以前，生精上皮唯一可见的生精细胞是（   ）
   A. 精子　　　　　　　　　B. 初级精母细胞　　　　　C. 次级精母细胞
   D. 精子细胞　　　　　　　E. 精原细胞

2. 进行第一次减数分裂的生精细胞是（   ）
   A. 精原细胞　　　　　　　B. 初级精母细胞　　　　　C. 次级精母细胞
   D. 精子细胞　　　　　　　E. 精子

3. 生精上皮中进行第二次减数分裂的是（   ）
   A. 精原细胞　　　　　　　B. 初级精母细胞　　　　　C. 次级精母细胞
   D. 精子细胞　　　　　　　E. 精子

4. 核型为 46，XY（2n DNA）的生精细胞是（   ）
   A. 精子细胞　　　　　　　B. 精子　　　　　　　　　C. 精原细胞
   D. 初级精母细胞　　　　　E. 次级精母细胞

5. 核型为 46，XY（4n DNA）的生精细胞是（   ）
   A. 精子细胞　　　　　　　B. A 型精原细胞　　　　　C. B 型精原细胞
   D. 初级精母细胞　　　　　E. 次级精母细胞

6. 核型为 23，X，或 23，Y（2n DNA）的生精细胞是（   ）
   A. 精子细胞　　　　　　　B. A 型精原细胞　　　　　C. B 型精原细胞
   D. 初级精母细胞　　　　　E. 次级精母细胞

7. 核型为 23，X，或 23，Y（1n DNA）的生精细胞是（   ）
   A. 精子细胞　　　　　　　B. A 型精原细胞　　　　　C. B 型精原细胞
   D. 初级精母细胞　　　　　E. 次级精母细胞

8. 在生精小管切片中可见到的处于不同分裂时期的生精细胞是（   ）
   A. 精子细胞　　　　　　　B. A 型精原细胞　　　　　C. B 型精原细胞
   D. 初级精母细胞　　　　　E. 次级精母细胞

9. 不再进行分裂的生精细胞是（   ）
   A. 精子细胞　　　　　　　B. A 型精原细胞　　　　　C. B 型精原细胞
   D. 初级精母细胞　　　　　E. 次级精母细胞

10. 形成精子顶体的细胞器是（   ）
    A. 中心体　　　　　　　　B. 核糖体　　　　　　　　C. 线粒体

　　　D. 滑面内质网　　　　　　　　　E. 高尔基复合体

11. 在精子发生过程中，形成的同源细胞群，源于一个精原细胞增殖分化所产生的
　　　各级生精细胞之间始终存在(　　　)
　　　A. 胞质桥　　　　　　　　B. 桥粒　　　　　　　　C. 紧密连接
　　　D. 细胞间质　　　　　　　E. 缝隙连接

12. 分泌雄激素结合蛋白的是(　　　)
　　　A. 精子细胞　　　　　　　B. 初级精母细胞　　　　C. 支持细胞
　　　D. 睾丸间质细胞　　　　　E. 精原细胞

13. 睾丸网的上皮是(　　　)
　　　A. 单层扁平上皮　　　　　B. 单层立方上皮　　　　C. 单层柱状上皮
　　　D. 假复层柱状上皮　　　　E. 变移上皮

14. 附睾管的上皮是(　　　)
　　　A. 单层扁平上皮　　　　　B. 单层立方上皮　　　　C. 单层柱状上皮
　　　D. 假复层柱状上皮　　　　E. 假复层纤毛柱状上皮

15. 输精管的黏膜上皮是(　　　)
　　　A. 单层扁平上皮　　　　　B. 单层立方上皮　　　　C. 单层柱状上皮
　　　D. 假复层柱状上皮　　　　E. 假复层纤毛柱状上皮

16. 关于睾丸支持细胞结构的特点，下列哪项是错误的(　　　)
　　　A. 光镜下细胞轮廓清晰
　　　B. 成人支持细胞不再分裂，数量恒定
　　　C. 其基底部紧贴基膜，顶部伸达管腔面
　　　D. 其侧面和管腔面有许多不规则凹陷，并镶嵌着各级生精细胞
　　　E. 相邻支持细胞基底侧有紧密连接

17. 关于精子细胞的形态演变过程，下列哪项是错误的(　　　)
　　　A. 核移向细胞一侧，染色质高度浓缩
　　　B. 高尔基复合体融合为双层扁囊，覆盖于核表面，形成顶体
　　　C. 中心体迁移到顶体的对侧，其中一个中心粒的微管延长，形成轴丝
　　　D. 线粒体汇聚于轴丝近核段周围，形成线粒体鞘
　　　E. 多余的胞质于尾侧脱落

18. 关于睾丸的结构哪项错误(　　　)
　　　A. 白膜在睾丸后缘增厚形成睾丸纵隔并发出睾丸小隔
　　　B. 睾丸小隔呈放射状伸入睾丸实质，将睾丸实质分成多个锥形的睾丸小叶
　　　C. 每个小叶内有1~4条生精小管
　　　D. 生精小管进入睾丸纵隔形成睾丸网
　　　E. 直精小管进入睾丸纵隔，相互吻合呈网状形成睾丸网

19. 关于精子细胞的叙述，下列哪项是错误的(　　　)
　　　A. 是单倍体细胞　　　　　B. 胞体小、核圆

C. 位于生精小管近腔面　　　　D. 由次级精母细胞分裂形成

E. 经减数分裂后形成精子

20. 关于生精细胞的分裂，下列哪项是错误的(　　　)

A. 精原细胞以有丝分裂的方式增殖

B. 精子细胞不能进行分裂

C. 1 个次级精母细胞经过减数分裂形成 2 个精子

D. 1 个初级精母细胞经过减数分裂形成次级精母细胞

E. 2 次减数分裂过程中 DNA 仅复制 1 次

（二）多选题

21. 生精小管中位于近腔室的是(　　　)

A. 精原细胞　　　　　　　　B. 初级精母细胞　　　　　　C. 次级精母细胞

D. 精子细胞　　　　　　　　E. 精子

22. 生精小管中属于单倍体 DNA 的是(　　　)

A. 精原细胞　　　　　　　　B. 次级精母细胞　　　　　　C. 精子细胞

D. 精子　　　　　　　　　　E. 支持细胞

23. 血睾屏障的组成包括(　　　)

A. 毛细血管内皮　　　　　　B. 血管内皮基膜　　　　　　C. 结缔组织

D. 生精上皮的基膜　　　　　E. 支持细胞间的紧密连接

24. 生精上皮支持细胞的功能包括(　　　)

A. 构成血睾屏障　　　　　　B. 能吞噬精子形成时丢失的胞质

C. 为生精细胞提供营养　　　D. 能合成和分泌雄激素，促进精子发生

E. 分泌少量液体有利于精子的输送

25. 关于初级精母细胞的叙述，下列哪些是正确的(　　　)

A. 由 B 型精原细胞分化而成　　B. 在生精细胞中体积最大

C. DNA 复制后为 4n　　　　　D. 染色体核型为 46，XY

E. 进行第一次减数分裂

26. 关于精子细胞的叙述，下列哪些是正确的(　　　)

A. 具有分裂能力　　　　　　B. 位于生精小管近腔侧

C. 切片中不易见到　　　　　D. 染色体核型为 23，X 或 23，Y

E. DNA 含量为 1n

27. 属于前列腺分泌部的上皮是(　　　)

A. 单层扁平上皮　　　　　　B. 单层立方上皮　　　　　　C. 单层柱状上皮

D. 假复层柱状上皮　　　　　E. 假复层纤毛柱状上皮

三、是非题

1. 自青春期开始，在垂体促性腺激素作用下，生精细胞不断增殖分化，形成精

子。（　　）

2. 青春期前，生精上皮仅由支持细胞和精原细胞组成。（　　）

3. 精原细胞是生精小管中存在时间最短的细胞。（　　）

4. 精子细胞不再分裂，经过复杂的形态变化演变成精子。（　　）

5. 一个初级精母细胞经过两次减数分裂后，形成四个精子细胞。（　　）

6. 支持细胞分泌雄激素结合蛋白，保持生精小管内雄激素水平，促进精子发生。（　　）

7. 从一个精原细胞发育形成的各级生精细胞，通过胞质桥相连，形成同原细胞群。（　　）

8. 支持细胞的紧密连接是构成血睾屏障的主要结构。（　　）

9. 支持细胞是合成和分泌雄激素的细胞。（　　）

10. 前列腺腺实质主要由多个大小不等的复管泡状腺组成。（　　）

四、名词解释

1. 精子发生
2. 生精细胞
3. 睾丸间质细胞
4. 血睾屏障

五、简答题

1. 简述精子的形态结构。
2. 简述精子细胞演变为精子的主要变化。

六、论述题

1. 试述精子发生过程中各级生精细胞的位置、形态结构及核型的演变过程。
2. 论述睾丸功能的内分泌调节。

参考答案

一、填空题

1. 生精小管　直精小管　睾丸网
2. 生精　支持　生精
3. 基底室　近腔室　精原细胞　各级精母细胞　精子细胞　精子
4. 精原细胞增殖期　精母细胞减数分裂期　精子形成期
5. 精原细胞　A 型精原细胞　B 型精原细胞
6. 2　4
7. 高尔基复合体　顶体

8. 黄体生成素　雄激素　精子发生　第二性征

9. 睾丸输出小管　附睾管

10. 复管泡状腺　尿道周带（又称黏膜腺）　内带（又称黏膜下腺）　外带（又称主腺）　前列腺凝固体

二、选择题

（一）单选题

1. E。解释：青春期以后在卵泡刺激素作用下生精上皮才开始连续的增殖分化过程。

2. B。解释：精母细胞经历两次减数分裂形成 4 个单倍体精子细胞，第一次是初级精母细胞减数分裂为次级精母细胞，第二次是次级精母细胞减数分裂为精子细胞。

3. C。解释：见上一题。

4. C。解释：精原细胞增殖期在减数分裂之前，因此其核型为人体正常染色体核型即 46，XY（2n DNA）。

5. D。解释：精子的发生过程要进行两次减数分裂，第一次减数分裂之前要进行 DNA 复制，故初级精母细胞在减数分裂之前的染色体核型为 46，XY（4n DNA）。

6. E。解释：次级精母细胞由核型为 46，XY（4n DNA）的初级精母细胞减数分裂而来，故其核型为 23，X，或 23，Y（2n DNA）。

7. A。解释：精子细胞由核型为 23，X，或 23，Y（2n DNA）的次级精母细胞减数分裂而来，故其核型为 23，X，或 23，Y（1n DNA）。

8. D。解释：由于第一次减数分裂的分裂前期历时较长。

9. A。解释：精子细胞不再分裂，只进行形态学演变后形成精子。

10. E。解释：顶体是特殊的溶酶体，由高尔基复合体演变而来，在受精过程中发挥重要作用。

11. A。解释：同一精原细胞增殖分化所产生的各级生精细胞，其胞质并未完全分开形成胞质桥。

12. C。解释：支持细胞属于生精上皮，分泌的雄激素结合蛋白可结合雄激素，从而有效提升生精小管内雄激素浓度，有利于精子发生。

13. B。解释：无。

14. E。解释：无。

15. D。解释：无。

16. A。解释：其侧面和管腔面有许多不规则凹陷，并镶嵌着各级生精细胞，因而光镜下观察细胞轮廓不清晰。

17. B。解释：高尔基复合体融合形成的顶体，只覆盖于核前 2/3。

18. D。解释：生精小管延续为直精小管后，进入睾丸纵隔，相互吻合形成睾丸网。

19. E。解释：精子细胞不再分裂，只进行形态学演变后形成精子。

20. C。解释：次级精母细胞经过减数分裂形成精子细胞，精子细胞至精子还需进行形态演变。

（二）多选题

21. B、C、D、E。解释：精原细胞位于基底室，其余均位于近腔室。

22. C、D。解释：精子细胞是由二倍体次级精母细胞减数分裂而来的单倍体细胞，精子细胞不再分裂，经过形态演变形成的精子依然是单倍体。

23. A、B、C、D、E。

24. A、B、C、E。解释：雄激素由睾丸间质细胞分泌，支持细胞分泌的是的雄激素结合蛋白。

25. A、B、C、D、E。

26. B、D、E。解释：精子细胞不再分裂；切片中不易见到的是次级精母细胞。

27. B、C、D。解释：无。

三、是非题

正确：1、2、4、5、6、7、8、10。

错误：

3. 解释：次级精母细胞是生精小管中存在时间最短的细胞。

9. 解释：间质细胞是合成和分泌雄激素的细胞。

四、名词解释

1. 精子发生是从精原细胞到形成精子的连续增殖分化过程称为精子发生，相继经历精原细胞增殖期、精母细胞减数分裂期和精子形成期 3 个阶段。

2. 生精细胞自生精上皮基底部至腔面，依次有精原细胞、初级精母细胞、次级精母细胞、精子细胞和精子，统称生精细胞。

3. 睾丸间质细胞又称 Leydig 细胞，分布于生精小管之间的疏松结缔组织中，常成群分布。从青春期开始，在黄体生成素的刺激下分泌雄激素，以促进精子发生和男性生殖器官发育，维持第二性征和性功能。

4. 血睾屏障是生精小管与睾丸间质内的毛细血管之间存在的屏障，其组成包括毛细血管内皮及其基膜、结缔组织、生精上皮的基膜和支持细胞间的紧密连接，其中紧密连接的屏障作用最为重要。

五、简答题

1. 答：精子形似蝌蚪，分头、尾两部。精子头部有一个高度浓缩的细胞核，核的前 2/3 有顶体覆盖。顶体是特殊的溶酶体，内含多种水解酶，如顶体素、透明质酸酶等，在受精过程中发挥重要作用。精子尾部是精子的运动装置，可分为颈段、中段、主段和末段四部分。构成尾部全长的轴心是轴丝，由 9+2 排列的微管组成。颈部很短，主要是中心粒。中段的轴丝外有 9 根纵行外周致密纤维，外侧再包有线粒体鞘。主段最长，外周有纤维鞘。末段短，其内仅有轴丝。

2. 答：①核染色质高度浓缩，核变长并移向细胞一侧，成为精子头部的主要结构。②高尔基复合体融合为双层扁囊，覆盖于核前2/3，形成顶体。③中心体迁移到顶体的对侧，其中一个中心粒的微管延长，形成轴丝，成为精子尾部的主要结构。④线粒体汇聚于轴丝近核段周围，盘绕成螺旋状线粒体鞘。⑤其余的胞质集聚尾侧，形成残余胞质，最后脱落。

六、论述题

1. 答：

（1）精原细胞增殖期：在青春期以前，精原细胞是生精上皮唯一可见的最幼稚的生精细胞，位于基底室，紧贴基膜，圆形或卵圆形，分为A、B两型，核型均为46，XY（2n DNA）。A型精原细胞是生精细胞中的干细胞，不断地分裂增殖，一部分子细胞继续作为干细胞，另一部分分化为B型精原细胞。B型精原细胞经过数次分裂后，分化为初级精母细胞。

（2）精母细胞减数分裂期：初级精母细胞位于精原细胞的近腔侧，体积最大，圆形，核大而圆，核型为46，XY。初级精母细胞经过DNA复制后（4n DNA），进行第一次减数分裂，形成两个次级精母细胞。次级精母细胞一般位于初级精母细胞的近腔侧，核型为23，X，或23，Y（2n DNA）。次级精母细胞迅速进入第二次减数分裂，形成2个精子细胞。

（3）精子形成期：精子细胞位于近腔面，小而圆，核型为23，X，或23，Y（1n DNA）。精子细胞不再分裂，但要经过复杂的形态演变，由圆球形逐渐演变为蝌蚪状的精子。

2. 答：下丘脑分泌的促性腺激素释放激素（GnRH）能促使腺垂体远侧部嗜碱性细胞分泌卵泡刺激素（FSH）和黄体生成素（LH）。LH能促进睾丸间质细胞分泌雄激素。FSH能促进精原细胞的分裂和发育，刺激支持细胞合成和分泌雄激素结合蛋白和生精小管生长因子。雄激素结合蛋白和雄激素结合使生精小管内含有高浓度雄激素，以维持精子正常发生。支持细胞分泌的抑制素和睾丸间质细胞分泌的雄激素均能反馈性抑制下丘脑GnRH和腺垂体FSH及LH的分泌。

（河北中医学院　丁宁）

第十六章　女性生殖系统 ▷▷▷

本章重点、难点

1. 卵泡的发育各个阶段形态结构的演变
2. 黄体的形成、结构、演变和功能
3. 子宫壁的形态结构及子宫内膜周期性变化
4. 子宫内膜周期性变化的神经内分泌调节

测试题

一、填空题

1. 卵泡由＿＿＿＿和＿＿＿＿组成。卵泡的发育可分为＿＿＿＿、＿＿＿＿和＿＿＿＿三个阶段。

2. 原始卵泡是由初级卵母细胞和周围＿＿＿＿细胞组成。

3. 初级卵母细胞第一次减数分裂完成于＿＿＿＿，第二次减数分裂完成于＿＿＿＿。

4. 排卵一般发生在月经周期第＿＿＿＿左右，排卵排出的结构包括＿＿＿＿、＿＿＿＿、＿＿＿＿和＿＿＿＿。

5. 若排出的卵未受精，在卵巢内可形成＿＿＿＿黄体，维持＿＿＿＿天，以后退化为白体；若排出的卵受精则形成＿＿＿＿黄体。后者可分泌＿＿＿＿激素、＿＿＿＿激素和松弛素。

6. 子宫壁由内向外分为子宫内膜、＿＿＿＿和＿＿＿＿。子宫内膜按照功能的不同可分为＿＿＿＿和＿＿＿＿两层。

7. 月经周期包括＿＿＿＿期、增生期和分泌期。增生期又称＿＿＿＿期，分泌期又称＿＿＿＿期。

二、选择题

（一）单选题

1. 卵巢皮质中的主要结构是（　　　）

A. 门细胞　　　　　　　　B. 结缔组织　　　　　　C. 平滑肌

D. 卵泡和黄体　　　　　　E. 卵母细胞

2. 次级卵泡中的卵母细胞是(　　　)

    A. 卵原细胞

    B. 第一次减数分裂前期的初级卵母细胞

    C. 第一次减数分裂前期的次级卵母细胞

    D. 成熟卵细胞

    E. 第二次减数分裂中期的次级卵母细胞

3. 关于次级卵泡的叙述，哪项错误(　　　)

    A. 由初级卵泡继续发育形成

    B. 卵泡细胞层数增至 6~12 层

    C. 卵泡细胞间出现大小不等的腔隙或存在卵泡腔

    D. 卵泡膜分化为内外两层

    E. 内含一个次级卵母细胞

4. 关于黄体的叙述，哪项错误(　　　)

    A. 由颗粒黄体细胞和膜黄体细胞构成

    B. 主要分泌孕激素和雌激素

    C. 维持的时间决定于卵细胞是否受精

    D. 黄体细胞均具有含氮激素细胞的结构特征

    E. 富含血管

5. 子宫内膜处于增生早期，卵巢内发生的主要变化是(　　　)

    A. 原始卵泡形成　　　　　B. 黄体发育　　　　　　C. 卵泡发育

    D. 卵泡成熟　　　　　　　E. 排卵

6. 子宫内膜月经期发生是由于(　　　)

    A. 门细胞分泌雄激素　　　　B. 雌激素水平和孕激素水平急剧下降

    C. 孕激素水平急剧下降　　　D. 雌激素和孕激素水平急剧上升

    E. 雌激素水平急剧下降

7. 直接使子宫内膜发生周期性变化的激素是(　　　)

    A. FSH　　　　　　　　　B. 雄激素　　　　　　　C. LH

    D. 雌激素和孕激素　　　　E. 松弛素

8. 原始卵泡的特点哪项是错误的(　　　)

    A. 分布于卵巢皮质浅部　　B. 数量多　　　　　　　C. 体积小

    D. 由卵原细胞和卵泡细胞构成　　E. 由初级卵母细胞和卵泡细胞构成

9. 原始卵泡的卵泡细胞是(　　　)

    A. 一层扁平细胞　　　　　B. 一层立方细胞　　　　C. 一层柱状细胞

    D. 多层柱状细胞　　　　　E. 多层立方细胞

10. 分泌形成透明带的细胞是(　　　)

A. 初级卵母细胞和卵泡细胞　　B. 初级卵母细胞和基质细胞

C. 卵泡细胞和基质细胞　　　　D. 卵原细胞

E. 卵泡细胞

11. 初级卵母细胞完成第一次成熟分裂是在(　　)

A. 原始卵泡阶段　　　　B. 排卵前　　　　　　C. 次级卵泡阶段

D. 受精时　　　　　　　E. 初级卵泡阶段

12. 一个月经周期为 28 天的育龄妇女，其排卵时间约在月经周期的第(　　)天

A. 第 28 天　　　　　　B. 第 14 天　　　　　C. 第 5 天

D. 第 1 天　　　　　　 E. 第 10 天

13. 闭锁卵泡是指(　　)

A. 排卵后的卵泡　　　　　　B. 退化的成熟卵泡

C. 退化的次级卵泡　　　　　D. 不发育的卵泡

E. 退化的卵泡

14. 下列哪种血管对卵巢激素的作用很敏感 (　　)

A. 子宫动脉　　　　　　B. 基底动脉　　　　　C. 螺旋动脉

D. 以上都是　　　　　　E. 以上都不是

15. 子宫内膜分泌期，卵巢内发生的变化主要是(　　)

A. 黄体退化　　　　　　B. 已排卵、黄体形成　　　C. 卵泡发育

D. 卵泡成熟　　　　　　E. 以上都不是

16. 妊娠后期，初乳中的初乳小体是(　　)

A. 初乳凝固成的小体　　　　B. 脱落的乳腺腺泡细胞团

C. 吞噬脂肪的巨噬细胞　　　D. 脱落的乳腺导管上皮细胞

E. 以上都不是

17. 卵细胞完成第二次减数分裂的时间是(　　)

A. 排卵时　　　　　　　B. 受精前　　　　　　C. 受精时

D. 排卵前　　　　　　　E. 次级卵泡时期

18. 生长卵泡包括(　　)

A. 原始卵泡和初级卵泡　　B. 初级卵泡和次级卵泡

C. 闭锁卵泡和原始卵泡　　D. 次级卵泡和成熟卵泡

E. 原始卵泡至成熟卵泡

19. 初级卵泡内的卵母细胞处于(　　)

A. 第一次减数分裂前期　　B. 第一次减数分裂中期

C. 第二次减数分裂前期　　D. 第二次减数分裂中期

E. 第二次减数分裂末期

20. 放射冠是指(　　)

A. 膜黄体细胞　　　　　　B. 形成卵丘的卵泡细胞

C. 卵泡腔周围的颗粒细胞　　D. 紧贴透明带的一层柱状卵泡细胞

　　　　E. 卵泡膜内层细胞

21. 活动期乳腺与静止期乳腺的主要区别是(　　　)

　　　　A. 结缔组织和脂肪组织减少　　　B. 脂肪组织增多　　　　　C. 血液供应丰富

　　　　D. 腺体发育，腺腔充满乳汁　　　E. 结缔组织增多

22. 排卵时的卵子是(　　　)

　　　　A. 卵原细胞　　　　　　　　　　B. 第一次减数分裂前期的初级卵母细胞

　　　　C. 成熟的卵细胞　　　　　　　　D. 第二次减数分裂前期的次级卵母细胞

　　　　E. 第二次减数分裂中期的次级卵母细胞

23. 输卵管黏膜皱襞最发达的部位是(　　　)

　　　　A. 漏斗部　　　　　　　　　　　B. 壶腹部　　　　　　　　　C. 子宫部

　　　　D. 峡部　　　　　　　　　　　　E. 子宫部和峡部

24. 关于子宫颈的结构和功能特点错误的是(　　　)

　　　　A. 黏膜上皮为单层柱状

　　　　B. 上皮移行处是宫颈癌的好发部位

　　　　C. 外口处上皮移行为变移上皮

　　　　D. 黏膜的分泌受卵巢激素的影响

　　　　E. 妊娠时分泌物黏稠，可阻止微生物进入子宫

25. 有关阴道描述正确的是(　　　)

　　　　A. 上皮较厚，属未角化的复层扁平上皮

　　　　B. 上皮细胞内聚集大量脂滴

　　　　C. 浅层上皮细胞为死细胞

　　　　D. 阴道上皮不受卵巢激素的影响因而无周期性变化

　　　　E. 肌层较厚，为左、右螺旋相互交织成格子状的平滑肌束

26. 子宫内膜的上皮是(　　　)

　　　　A. 假复层纤毛柱状上皮　　　　　B. 单层扁平上皮

　　　　C. 单层柱状上皮　　　　　　　　D. 单层立方上皮

　　　　E. 复层扁平上皮

27. 卵巢排卵时，子宫内膜处于(　　　)

　　　　A. 月经期　　　　　　　　　　　B. 分泌前期　　　　　　　　C. 增生早期

　　　　D. 增生末期　　　　　　　　　　E. 分泌晚期

28. 关于黄体描述错误的是(　　　)

　　　　A. 新鲜时呈黄色

　　　　B. 毛细血管极少

　　　　C. 粒黄体细胞大，数量多，染色浅

　　　　D. 膜黄体细胞小，数量少，染色深

　　　　E. 黄体细胞具有分泌类固醇激素细胞的特征

29. 螺旋动脉在何时最长最弯曲(　　　)

A. 月经期　　　　　　　B. 增生期　　　　　　C. 分泌期

D. 增生期和分泌期　　　E. 绝经期

（二）多选题

30. 排卵时，排出的成分包括（　　　）

A. 次级卵母细胞　　　　B. 成熟卵细胞　　　C. 透明带

D. 放射冠　　　　　　　E. 卵泡液

31. 初级卵母细胞存在于（　　　）

A. 原始卵泡　　　　　　B. 初级卵泡　　　　C. 次级卵泡

D. 即将排卵的成熟卵泡　E. 黄体

32. 次级卵泡的结构特点是（　　　）

A. 卵泡膜形成颗粒层　　B. 卵丘形成　　　　C 卵泡腔出现

D. 放射冠明显　　　　　E. 卵母细胞尚未完成第一次减数分裂

33. 关于卵泡的发育，哪些正确（　　　）

A. 经过原始卵泡、生长卵泡和成熟卵泡三个阶段

B. 自青春期开始，所有的原始卵泡同时生长发育

C. 每28天左右通常只有一个卵泡发育成熟

D. 成熟卵泡是卵泡发育的最后阶段

E. 原始卵泡中央是卵原细胞

34. 月经黄体可分泌（　　　）

A. 雌激素　　　　　　　B. 雄激素　　　　　C. 孕激素

D. 松弛素　　　　　　　E. 催产素

35. 出现月经期变化的原因是（　　　）

A. 卵巢内黄体退化

B. 卵巢内卵泡发育

C. 血液中孕激素和雌激素浓度升高

D. 血液中孕激素和雌激素浓度降低

E. 螺旋动脉收缩，继而突然短暂扩张

36. 女性分泌雌激素的细胞有（　　　）

A. 黄体细胞　　　　　　B. 门细胞

C. 颗粒细胞和膜细胞　　D. 间质腺的细胞

E. 子宫腺细胞

37. 关于子宫内膜的描述哪些是正确的（　　　）

A. 由单层柱状上皮、固有层和黏膜肌层构成

B. 可分为功能层和基底层

C. 子宫内膜浅层的血液由螺旋动脉供应

D. 在月经期功能层脱落

E. 月经期剥脱的功能层由基底层增生修复

38. 性成熟期，妇女的卵巢内可存在（　　）

A. 闭锁卵泡　　　　　　　　　B. 初级卵泡　　　　　　　C. 次级卵泡

D. 成熟卵泡　　　　　　　　　E. 原始卵泡

39. 在青春期后卵巢内卵泡的生长发育过程中（　　）

A. 卵泡细胞由扁平变为立方、柱状，并增殖成多层

B. 由初级卵母细胞逐渐发育为成熟卵细胞

C. 卵母细胞与卵泡细胞间形成透明带

D. 卵泡细胞增殖分化为卵泡膜

E. 卵母细胞与卵泡细胞间的缝隙连接使二者协调发育

三、是非题

1. 原始卵泡由中央的一个初级卵母细胞和一层扁平的卵泡细胞组成。（　　）

2. 初级卵母细胞完成第二次减数分裂是在排卵前 36~48 小时。（　　）

3. 次级卵泡中卵母细胞为次级卵母细胞。（　　）

4. 原始卵泡中可见透明带和放射冠。（　　）

5. 子宫内膜增生期又称卵泡期，此时卵巢内正是卵泡生长发育期。（　　）

6. 若排出的卵没有受精，黄体维持 12~14 天后退化，称月经黄体。（　　）

7. 卵巢门细胞可分泌雌激素。（　　）

8. 子宫内膜基底层也可周期性剥脱和出血。（　　）

9. 子宫内膜是由单层柱状上皮、固有层和黏膜肌层构成。（　　）

10. 膜黄体细胞和粒黄体细胞可协同分泌雌激素。（　　）

11. 子宫内膜的功能层既是月经期脱落的部位也是胚泡植入部位。（　　）

四、名词解释

1. 月经周期

2. 卵泡

3. 排卵

4. 黄体

5. 间质腺

五、简答题

1. 简述次级卵泡的结构。

2. 简述子宫壁的结构特点。

3. 简述活动期乳腺的结构特点

4. 简述黄体的形成、功能和转变。

六、论述题

1. 月经不调是妇科常见疾病，表现为月经周期或出血量的异常，甚至闭经。环境因素、精神因素、节食等是常见的致病原因。

（1）试述子宫内膜的周期性变化。

（2）试从子宫内膜周期性变化的神经内分泌调节分析以上因素导致月经失调的机制。

2. 患者，女，16 岁，学生，初潮年龄 12 岁，月经一般 2~3 月来 1 次，最近 1~2 年，脸上长痘，月经有时半年来 1 次。查体：标准体重，发育正常，生殖器发育正常，体毛重；血液检查：雌激素和睾酮偏高；B 超检查：双侧卵巢可见数个卵泡，最大直径 8mm。初步诊断：多囊卵巢综合征。

（1）卵泡的生长、发育与什么激素有关？为什么患者月经周期会发生变化？

（2）试述卵泡发育各个阶段形态结构的演变及排卵后黄体的形成和演变。

参考答案

一、填空题

1. 卵母细胞　卵泡细胞　原始卵泡　生长卵泡（初级卵泡和次级卵泡）　成熟卵泡

2. 一层扁平的卵泡

3. 排卵前 36~48 小时　受精时

4. 14 天　次级卵母细胞　透明带　放射冠　卵泡液

5. 月经　14　妊娠　雌　孕

6. 子宫肌膜　子宫外膜　功能层　基底层

7. 月经期　卵泡期　黄体期

二、选择题

（一）单选题

1. D。解释：卵巢皮质中的主要结构是各种不同发育阶段的卵泡和黄体。

2. B。解释：次级卵泡中的卵母细胞是第一次减数分裂前期的初级卵母细胞，在排卵前完成第一次减数分裂。

3. E。解释：次级卵泡中的卵母细胞是第一次减数分裂前期的初级卵母细胞，在排卵前完成第一次减数分裂。

4. D。解释：黄体细胞均具有类固醇激素细胞的结构特征。

5. C。解释：子宫内膜处于增生早期，卵巢内发生的主要变化是卵泡发育。

6. B。解释：子宫内膜月经期发生是由于雌激素水平和孕激素水平急剧下降。

7. D。解释：子宫内膜月经期发生是由于雌激素水平和孕激素水平急剧下降。

8. D。解释：原始卵泡由初级卵母细胞和外面一层扁平卵泡细胞构成。

9. A。解释：原始卵泡由初级卵母细胞和外面一层扁平卵泡细胞构成。

10. A。解释：透明带是由初级卵母细胞和卵泡细胞共同分泌产生。

11. B。解释：初级卵母细胞完成第一次成熟分裂是在排卵前 36~48 小时进行。

12. B。解释：排卵时间约在月经周期的第 14 天。

13. E。解释：闭锁卵泡是指退化的卵泡。

14. C。解释：螺旋动脉对卵巢激素的作用很敏感。

15. B。解释：子宫内膜分泌期，卵巢内发生的变化主要是排卵后形成黄体。

16. C。解释：初乳中的初乳小体是吞噬脂肪的巨噬细胞。

17. C。解释：受精时次级卵母细胞完成第二次减数分裂，形成成熟的卵细胞。

18. B。解释：生长卵泡包括初级卵泡和次级卵泡。

19. A。解释：初级卵泡内的卵母细胞处于第一次减数分裂前期。

20. D。解释：紧贴透明带的一层柱状卵泡细胞为放射冠。

21. A。解释：活动期乳腺与静止期乳腺的主要区别是结缔组织和脂肪组织减少。

22. E。解释：排卵时的卵子是第二次减数分裂中期的次级卵母细胞。

23. B。解释：输卵管壶腹部是输卵管黏膜皱襞最发达的部位。

24. C。解释：子宫颈外口处上皮移行为复层扁平上皮。

25. A。解释：阴道上皮较厚，属未角化的复层扁平上皮。

26. C。解释：子宫内膜的上皮是单层柱状上皮。

27. D。解释：卵巢排卵时，子宫内膜处于增生末期。

28. B。解释：黄体为富含毛细血管的内分泌组织。

29. C。解释：螺旋动脉在分泌期最长最弯曲。

（二）多选题

30. A、C、D、E。解释：排卵时，排出的成分包括次级卵母细胞、透明带、放射冠和卵泡液。

31. A、B、C。解释：原始卵泡、初级卵泡、次级卵泡中的卵母细胞均为初级卵母细胞。

32. B、C、D、E。解释：次级卵泡的卵泡膜分化为内、外两层。

33. A、C、D。解释：原始卵泡中央是初级卵母细胞。

34. A、C。解释：月经黄体可分泌雌激素和孕激素。

35. A、D、E。解释：子宫内膜月经期发生是卵巢内黄体退化，雌激素水平和孕激素水平急剧下降，螺旋动脉收缩，继而突然短暂扩张。

36. A、C、D。解释：门细胞分泌雄激素，子宫腺细胞分泌糖原等。

37. B、C、D、E。解释：由单层柱状上皮、固有层构成。

38. A、B、C、D、E。

39. A、C、E。解释：卵泡周围的结缔组织逐渐分化为卵泡膜。

三、是非题

正确：1、5、6、10、11。

错误：

2. 解释：初级卵母细胞完成第二次减数分裂是在受精时。

3. 解释：次级卵泡中卵母细胞为初级卵母细胞。

4. 解释：初级卵泡中卵母细胞和卵泡细胞之间出现了透明带。

7. 解释：卵巢门细胞可分泌雄激素。

8. 解释：子宫内膜的基底层在月经周期中不发生剥脱和出血。

9. 解释：子宫内膜是由单层柱状上皮和固有层构成。

四、名词解释

1. 自青春期起，在卵巢分泌的雌激素和孕激素的周期性作用下，子宫内膜功能层每28天左右发生一次剥脱、出血、修复和增生，称月经周期。每个月经周期是从月经的第一天起至下次月经来潮的前一天止，包括月经期、增生期和分泌期。

2. 卵泡由中央一个卵母细胞和周围的多个卵泡细胞组成。按发育阶段卵泡分为原始卵泡、生长卵泡和成熟卵泡。

3. 成熟卵泡破裂，次级卵母细胞、透明带、放射冠随卵泡液从卵巢排出。排卵大多发生在月经周期的第14天左右。

4. 排卵后，残留的卵泡壁塌陷，卵泡膜的结缔组织和毛细血管伸入颗粒层，在LH作用下，颗粒细胞和卵泡膜内层的膜细胞体积增大，逐渐演化成富含血管的内分泌细胞团，新鲜时呈黄色，故称黄体。

5. 次级卵泡和成熟卵泡闭锁时，除发生卵母细胞、卵泡细胞的变性溶解消失、透明带皱褶消失外，卵泡壁塌陷，血管和结缔组织伸入其内，膜细胞增大，形成上皮样细胞，形似黄体细胞，并被结缔组织和血管分割成分散的细胞团索，称为间质腺。间质腺能分泌雌激素。

五、简答题

1. 答：次级卵泡由初级卵泡发育而来。初级卵母细胞体积继续增大。卵泡细胞增殖至6~12层，细胞间出现大小不等的间隙，继而融合成一个大腔称卵泡腔，腔内充满卵泡液。随着卵泡腔的扩大，初级卵母细胞与其周围的卵泡细胞向卵泡腔内隆起，形成卵丘；紧靠透明带的一层柱状卵泡细胞呈放射状排列，称为放射冠。卵泡细胞改称颗粒细胞。卵泡膜分化为内、外两层，内层的细胞称膜细胞，具有分泌类固醇激素细胞的结构特点，外层纤维多，含有少量平滑肌纤维。

2. 答：子宫壁由内向外可分为子宫内膜、子宫肌膜和子宫外膜3层。

（1）子宫内膜：由上皮和固有层组成。①上皮：为单层柱状上皮，由分泌细胞和纤毛细胞组成。②固有层结缔组织含大量分化程度较低的基质细胞，较多的网状纤维和血管、子宫腺、神经、淋巴管等。③子宫腺是单管状腺或分支管状腺。④子宫内膜浅层为功能层，深层为基底层；青春期后，功能层有周期性变化，随月经发生而脱落，也是胚泡植入的部位；基底层不随月经脱落，并有较强的增生、修复能力。⑤内膜基底层由基底动脉供血，而功能层由螺旋动脉供血。

（2）子宫肌膜：为较厚的平滑肌，平滑肌束间有较多的结缔组织、血管和未分化的间充质细胞。

（3）子宫外膜：除子宫颈下部为纤维膜外，均为浆膜。

3. 答：妊娠期在雌激素、孕激素和催乳素的作用下乳腺腺体迅速增生，腺泡增大，结缔组织和脂肪组织减少。至妊娠后期，在垂体分泌的催乳激素的影响下，腺泡开始分泌。分泌物中含有脂滴、乳蛋白，富含抗体等，称为初乳。初乳内还有吞噬脂肪的巨噬细胞，称初乳小体。哺乳期乳腺与妊娠期乳腺结构相似，但腺体更发达，腺泡腔扩大，腺泡处于不同分泌时期，脂肪组织和结缔组织更少。

4. 答：排卵后，残留在卵巢内的卵泡颗粒层和卵泡膜演变成富含血管的内分泌细胞团，称黄体。黄体是由两种细胞组成：粒黄体细胞体积大，色浅，具分泌类固醇激素细胞特点，膜黄体细胞体积小，色深。黄体的发育和持续时间的长短取决于排出的卵是否受精。若排出的卵未受精，黄体维持12~14天后退化，称月经黄体，可分泌孕激素和雌激素；卵若受精，在绒毛膜促性腺激素的作用下，发育为妊娠黄体，妊娠黄体还分泌松弛素，维持5~6月后退化。不管哪种黄体，最后都要萎缩退化，逐渐由结缔组织代替，形成白体。

六、论述题

1.（1）答：子宫内膜在卵巢激素作用下，每隔28天左右发生一次剥脱、出修复和增生，称月经周期。月经周期分为月经期、增生期和分泌期。

1）月经期：①月经周期的第1~4天。②由于黄体的退化，孕酮和雌激素水平下降，导致螺旋动脉收缩，内膜缺血、坏死。③螺旋动脉继而短暂扩张，使功能层血管破裂并与功能层组织一起剥落排出。

2）增生期：①月经周期的第5~14天。②在生长卵泡分泌的雌激素的作用下，残留的子宫腺上皮增生，修复子宫内膜上皮。③基质细胞分裂增殖，产生基质和纤维，使内膜增厚。④子宫腺增多伸长；螺旋动脉也伸长弯曲。

3）分泌期：①月经周期的第15~28天。②在黄体分泌的孕酮和雌激素的作用下，基质细胞增殖，内膜继续增厚，并因组织液增多而水肿。③基质细胞胞质中充满糖原和脂滴，分化为前蜕膜细胞。④子宫腺进一步增长、弯曲，腔扩大，开始分泌含糖原的黏稠液体。⑤螺旋动脉增长、弯曲，伸至内膜浅层。

（2）答：月经周期中，子宫内膜的变化受卵巢分泌的激素控制，而卵巢的变化又受腺垂体分泌的促性腺激素的控制；腺垂体分泌的促性腺激素又受下丘脑分泌的促性腺激素释放激素的控制。可见，月经周期的变化与下丘脑-垂体-卵巢轴的功能密切相关。

下丘脑又与中枢神经系统联系，接受外来的刺激，以上各种因素影响下丘脑-垂体-卵巢轴的神经内分泌调节，从而导致月经失调。

2.（1）答：在进入青春期后，在垂体分泌的卵泡刺激素（FSH）的作用下，卵巢内的卵泡生长、发育、成熟，同时，卵巢内产生雌激素和孕激素；在垂体分泌的黄体生成素（LH）的作用下，排卵和黄体形成。这些激素量和比例发生变化，都要影响到卵泡的生长和发育。

子宫内膜的周期性变化受卵巢分泌激素的影响，患者血液检查：雌激素和睾酮偏高，说明卵巢分泌激素发生改变导致月经周期也发生变化。

（2）答：卵泡发育经历了原始卵泡、生长卵泡（初级卵泡、次级卵泡）、成熟卵泡阶段。成熟卵泡经历了排卵和黄体的形成及发育过程。

1）原始卵泡：初级卵母细胞大，直径：$30 \sim 40 \mu m$，核大而圆，由胚胎卵原细胞分裂，分化而来，出生时已进入第一次成熟分裂前期，排卵前完成第一次成熟分裂。卵泡细胞为一层扁平细胞。

2）初级卵泡：体积大，移向皮质深层。初级卵母细胞：变大，其外出现透明带。电镜观察（EM）见两种细胞突起深入透明带，突起间有缝隙连接。卵泡细胞增多，细胞由单扁→单立，单层→复层。卵泡周围的结缔组织细胞增殖，卵泡膜开始出现。

3）次级卵泡：初级卵母细胞体积继续增大。卵泡细胞增殖，细胞间出现大小不等间隙，继而融合成一个大腔称卵泡腔，腔内充满由卵泡细胞分泌的液体称卵泡液。随卵泡腔的扩大，初级卵母细胞与其周围的卵泡细胞向卵泡腔内隆起，形成卵丘；紧靠透明带的一层柱状卵泡细胞呈放射状排列，称为放射冠。卵泡细胞（颗粒细胞）形成粒层；卵泡膜更加明显，并分为内、外二层，内层的细胞称膜细胞，具有分泌类固醇激素细胞的结构特点，外层纤维多。

4）成熟卵泡：体积更大，达 $1 \sim 2cm$ 突向表面，卵泡液剧增。卵泡细胞停止分裂，颗粒层变薄，卵泡膜内、外层明显。初级卵母细胞：排卵前 36~48h 完成第一次成熟分裂，排出的次级卵母细胞停止于 Ⅱ 减数分裂中期。从初级卵泡后期到排卵约需 85 天。

5）排卵及黄体的形成：在 LH 作用下成熟卵泡的卵泡膜破裂，次级卵母细胞、透明带、放射冠、卵泡液从卵泡排出。残留的卵泡壁在 LH 作用下逐渐发育成一个体积较大，富含血管的细胞团。黄体是由两种细胞组成：粒黄体细胞体积大，色浅，具分泌类固醇激素细胞特点，膜黄体细胞体积小，色深。黄体可分泌孕激素和雌激素；妊娠黄体还分泌松弛素。卵若受精，在绒毛膜促性腺激素的作用下，发育为妊娠黄体，维持 5~6 个月后，退化为白体。卵若不受精则仅维持 14 天，称月经黄体，最终也退化为白体。

（安徽中医药大学　刘向国）

下篇　胚胎学

第十七章　胚胎学绪论▷▷▷▷

本章重点、难点

1. 人体胚胎学的概念、研究内容及其分支学科
2. 人体胚胎发育过程的分期及意义
3. 学习胚胎学的意义及方法

测试题

一、填空题

1. 研究生物个体_____和_____的科学，称胚胎学。

2. 研究人体_____及其_____的科学，称人体胚胎学。

3. 人胚胎在母体子宫内的发育历时_____周左右，可将此阶段分为_____、_____、_____三个时期，_____为各器官原基形成时期，是胚胎发育的关键时期。

4. 描述胚胎学应用组织学与解剖学等技术方法，研究胚胎发育过程中的_____和_____及其_____，是胚胎学的基本研究内容。

5. 生殖工程学可_____，_____，_____，是胚胎学中又一新兴学科。_____、_____均为该领域引起轰动的研究成果。

6. 畸形学是胚胎学的重要分支之一，是研究先天畸形的_____、_____和_____的科学。

7. 胚胎学的学习要点是掌握胚胎发育的_____与_____，即_____。

二、选择题

（一）单选题

1. 人体胚胎的发生发育大约需要(　　)
   A. 40 周 　　　　　　B. 39 周 　　　　　　C. 38 周
   D. 36 周 　　　　　　E. 42 周
2. 胚前期指(　　)
   A. 受精前 2 周 　　　B. 受精后 2 周 　　　C. 胚胎发育前 2 个月
   D. 胚胎发育后 2 个月 　E. 受精后 20 天
3. 胎期指(　　)
   A. 胚胎发育的后 10 周 　B. 胚胎发育的后 20 周 　C. 胚胎发育的后 30 周
   D. 胚胎发育的后 36 周 　E. 胚胎发育的后 38 周
4. 中医学对胚胎发育方面的最早研究记载见于(　　)
   A.《胎产书》 　　　　B.《诸病源候论》 　　C.《千金要方》
   D.《校注妇人良方》 　E.《论动物的生殖》

（二）多选题

5. 人体胚胎学的研究内容包括(　　)
   A. 生殖细胞发生
   B. 受精、卵裂、植入
   C. 胚层形成与分化
   D. 胚胎发育、胚胎与母体之间的关系
   E. 先天性畸形
6. 人体胚胎的发育过程分为以下几期(　　)
   A. 新个体全部发生过程 　B. 胎期 　　　　　C. 胚期
   D. 胚前期 　　　　　　　E. 胚后期
7. 胚胎学的分支学科包括(　　)
   A. 描述胚胎学 　　　　B. 分子胚胎学 　　　C. 畸形学
   D. 生殖工程 　　　　　E. 实验胚胎学

三、是非题

1. 受精卵的基因组按一定时-空程序选择性表达，调控人体发生发育过程。(　　)
2. 胚期指胚胎发育的第 1 周到第 8 周末。(　　)
3. 胎期决定着胚胎的分化发育方向。(　　)
4. 生殖工程采用人工方法介入整个生殖过程，以获得人们所期望的新生命体。(　　)
5. 胚胎学的显著特征是每一部分研究内容均处于动态变化中。(　　)

四、名词解释

1. 胚胎学
2. 胚前期
3. 胚期
4. 胎期

五、简答题

简述并比较个体发生与系统发生。

六、论述题

1. 试述胚胎学衍生出的分支学科。
2. 试述如何学习胚胎学。

参考答案

一、填空题

1. 发生 发育规律
2. 人体出生前发生发育过程 规律
3. 38 胚前期 胚期 胎期 胚期
4. 形态发生 演变过程 演变规律
5. 完善人类自身的生育过程 筛选优质胚胎 提高人口质量 试管婴儿 克隆动物
6. 发生原因 形成机制 预防措施
7. 时间概念 空间概念 时-空关系

二、选择题

（一）单项选择题

1. C。解释：人体胚胎的发生发育大约需要38周。
2. B。解释：胚前期是指受精卵形成到胚胎发育的第二周末。
3. C。解释：胎期指胚胎发育的第9周至胎儿出生。
4. A。解释：中医学对胚胎发育方面的最早研究记载是马王堆出土的先秦时期著成的《胎产书》。

（二）多选题

5. A、B、C、D、E。
6. B、C、D。解释：人体胚胎的发育过程分为三个时期，即胚前期、胚期、胎期。

7. A、B、C、D、E。

三、是非题

正确：1、5

错误：

2. 解释：胚期指胚胎发育的第 3 周初到第 8 周末。

3. 解释：胚期决定着胚胎的分化发育方向。

4. 解释：生殖工程学采用人工方法介入早期生殖过程，以获得人们所期望的新生命体。

四、名词解释

1. 胚胎学是研究生物个体发生和发育规律的科学。

2. 胚前期指受精卵形成到胚胎发育的第 2 周末。

3. 胚期指胚胎发育的第 3 周到第 8 周末。

4. 胎期指胚胎发育的第 9 周至胎儿出生。

五、简答题

答：个体发生指胚胎由受精卵逐步发育为新个体的发生过程。系统发生指人类的进化发生过程。

六、论述题

1. 答：其分支学科包括：描述胚胎学（是胚胎学的基本研究内容）、比较胚胎学（比较不同种系的胚胎发育）、实验胚胎学、化学胚胎学（了解各种化学物质在胚胎发育过程中的变化及其代谢过程）、分子胚胎学（胚胎学研究的前沿领域和热点内容）、畸形学、生殖工程（为新兴学科）。

2. 答：胚胎学的研究内容始终处于剧烈而复杂的动态变化中。因而在学习时，要注意胚胎在某一时期的形态结构（三维结构）变化，及这些结构在胚胎不同时期的演变规律。掌握胚胎发育的时间概念与空间概念（时-空关系）是胚胎学学习的要点。学习胚胎学应考虑：①平面结构与立体结构的关系。②静态结构与动态变化的关系。③时间与空间的关系。④发生发展与进化的关系。⑤结构与功能的关系。⑥各学科间知识的相互渗透与融合。⑦要善于思考、善于比较、善于分析、善于综合。⑧要结合教材的内容观察图谱、胚胎标本、模型、切片等，启动形象思维，将二维结构图、三维结构图还原为人胚的动态发育过程，深刻理解，融会贯通。

（黑龙江中医药大学　王晓慧）

第十八章　　胚胎学总论 ▷▷▷▷

本章重点、难点

1. 生殖细胞的成熟和获能

2. 受精的概念、条件、过程、部位及意义

3. 卵裂、桑葚胚与胚泡的概念

4. 植入（概念、部位、过程）及蜕膜的变化

5. 胚层形成、分化及胚体形成

6. 胎膜与胎盘的形成及功能

7. 双胎、多胎与联胎的概念、形成机制

测试题

一、填空题

1. 精子的获能过程开始于_____，完成于_____。

2. 获能使精子成为_____和_____上均成熟的雄性配子。

3. _____和_____均为单倍体细胞。

4. 受精发生在输卵管_____。受精时间多发生在排卵后_____小时内。

5. _____反应可阻止其他精子进入卵内，保证了人类为_____受精。

6. 受精是_____的开端，受精保证了物种的_____，受精决定了新个体的_____。

7. 随着卵裂次数的增加，_____内的卵裂球体积渐变____，但分化差异渐_____。

8. 胚泡由_____、_____和_____构成。

9. 常见的植入部位是_____和_____。植入后的子宫内膜改称_____，基质细胞改称_____。

10. 植入始于受精后第_____天，完成于第_____天；植入时，_____已完全溶解消失。

11. 滋养层可分化为两层，外层为_____滋养层，内层为_____滋

养层

12. 前置胎盘指植入发生在近_____处，并在此形成的胎盘；若胎盘早期剥离可致_____。

13. 蜕膜可分为_____、_____和_____三个部分。

14. 二胚层胚盘呈_____形，由_____和_____构成，形成于胚胎发育的第__周。

15. 二胚层胚盘为胚胎发育的_____。

16. 体蒂将参与_____的形成。

17. 原条的出现决定了胚盘的_____端和_____侧，原条形成的一端即胚盘（胚体）的___端。

18. 三胚层胚盘外形呈_____形，形成于胚胎发育的第_____周末。

19. 三胚层胚盘由_____、_____、_____共同构成。

20. 人体的各种细胞、组织、器官均由_____演变而来。

21. 三胚层胚盘的头、尾端各留下一个无中胚层的圆形区域，分别称_____和_____。

22. 外胚层的分化主要包括_____、_____和_____的形成。

23. 神经嵴是_____的原基。神经管是_____的原基，其头端膨大，形成_____的原基，其尾端较细，为_____的原基。

24. 中胚层在中轴线两侧由内向外依次分化成_____中胚层、_____中胚层、_____中胚层。

25. 体节由_____中胚层断裂形成，体节进一步分化为_____、_____、_____三部分。

26. 内胚层参与分化为_____、_____、_____和_____。

27. _____可分为前肠、中肠、后肠三部分。前肠头端由_____封闭，后肠尾端由_____封闭。

28. 胚内体腔由头端至尾端依次分化为_____、_____和_____。

29. 胚胎龄的测定方法有_____和_____两种。_____常用于科学研究。

30. 胎膜由_____、_____、_____、_____和_____构成。

31. 胎膜和胎盘是胚胎发育过程中形成的_____结构，对胚胎的发育起到_____、_____、_____、_____等作用。

32. 绒毛之间的腔隙称_____，内含_____血液。

33. 绒毛膜可形成_____和_____，其中_____与底蜕膜共同构成胎盘。

34. _____是最早发生造血干细胞和原始血管的部位。

35. 羊膜囊指羊膜包绕_____形成的囊状结构。

36. 脐带是连于胚胎脐部与胎盘____面中心处的圆索状结构。

37. 胎盘呈_____状，由_____面和_____面两部分构成。胎盘内有_____套各自封闭的循环通道。

38. 胎盘具有_____、_____、_____的功能。

39. 多胎的形成机制有_____性、_____性、_____性。

40. 人绒毛膜促性腺激素（HCG）于受精后第___周末即可从孕妇尿中测出。由_____分泌产生，常作为_____诊断的指标之一。

二、选择题

（一）单选题

1. 精子获能的部位(　　)

    A. 睾丸   B. 附睾   C. 射精管

    D. 精囊   E. 子宫和输卵管

2. 受精时，精子穿入(　　)

    A. 初级卵母细胞   B. 次级卵母细胞   C. 卵泡细胞

    D. 成熟卵细胞   E. 初级卵泡

3. 卵裂为(　　)

    A. 减数分裂   B. 有丝分裂   C. 无丝分裂

    D. 成熟分裂   E. 未成熟分裂

4. 透明带的出现与消失时间(　　)

    A. 初级卵母细胞与桑葚胚期   B. 初级卵泡与胚泡期

    C. 初级卵母细胞与胚泡期   D. 初级卵泡与桑葚胚期

    E. 次级卵泡与胚泡期

5. 人胚初具人形的时间是(　　)

    A. 第 10 周末   B. 第 8 周末   C. 第 6 周末

    D. 第 4 周末   E. 第 2 周末

6. 口咽膜和泄殖腔膜的组成(　　)

    A. 外胚层和内胚层   B. 内胚层和胚外中胚   C. 中胚层和内胚层

    D. 外胚层和中胚层   E. 外胚层和胚外中胚

7. 内细胞群外覆盖的滋养层称(　　)

    A. 极端滋养层   B. 滋养层陷窝   C. 细胞滋养层

    D. 合体滋养层   E. 胚外滋养层

8. 胚泡植入后，位于胚体深部的子宫内膜改称为(　　)

    A. 绒毛膜   B. 壁蜕膜   C. 底蜕膜

    D. 包蜕膜   E. 基膜

9. 植入后的子宫内膜称(　　)

A. 基膜   B. 绒毛膜   C. 胎膜

D. 蜕膜   E. 羊膜

10. 胚内中胚层的形成与下列哪种结构有关（　　）

    A. 脊索   B. 体节   C. 原条

    D. 内胚层   E. 原肠

11. 诱导神经板形成的结构是（　　）

    A. 体节   B. 原条   C. 原结

    D. 脊索   E. 脊突

12. 演变为脊索的结构是（　　）

    A. 头突   B. 原结   C. 原窝

    D. 原条   E. 脊突

13. 脊索最终演变为（　　）

    A. 椎间盘   B. 脊柱   C. 髓核

    D. 神经管   E. 椎体

14. 胚盘分化的核心组织是（　　）

    A. 脊索   B. 体节   C. 原凹

    D. 头突   E. 原条

15. 脑和脊髓由下列哪个结构分化而来（　　）

    A. 胚外中胚层   B. 内胚层   C. 中胚层

    D. 外胚层   E. 下胚层

16. 皮肤的表皮、汗腺、皮脂腺、毛发来自（　　）

    A. 表面外胚层   B. 外胚层   C. 中胚层

    D. 内胚层   E. 胚外中胚层

17. 侧中胚层能分化为（　　）

    A. 胚泡腔   B. 心腔   C. 羊膜腔

    D. 胚外体腔   E. 胚内体腔

18. 与体节不符的是（　　）

    A. 中央有体节腔   B. 由颈部向尾部依次出现   C. 单个出现

    D. 可预测胚龄   E. 来源于轴旁中胚层

19. 胚胎的发育过程主要是在（　　）

    A. 胚外体腔   B. 胚内体腔   C. 子宫腔

    D. 羊膜腔   E. 胚泡腔

20. 宫外孕常发生于（　　）

    A. 腹膜   B. 肠系膜   C. 卵巢

    D. 输卵管   E. 卵巢韧带

21. 与羊膜腔不符的是（　　）

    A. 其底部是上胚层   B. 周围由多层羊膜细胞包绕

C. 内有羊水　　　　　　　　D. 内有胚胎

E. 内有胚胎体表脱落的上皮

22. 第 8 周末，与胚体变化不符的是（　　）

　　A. 颜面发生　　　　　　B. 胚体凸入羊膜腔内　　　C. 外生殖器出现

　　D. 可辨性别　　　　　　E. 四肢明显

23. 与尿囊不符的是（　　）

　　A. 可贮存尿液　　　　　　　B. 其根部演化为膀胱的顶部

　　C. 其闭锁后可形成脐中韧带　　D. 其血管可演变成脐静脉

　　E. 其血管可演变成脐动脉

24. 与胎膜和胎盘不符的是（　　）

　　A. 参与胚体的形成　　　　　B. 胎儿娩出后其排出体外

　　C. 对胚胎起到保护作用　　　D. 对胚胎起营养等作用

　　E. 是胚胎的附属结构

25. 与胎盘屏障不完全相符的是（　　）

　　A. 是天然屏障

　　B. 可选择性通透

　　C. 可进行物质交换

　　D. 能阻止所有病毒、药物通过

　　E. 胎儿与母体之间进行物质交换所经过的结构

（二）多选题

26. 有关受精的描述，正确的是（　　）

　　A. 人类为单精受精　　　　B. 受精时透明带消失

　　C. 可恢复二倍体核型　　　D. 确定了性别

　　E. 多发生在输卵管壶腹部

27. 有关桑葚胚的描述，正确的是（　　）

　　A. 中央有腔为囊状胚　　　B. 由 12~16 个卵裂球组成

　　C. 形成于受精后 72 小时左右　D. 外有透明带包围

　　E. 已经进入子宫

28. 有关植入的描述，正确的是（　　）

　　A. 透明带消失　　　　　　B. 极端滋养层首先与子宫内膜接触

　　C. 始于受精的第 3 天　　　D. 子宫内膜正处于分泌期

　　E. 发生于桑葚胚时期

29. 宫外孕的发生部位（　　）

　　A. 输卵管　　　　　　　B. 子宫底部　　　　　　C. 肠系膜

　　D. 子宫颈　　　　　　　E. 卵巢

30. 植入的条件（　　）

A. 透明带及时溶解消失 　B. 子宫内膜与胚泡同步发育

C. 胚泡准时进入子宫腔 　D. 子宫内环境正常，雌、孕激素分泌正常

E. 宫腔内没有异物

31. 有关体蒂的描述，正确的是(　)

A. 将胚体悬吊于胚外体腔内 　B. 胚体正处于三胚层阶段

C. 将参与脐带的形成 　D. 将参与胎盘的形成

E. 是联系胚体和绒毛膜的唯一系带

32. 有关脊索的描述，正确的是(　)

A. 决定胚盘的头尾 　B. 诱导椎体的发生 　C. 退化后形成髓核

D. 诱导神经管的发生 　E. 暂时性中轴器官

33. 属于胚内中胚层的结构有(　)

A. 脊索 　B. 间充质 　C. 卵黄囊

D. 体节 　E. 胚内体腔

34. 胚胎第2周形成的结构有 (　)

A. 绒毛膜 　B. 卵黄囊 　C. 体蒂

D. 羊膜腔 　E. 头突

35. 胚胎第3周形成的结构有(　)

A. 原条 　B. 脊索 　C. 神经板

D. 下胚层 　E. 原沟

36. 与绒毛膜相符的是(　)

A. 由滋养层与胚外中胚层壁层共同构成

B. 其内血管与胚胎血管相通

C. 由绒毛膜板和其表面的次级绒毛干构成

D. 其内血管与母体血管相通

E. 直接与子宫内膜接触

37. 胎膜包括(　)

A. 绒毛膜 　B. 口咽膜 　C. 羊膜囊、卵黄囊

D. 脐带 　E. 尿囊

三、是非题

1. 生精小管内的精子尚无受精能力，但有定向运动能力。(　)

2. 受精时间多发生在排卵后12~24小时内。(　)

3. 顶体反应可阻止其他精子穿越透明带进入卵内。(　)

4. 生殖细胞带有的性染色体决定新个体的遗传性别。(　)

5. 排卵后的次级卵泡细胞在输卵管壶腹部与精子相遇。(　)

6. 卵裂标志着新生命的开始。(　)

7. 桑葚胚于受精的第3天到达子宫腔。(　)

8. 受精后的子宫内膜称蜕膜。（　　　）

9. 植入时，透明带已完全溶解消失。（　　　）

10. 植入后处于增生期的子宫内膜进一步增厚。（　　　）

11. 缩窄的胚外中胚层组织形似蒂状，称体蒂。（　　　）

12. 上胚层与下胚层间夹有结缔组织。（　　　）

13. 极端滋养层指覆盖在胚体头端的滋养层。（　　　）

14. 植入结束后，滋养层全部分化为合体滋养层和细胞滋养层。（　　　）

15. 原条的头端增生膨大为结节状，称头突。（　　　）

16. 二胚层胚盘为胚胎发育的原基，且决定了胚胎的背、腹面。（　　　）

17. 原结的出现决定了胚盘的头、尾和左、右。（　　　）

18. 原始生殖细胞由卵黄囊顶部中胚层迁移出的部分细胞分化发育而成。（　　　）

19. 神经嵴是周围神经系统的原基。（　　　）

20. 早期胎龄可依体节数推测。（　　　）

21. 间充质是来自内胚层的胚胎性结缔组织。（　　　）

22. 内胚层被卷入胚体内，形成长管状的原始消化管，中部与卵黄囊相连。（　　　）

23. 侧中胚层指邻近脊索两侧的中胚层细胞增生形成的两个细胞带。（　　　）

24. 胚内体腔将侧中胚层分隔成背侧的体壁中胚层和腹侧的脏壁中胚层。（　　　）

25. 脐粪瘘是因原始消化道未闭锁，而致肠道与外界相通。（　　　）

26. 透过胎儿面羊膜可见以脐带附着处为中心呈放射状走行的脐血管分支。（　　　）

27. 胎盘由胎儿面的丛密绒毛膜与母体面的壁蜕膜共同构成。（　　　）

28. 卵黄囊顶部尾侧的内胚层细胞部分迁移入生殖嵴后，分化成原始生殖细胞。（　　　）

29. 胚外中胚层渐伸入初级绒毛干中形成中轴，改称次级绒毛干。（　　　）

30. 三级绒毛干其主干的分支插入子宫内膜，称固定绒毛。（　　　）

四、名词解释

1. 受精

2. 顶体反应

3. 透明带反应

4. 受精卵

5. 卵裂

6. 桑葚胚

7. 胚泡

8. 内细胞群

9. 植入

10. 蜕膜

11. 三胚层胚盘

12. 体节

13. 胎膜

14. 绒毛间隙

15. 脐带

16. 胎盘

17. 滋养层

18. 宫外孕

19. 前置胎盘

20. 胚盘

五、简答题

1. 简述植入对子宫内膜的影响。

2. 简述神经管的形成及意义。

3. 简述体节的形成、演变及意义。

4. 简述单卵孪生的特点及形成机制。

六、论述题

1. 试述受精的时间、部位、过程、条件及意义。

2. 试述二胚层胚盘的形成、意义及其相关结构的形成。

3. 民间一直流传着"吃胎盘大补"的说法，经常有人把胎盘拿回家加工后食用。请结合所学知识，论述胎盘的形态结构和功能，并说出你对"吃胎盘大补"的看法。

参考答案

一、填空题

1. 子宫　输卵管

2. 结构　功能

3. 精子　卵子

4. 壶腹部　12~24

5. 透明带　单精

6. 新生命　延续性　遗传性别

7. 透明带　小　明显

8. 胚泡腔　内细胞群　滋养层

9. 子宫体部　子宫底部　蜕膜　蜕膜细胞

10. 5~6　11~12　透明带

11. 合体　细胞

12. 子宫颈内口　大出血

13. 底（基）蜕膜　包蜕膜　壁蜕膜

14. 圆盘　上胚层（初级外胚层）　下胚层（初级内胚层）　2

15. 原基

16. 脐带

17. 头尾　左右　尾

18. 鞋底　3

19. 内胚层　中胚层　外胚层

20. 三胚层胚盘

21. 口咽膜　泄殖腔膜

22. 神经管　神经嵴　表面外胚层

23. 周围神经系统　中枢神经系统　脑　脊髓

24. 轴旁　间介　侧

25. 轴旁　生骨节　生肌节　生皮节

26. 原始消化管（原肠）　咽囊　尿囊　泄殖腔膜

27. 原始消化管　口咽膜　泄殖腔膜

28. 心包腔　胸膜腔　腹膜腔

29. 月经龄　受精龄　受精龄

30. 绒毛膜　羊膜囊　卵黄囊　尿囊　脐带

31. 附属　保护　营养　呼吸　排泄

32. 绒毛间隙　母体

33. 平滑绒毛膜　丛密绒毛膜　丛密绒毛膜

34. 血岛

35. 羊膜腔

36. 胎儿

37. 圆盘　胎儿　母体　两

38. 物质交换　保护作用　分泌激素

39. 单卵　多卵　混合

40. 2　合体滋养层　早孕

二、选择题

（一）单选题

1. E。解释：精子的获能过程开始于子宫，完成于输卵管。

2. B。解释：受精时精子穿入次级卵母细胞。

3. B。解释：卵裂指受精卵早期的有丝分裂。

4. B。解释：透明带出现于初级卵泡阶段，消失于胚泡期（植入前）。

5. B。解释：至第 8 周末，人胚初具人形。

6. A。解释：口咽膜和泄殖腔膜由外胚层和内胚层共同组成。

7. A。解释：在内细胞群外表面覆盖的滋养层称极端滋养层。

8. C。解释：植入后，位于胚体深部的子宫内膜改称为底蜕膜。

9. D。解释：植入后的子宫内膜称蜕膜。

10. C。解释：胚内中胚层的形成与原条有关

11. D。解释：脊索为暂时性中轴器官，对神经板（神经管）和椎体的发生起着重要的诱导作用。

12. A。解释：头突逐渐演变为脊索。

13. C。解释：脊索最终演变、退化为椎间盘的髓核。

14. E。解释：胚盘分化的核心组织是原条，原条的出现对三胚层的形成有重要意义。

15. D。解释：外胚层参与神经管的形成，而神经管是中枢神经系统的原基。

16. A。解释：表面外胚层可分化为皮肤的表皮、汗腺、皮脂腺、毛发等。

17. E。解释：侧中胚层能分化为胚内体腔。

18. C。解释：体节均成对出现，大约每天出现 3 对，至第 5 周末，体节全部形成。

19. D。解释：胚胎发育的主要过程是在羊膜腔内进行的。

20. D。解释：宫外孕通常见于输卵管。

21. B。解释：羊膜腔周围由一层羊膜细胞包绕。

22. D。解释：第 8 周末，胚体的外生殖器出现，但不能辨性别。

23. A。解释：人类的尿囊无贮存尿液的功能。

24. A。解释：胎膜和胎盘均不参与胚体的形成。

25. D。解释：胎盘屏障不能阻止所有病毒、药物通过。

（二）多选题

26. A、C、D、E。解释：受精时需完成透明带反应，透明带在植入前消失。

27. B、C、D、E。解释：桑葚胚为实心胚。

28. A、B、D。解释：植入发生于胚泡时期，此时母体子宫内膜正处于分泌期。

29. A、C、E。解释：宫外孕发生在子宫以外的部位。

30. A、B、C、D、E。解释：均为植入的必要条件。

31. A、C、E。解释：胚体正处于二胚层阶段，体蒂不参与胎盘的形成。

32. B、C、D、E。解释：原条决定胚盘的头尾方向。

33. B、D、E。解释：体节、胚内体腔、间充质均由胚内中胚层细胞分化而来。

34. B、C、D。解释：绒毛膜、头突均形成于胚胎发育的第三周。

35. A、B、C、E。解释：下胚层形成于胚胎发育的第二周。

36. A、B、C、E。解释：绒毛膜内血管与母体血管不直接相通，两者通过胎盘屏障进行物质交换。

37. A、C、D、E。解释：口咽膜是胚体内结构，不参与胎膜形成。

三、是非题

正确：2、7、9、11、14、16、19、22、24、26、28、29

错误：

1. 解释：生精小管内的精子尚无定向运动能力和受精能力。

3. 解释：透明带反应可阻止其他精子穿越透明带进入卵内。

4. 解释：精子带有的性染色体决定新个体的遗传性别。

5. 解释：排卵后的次级卵母细胞在输卵管壶腹部与精子相遇。

6. 解释：受精标志着新生命的开始。

8. 解释：植入后的子宫内膜称蜕膜。

10. 解释：植入后处于分泌期的子宫内膜进一步增厚。

12. 解释：上胚层与下胚层间夹有基膜。

13. 解释：极端滋养层指覆盖在内细胞群端的滋养层。

15. 解释：原条的头端增生膨大为结节状，称原结。

17. 解释：原条的出现决定了胚盘的头、尾和左、右，原条出现的一端为胚胎的尾端。

18. 解释：原始生殖细胞由卵黄囊顶部内胚层迁移出的部分细胞分化发育而成。

20. 解释：早期胚龄可依体节数推测。

21. 解释：间充质是来自中胚层的胚胎性结缔组织。

23. 解释：轴旁中胚层指邻近脊索两侧的中胚层细胞增生形成的两个细胞带。

25. 解释：脐粪瘘是因卵黄蒂未闭锁，而致肠道与外界相通。

27. 解释：胎盘由胎儿面的丛密绒毛膜与母体面的底蜕膜共同构成。

30. 解释：三级绒毛干其主干插入子宫蜕膜，称固定绒毛。

四、名词解释

1. 指精子与卵子相互融合形成受精卵的过程。

2. 指精子释放顶体酶，溶蚀放射冠和透明带的过程。

3. 指精子穿入后，卵子浅层胞质内的皮质颗粒向卵周间隙内释放蛋白酶，使透明带上的糖蛋白分子 ZP3 结构发生改变，致透明带不再接受其余精子穿越的过程。

4. 指雌、雄原核逐渐靠拢，核膜消失，染色体融合，形成的二倍体细胞。

5. 指受精卵早期的有丝分裂。

6. 指受精第 3 天，卵裂球数目达 12~16 个时，其外观似桑葚果，为实心胚。

7. 指受精第 5 天，由内细胞群、滋养层及胚泡腔共同构成的囊状胚。

8. 指位于胚泡腔一侧的一群大而不规则的细胞，与胚体的形成有关。

9. 指胚泡侵入子宫内膜的过程。

10. 指植入后发生蜕膜反应的子宫内膜。

11. 指第 3 周末，均起源于上胚层的内、中、外三个胚层共同构成的胚盘。

12. 指邻近脊索两侧的轴旁中胚层细胞断裂形成左右对称的细胞团块。可依体节数推测早期胚龄。

13. 指绒毛膜、羊膜囊、卵黄囊、尿囊和脐带的总称，是来自胚泡的部分附属结构。

14. 指绒毛之间的腔隙，内含母体血液。

15. 指连于胚胎脐部与胎盘胎儿面的圆索状结构，是胎儿与胎盘间物质运输的唯一通路。表面包有羊膜，内有血管、黏液性结缔组织和退化的卵黄囊、尿囊等。

16. 由胎儿面的丛密绒毛膜与母体面的底蜕膜共同构成的圆盘状结构。

17. 指构成胚泡壁的单层细胞，与吸收营养有关。

18. 指胚泡植入在子宫腔以外的部位。

19. 指植入发生在近子宫颈内口处，并在此形成胎盘。

20. 指受精后第 2 周，由上胚层和下胚层共同构成的圆盘形的细胞盘，又称二胚层胚盘。

五、简答题

1. 答：植入时的子宫内膜正处于分泌期，基质中组织液增多呈水肿状态，子宫腺腺腔扩大，高度弯曲、变长，内含大量糖原等营养物质。胚泡植入后，子宫内膜进一步增厚，血液供应更加丰富，腺体分泌更加旺盛；基质细胞体积更大，改称蜕膜细胞，内含丰富的糖原和脂滴，可营养早期胚胎；这一系列变化称蜕膜反应，此时的子宫内膜称蜕膜。依据蜕膜与胚泡的位置关系将蜕膜分为：①包蜕膜，指覆盖于胚腔面的蜕膜。②底蜕膜又称基蜕膜，指位于胚深面的蜕膜，将来发育为胎盘的母体部分。③壁蜕膜，指子宫其余部分的蜕膜。

2. 答：胚第 3 周，在头突和脊索的诱导下，脊索背侧中线处的外胚层细胞增生呈板状，称神经板。构成神经板的外胚层细胞为假复层柱状，称神经外胚层（神经上皮）。神经板沿长轴中线渐向中胚层方向下陷形成神经沟，神经沟两侧隆起处称神经褶。随之，神经沟在中段（约第 4 体节平面）开始闭合，且向头、尾两端延续，逐渐闭合形成神经管。神经管头、尾端未闭合处，分别称前神经孔和后神经孔，至胚胎发育第 4 周末，前、后神经孔封闭。

神经管是中枢神经系统的原基。其头端膨大形成脑的原基，并参与形成松果体、神经垂体和视网膜等；其尾端较细为脊髓的原基。若前、后神经孔未闭合，可形成无脑畸形和脊髓裂。

3. 答：第 3 周末，中胚层细胞迅速增殖，在中轴线两侧由内向外依次分化成轴旁中胚层、间介中胚层和侧中胚层。轴旁中胚层指邻近脊索两侧的中胚层细胞增生形成的两条纵行细胞带。细胞带随即裂为左右对称的细胞团，称体节。体节数目依胚龄的增长而增多，并在胚的表面形成隆起，故早期胚龄可依胚体体节数推测。体节由颈部向尾部先后出现，至第 5 周，42~44 对体节全部形成。体节主要分化为中轴骨骼、背侧的皮肤真皮、骨骼肌。

4. 答：由一个受精卵发育形成的两个胎儿称单卵孪生。由于单卵孪生儿的遗传基因相同，因此两者性别相同，相貌酷似，体态、血型、组织相容性抗原等生理特性相同，体态、性格、基因活动的变化规律也相仿；若双方进行器官移植，不会发生排斥反应。

单卵孪生的形成机制：①一个受精卵发育为两个胚泡，各自植入，孪生儿有各自独立的胎膜和胎盘。②一个胚泡形成两个内细胞群，两个胚胎在各自的羊膜囊内发育，但共享一个绒毛膜和胎盘。③一个胚盘上形成两个原条，诱导、发育为两个胚胎，两者共享一个羊膜囊、绒毛膜和胎盘，但有两条脐带。此种情况易导致联体畸形。

六、论述题

1. 答：受精（fertilization）指精子与卵子相互融合形成受精卵的过程。受精多发生在排卵后 12~24 小时内。受精的部位多见于输卵管壶腹部。

受精过程包括：①顶体反应。②精、卵细胞膜融合。③透明带反应。④受精卵形成。受精是一复杂的生物学过程。透明带反应阻止了多精入卵和多精受精的发生，保证了人类为单精受精的生物学特性。

受精的条件包括：①生殖细胞的量与质，均可影响受精。若每毫升精液精子数量少于 2000 万个可造成不育；若少于 500 万个几乎不可能受精。若死精子或活动力差的精子超过 30%，畸形精子超过 20%~30%，均可导致不育或畸形。另外若卵巢卵子发育不正常或不排卵，也可导致不育。②生殖细胞的受精时限。排卵后 12~24 小时为最佳受精时限。③保证生殖管道的畅通。④正常的激素水平。雌、孕激素对受精起到重要的调节作用。

受精的意义：①形成新个体，受精是新生命的开端。②恢复二倍体核型，使双亲遗传基因重新组合，保证了物种的延续。③决定新个体的遗传性别。

2. 答：胚胎发育的第 2 周初，内细胞群细胞不断增殖分化，逐渐形成两层细胞。近极端滋养层侧的内细胞群细胞，演变成一层较大的柱状细胞，称上胚层又称初级外胚层。近胚泡腔侧的内细胞群细胞，则形成一层较小的立方形细胞，称下胚层又称初级内胚层。至第 2 周末，由上、下胚层紧密相贴形成的圆形胚盘，称二胚层胚盘。二胚层胚盘为胚胎发育的原基，可决定胚胎的背、腹面（下胚层侧为腹面，上胚层侧为背面）。

伴随着二胚层胚盘的发育，与其相关的结构同时形成。①羊膜囊形成：由羊膜环绕羊膜腔形成的囊状结构。②卵黄囊形成：由下胚层周边部分的细胞向腹侧延伸，围绕形成一囊状结构，其顶部为下胚层。③胚外中胚层形成：受精后第 10~11 天，在羊膜腔、卵黄囊与细胞滋养层之间的胚泡腔内，填充有一些星形细胞，形成胚外中胚层。至第 12~13 天，胚外中胚层内渐出现胚外体腔，将胚外中胚层分成贴附于卵黄囊外表面的胚外脏壁中胚层和覆盖于细胞滋养层内表面和羊膜囊外表面的胚外体壁中胚层。④体蒂形成：由于胚外体腔的扩大，羊膜与滋养层连接处的胚外中胚层渐缩窄至胚盘尾侧，形似蒂状，称体蒂。

3. 答：胎盘是胎儿与母体之间进行物质交换的重要场所。胎盘呈圆盘状，中央厚、边缘薄。胎盘的胎儿面表面光滑，被覆羊膜，近中央处有脐带附着，并可见呈放射状走行的脐血管分支。胎盘的母体面较粗糙，为剥离后的底蜕膜，可见 15~30 个稍突起的胎盘小叶。胎盘由胎儿面的丛密绒毛膜与母体面的底蜕膜共同构成。

　　胎盘的功能主要包括三方面：①物质交换。胎盘是胎儿与母体进行物质交换的唯一途径。胎儿发育所需的氧气、营养物质等经胎盘屏障从母体血中获取；胎儿代谢产生的废物、二氧化碳同样经胎盘屏障经母体血循环排出。②保护作用。胎盘屏障是重要的天然保护屏障，可阻止母体血液内的大分子物质侵入胎儿体内。但某些药物、病毒等可通过胎盘屏障。③合成分泌作用。可分泌多种类固醇激素、肽类激素和蛋白类激素，还能合成前列腺素、多种神经递质和细胞因子等。

　　胎盘分泌的主要激素：①人绒毛膜促性腺激素（HCG）。能促进卵巢内黄体生长发育，维持妊娠。②人绒毛膜催乳素（HCS），即人胎盘催乳素（HPL）。可促进母体乳腺及胎儿的生长发育。③人胎盘孕激素（HPL）和人胎盘雌激素（HPE）。可替代母体卵巢孕激素和雌激素的功能，维持妊娠。

　　由此可见，胎盘并没有所谓"大补"的结构和功能基础，故将胎盘自行加工食用的做法是不可取的。中医学将胎盘入药，称为"紫河车"，其使用应该经过专业人士加工处理，并且需要医生根据辨证结果进行使用。

（山东中医药大学　王媛）

第十九章　胚胎学各论　▷▷▷▷

第一节　颜面、口腔和颈的发生

本节重点、难点

1. 颜面的发生及咽囊的演变
2. 颜面的常见畸形
3. 颈的发生及常见畸形

测试题

一、填空题

1. 鳃器的组成有_____、_____、_____和_____。
2. 腭的来源有_____和_____，腭前部演变为_____，后部为_____。
3. 颜面和口腔的常见畸形有_____、_____和_____。
4. 颈的常见畸形有_____和_____。

二、选择题

（一）单选题

1. 鳃弓发生的时间是（　　　）
   A. 20~29 天　　　　　　B. 18~25 天　　　　　　C. 22~29 天
   D. 24~31 天　　　　　　E. 20~27 天
2. 鳃沟的位置在（　　　）
   A. 相邻鳃弓之间的凹沟　　　B. 相邻咽囊之间
   C. 鳃弓的内胚层和外胚层之间　D. 上颌突与下颌突之间
   E. 额鼻突和心突之间
3. 有关颜面形成的叙述，哪项错误（　　　）

　　A. 口凹的底部是口咽膜　　　B. 有上颌突和下颌突

　　C. 上有额鼻突　　　　　　　D. 下有心突

　　E. 五个突起的中央有一个狭窄的浅凹。

4. 有关咽囊的演变，下面哪项错误(　　　)

　　A. 五对咽囊演变出一些重要的器官

　　B. 原始咽头端有口咽膜封闭

　　C. 原始咽是消化管头端的膨大部

　　D. 咽囊分别与外侧的鳃沟相对

　　E. 第 5 周口咽膜破裂

5. 下列叙述哪一项不属于甲状腺的发生(　　　)

　　A. 发生在胚 4 周

　　B. 甲状舌管是甲状腺原基

　　C. 原基由原始咽底壁正中线的中胚层细胞增生而来

　　D. 第 11 周甲状腺滤泡出现

　　E. 舌盲孔为甲状舌管残留的遗迹

6. 悬雍垂（腭垂）的发生来源于(　　　)

　　A. 上颌突　　　　　　　B. 下颌突　　　　　　　C. 硬腭

　　D. 软腭　　　　　　　　E. 切齿孔

（二）多选题

7. 下列有关鼻发生的描述，形成的结构有(　　　)

　　A. 鼻腔　　　　　　　　B. 鼻梁　　　　　　　　C. 鼻尖

　　D. 鼻中隔　　　　　　　E. 鼻甲

8. 有关鳃器的描述，正确的是(　　　)

　　A. 人的前 4 对鳃弓比较明显

　　B. 咽囊参与颜面的发生

　　C. 第 6 对鳃弓很小，出现不久即消失

　　D. 人胚的鳃器是种系重演现象

　　E. 第 5 对鳃弓出现不久即消失

9. 下列哪些器官的发生与咽囊的演变有关(　　　)

　　A. 内耳、中耳和外耳　　　B. 甲状腺　　　　　　　C. 甲状旁腺

　　D. 胸腺　　　　　　　　E. 腭扁桃体

10. 下列与唇裂有关的描述是(　　　)

　　A. 可见正中唇裂

　　B. 多因上颌突与同侧内侧鼻突未愈合而致

　　C. 有单侧或双侧唇裂

　　D. 唇裂不伴有腭裂

E. 是最常见的颜面畸形

11. 颈部由哪几对鳃弓发育而成（　　）

A. 第 1 对　　　　　　　　B. 第 2、3 对　　　　　　C. 第 4、5 对

D. 第 4 对　　　　　　　　E. 第 6 对

三、是非题

1. 原始心脏长大并突起称心突。（　　）

2. 鳃弓中轴为间充质。（　　）

3. 颜面的演变是从正中向两侧发展的。（　　）

4. 口鼻膜第 7 周破裂后原始口腔和原始鼻腔相通。（　　）

5. 原始咽为一左右较宽、背腹略扁、头细尾窄形状的结构。（　　）

四、名词解释

1. 腭裂

2. 口凹

3. 颈窦

五、简答题

简述第 3 对咽囊的演变。

六、论述题

男性新生儿，出生时即发现上唇人中两侧均裂开形成垂直裂隙，左侧裂隙超过红唇但未达鼻底，右侧裂隙由红唇至鼻底全部裂开。请考虑是哪一种先天畸形，并结合本节内容分析其类型、成因及下一步的检查与治疗建议。

参考答案

一、填空题

1. 鳃弓　鳃沟　鳃膜　咽囊

2. 正中腭突　外侧腭突　硬腭　软腭

3. 唇裂　面斜裂　腭裂

4. 颈囊肿　颈鳃瘘

二、选择题

（一）单选题

1. C。解释：鳃弓发生在第 4~5 周，即 22~29 天。

2. A。解释：由于鳃弓形成背腹方向排列的柱状突起，从外向内的结构分别是表面外胚层、间充质和咽壁内胚层；内胚层向外形成5对咽囊与鳃沟相对，故鳃沟即相邻鳃弓之间的凹沟。

3. E。解释：口凹是一个宽大的浅凹，它的周围有额鼻突、左右两侧的上颌突以及已愈合的下颌突。

4. E。解释：胚约第4周（24天左右）口咽膜破裂，咽与原始口腔相通，咽囊演变出一些重要的器官。

5. C。解释：甲状腺的发生是在胚4周初，由原始咽底壁正中线的内胚层细胞增生形成甲状腺的原基甲状舌管，以后向下、向两侧生长，最后甲状舌管上段消失，残留舌盲孔。

6. D。解释：腭前部为硬腭，后部为软腭，软腭后缘组织增生向后方突出形成悬雍垂。

（二）多选题

7. A、B、C、D、E。

8. A、D、E。解释：鳃弓和咽囊是鳃器中的重要结构，人胚的鳃器存在时间较短，是种系发生的重演现象。前4对鳃弓明显，第6对很小，不明显，第5对出现不久即消失，鳃弓参与了颜面的形成，咽囊发生为多种重要器官原基。

9. C、D、E。解释：咽囊演化的一些重要器官是咽鼓管、中耳鼓室、鼓膜、外耳道、腭扁桃体、胸腺、甲状旁腺。

10. A、B、C、E。解释：唇裂是最常见的颜面畸形，多因上颌突与同侧内侧鼻突未愈合而致，可见单侧或双侧，唇裂还可伴有腭裂和牙槽突裂，如果左右内侧鼻突未愈合或左右下颌突未愈合，可形成正中唇裂。

11. B、D、E。解释：颈是由第2、3、4、6对鳃弓与心上嵴融合形成。

三、是非题

正确：1、2、4。

错误：

3. 解释：颜面的演变是从两侧向中线靠拢生长的。

5. 解释：原始咽为一左右较宽、背腹略扁、头宽尾细的漏斗状结构。

四、名词解释

1. 腭裂是较常见的颜面畸形，有正中腭裂、前腭裂和全腭裂三种。正中腭裂是由左右外侧腭突未在中线愈合所致；前腭裂为正中腭突与外侧腭突未愈合形成，分为单侧或双侧，常伴有唇裂；全腭裂为两者复合存在，多伴有唇裂。

2. 口凹为一个宽大的浅凹，即原始口腔，其底部为口咽膜，将口凹与原始咽隔开，口凹的周围有额鼻突、左右上颌突以及已愈合的下颌突。

3. 颈窦是在颈部发育第 5 周时，第 2 对鳃弓生长迅速，并向尾侧延伸越过第 3、4、6 对鳃弓，与下方的心上嵴融合后，它们与第 2、3、4 鳃沟之间出现的一个封闭的间隙称颈窦。

五、简答题

答：第 3 对咽囊演变的重要器官是胸腺和下一对甲状旁腺。胚 4 周，随着胚胎的发育，第 3 对咽囊腹侧面细胞增生形成两条纵行的细胞索，向尾侧延伸，并在胸骨柄后方合并成胸腺原基，原基的内胚层细胞以后演变为胸腺上皮细胞，以后细胞索根部退化与咽囊脱离，如未退化，则形成副胸腺；第 3 对咽囊的背侧面细胞增生，迁移至甲状腺原基背侧，形成下一对甲状腺旁腺。

六、论述题

答：该男性新生儿考虑是最常见的颜面畸形——唇裂。因为其上唇人中两侧均裂开，所以是双侧唇裂。左侧裂隙超过红唇但未达鼻底，是不完全唇裂；右侧裂隙由红唇至鼻底全部裂开，是完全唇裂。其形成机理可能是因为在胚胎发育早期上颌突与同侧的内侧鼻突未融合所致。建议进一步检查有无合并牙槽突裂和腭裂，并考虑手术治疗。

（云南中医药大学　杨恩彬）

第二节　消化系统和呼吸系统的发生

本节重点、难点

1. 消化系统的发生及演变

2. 消化系统、呼吸系统的常见畸形

测试题

一、填空题

1. 前肠主要分化的器官有_____、_____、_____、十二指肠上段和_____、_____、_____以及喉及其以下的_____、_____、_____、_____和甲状旁腺等器官。

2. 后肠末段膨大部称为_____，其腹侧相连的器官是_____，末端有_____封闭。

3. 肝憩室的末端膨大分为两支，即_____和_____。

二、选择题

（一）单选题

1. 消化道管壁的肌组织、结缔组织来源是（　　）
   A. 脏壁中胚层　　　　　　　B. 体壁中胚层　　　　　　C. 内胚层
   D. 外胚层　　　　　　　　　E. 以上都不是

2. 中肠襻连于卵黄蒂的部位是（　　）
   A. 盲肠突　　　　　　　　　B. 中肠襻头支　　　　　　C. 中肠襻尾支
   D. 中肠襻顶端　　　　　　　E. 肠系膜上动脉

3. 形成尿直肠隔的时间是（　　）
   A. 第 5~6 周　　　　　　　B. 第 3~4 周　　　　　　C. 第 6~7 周
   D. 第 7~8 周　　　　　　　E. 第 8~9 周

4. 肝、胆原基发生的位置在（　　）
   A. 前肠末端腹侧壁　　　　　B. 前肠末端背侧壁　　　　C. 前肠中段
   D. 中肠前段　　　　　　　　E. 后肠前段

5. 开始出现 II 型肺泡上皮细胞并分泌表面活性物质的时间是（　　）
   A. 第 26 周　　　　　　　　B. 第 27 周　　　　　　　C. 第 28 周
   D. 第 29 周　　　　　　　　E. 第 30 周

6. 消化管狭窄或闭锁的成因主要是（　　）
   A. 细胞增生过程未发生　　　B. 上皮变薄过程未发生
   C. 细胞迁移过程未产生　　　D. 细胞识别过程未发生
   E. 细胞凋亡过程未发生

7. 在肠的发生中，大肠与小肠的分界线是（　　）
   A. 盲肠　　　　　　　　　　B. 盲肠突　　　　　　　　C. 阑尾
   D. 中肠襻　　　　　　　　　E. 卵黄蒂

（二）多选题

8. 中肠主要分化为（　　）
   A. 十二指肠上段　　　　　　B. 十二指肠中段　　　　　C. 空肠
   D. 回肠　　　　　　　　　　E. 大肠的全部

9. 胃的发生在下列描述中正确的是（　　）
   A. 胃的原基呈梭形
   B. 背侧缘生长快形成胃大弯
   C. 腹侧缘生长慢形成胃小弯
   D. 胃背系膜发育快，使胃沿胚体纵轴向右旋转了 90°
   E. 胃的位置由原先的垂直胃变成了左右的横行位

10. 生理性脐疝的产生是由于（　　　）
    A. 肠襻生长缓慢　　　　　　B. 肝的发育　　　　　　C. 肾的发育
    D. 腹腔容积相对较小　　　　E. 肠襻突入胚外体腔

11. 下列有关肠发生的结果，正确的是（　　　）
    A. 第 6 周肠襻形成生理性脐疝
    B. 在脐腔中以肠系膜为轴等顺时针旋转了 270°
    C. 盲肠突憩室下降到右髂窝
    D. 空肠和回肠居腹腔中央
    E. 结肠位居腹腔腔周围

12. 肝与胆发生的描述，正确的是（　　　）
    A. 第 4 周初开始发生　　　　B. 第 3 个月开始合成胆汁
    C. 约第 6 周出现胆小管　　　D. 第 9~10 周出现肝小叶
    E. 胚胎肝有造血功能

13. 胰的原基是（　　　）
    A. 肝憩室　　　　　　　　　B. 腹胰芽　　　　　　　C. 背胰芽
    D. 背胰　　　　　　　　　　E. 腹胰

14. 喉气管憩室演变成（　　　）
    A. 喉　　　　　　　　　　　B. 气管　　　　　　　　C. 肺芽
    D. 气管食管隔　　　　　　　E. 以上都不是

15. 有关回肠憩室的描述，正确的是（　　　）
    A. 又称麦克尔憩室
    B. 是由于卵黄蒂的远端未退化而致
    C. 是消化系统最常见的畸形之一
    D. 其顶端可有纤维索与脐相连
    E. 典型的回肠憩室呈囊状突起

16. 关于肛门闭锁的正确描述是（　　　）
    A. 常伴有直肠尿道瘘
    B. 可因肛膜未破引起
    C. 可因肛凹与直肠末端未相通所致
    D. 肠管内容物可从脐溢出
    E. 多发生于男胎

三、是非题

1. 原肠将演变为消化系统的原基。（　　　　　）
2. 各段肠管的形成与中肠的演变、旋转和固定密切相关。（　　　　　）
3. 肛管上、下段分界线称为齿状线，肛管壁上皮皆由外胚层构成。（　　　　　）
4. 肝憩室的尾支形成胆囊及胆道的原基。（　　　）

5. 腹胰和背胰是由于胃的旋转及肠壁的不均等生长产生转向。（　　）

6. 喉气管沟即喉气管憩室。（　　）

7. 肺芽是肺的原基，而不是支气管的原基。（　　）

四、名词解释

1. 原肠
2. 中肠襻
3. 先天性脐疝
4. 脐粪瘘

五、简答题

1. 简述肠襻转位异常。
2. 简述原始消化管是怎样发生的，它的各段如何分化？

六、论述题

男性8个月大婴儿，出生后48小时内仅有少量胎便排出，3日后出现低位部分肠梗阻症状，呕吐腹胀，须经常扩肛灌肠方能排便。取距肛门齿状线3cm以上直肠组织，病理检查发现有异常增生的神经节纤维束，但无神经节细胞。请考虑是哪一种先天畸形，并结合本节内容分析其成因及下一步的检查与治疗建议。

参考答案

一、填空题

1. 咽　食管　胃　肝　胆　胰　呼吸道　肺　胸腺　甲状腺
2. 泄殖腔　尿囊　泄殖腔膜
3. 头支　尾支

二、选择题

（一）单选题

1. A。解释：消化管壁的肌组织、结缔组织由脏壁中胚层分化而来。

2. D。解释：在肠的发生中，中肠襻连于卵黄蒂的部位是中肠襻的顶端，并以此为界分为头尾两支。

3. C。解释：第6~7周，后肠与尿囊之间的间充质增生，形成尿直肠隔。

4. A。解释：胚第4周初，在前肠末端腹侧壁的内胚层上皮增生形成肝与胆的原基，即肝憩室。

5. C。解释：第28周，肺泡上皮不止有Ⅰ型上皮细胞，并出现了Ⅱ型上皮细胞，并分泌表面活性物质。

6. E。解释：在消化管壁发生过程中，如果细胞凋亡过程未产生，就会形成消化管狭窄或闭锁。

7. B。解释：在肠的发生过程中，大肠和小肠的分界线是中肠襻尾支近卵黄蒂处的一囊状突起，即盲肠突。

（二）多选题

8. B、C、D。解释：中肠主要分化的器官是：十二指肠中段至横结肠右 2/3 部的肠管，既无十二指肠上段，也不包括大肠的全部。

9. A、B、C、D。解释：胃的发生开始为梭形，以后背侧部的大弯生长迅速，腹侧的胃小弯生长缓慢，并由于胃背系膜发育快并突向左侧形成网膜囊，结果迫使胃沿胚体纵轴顺时针旋转了 90°。使胃的位置由原先的垂直位变成左上至右下的斜行位。

10. B、C、D、E。解释：生理性脐疝的产生是由于肠襻生长迅速，加之肝肾的生长，使腹腔容积相对较小，致使肠襻突入脐带中的胚外体腔，形成生理性脐疝。

11. A、C、D、E。解释：第 6 周肠襻形成生理性脐疝，同时在脐腔中以肠系膜上动脉为轴逆时针旋转 90°，第 10 周肠襻从脐腔退回腹腔，再逆时针旋转 180°，故共逆时针旋转了 270°，肠发生的最后结果是空肠和回肠居腹腔中央，结肠位居腹腔周围，盲肠突憩室下降到右髂窝。

12. A、B、C、D、E。

13. B、C。解释：胰的原基是在近肝憩室处的内胚层细胞增生形成的两个突起，一个在腹侧为腹胰芽，另一个在背侧称背胰芽，以后腹胰和背胰合成胰腺。

14. A、B、C。解释：喉气管憩室自上而下演变成喉、气管和肺芽。

15. A、C、D、E。解释：回肠憩室又称麦克尔憩室，由卵黄蒂的近端未退化而致，是消化系统最常见的畸形之一，其顶端可有纤维索与脐相连典型的回肠憩室呈囊状突起。

16. A、B、C、E。解释：肛门闭锁因肛膜未破或肛凹与直肠末端未相通所致，多发生于男胎，常伴有直肠尿道瘘。

三、是非题

正确：2、4。

错误：

1. 解释：原肠演变为消化系统和呼吸系统的原基。

3. 解释：肛管上、下段的分界线称为齿状线，肛管壁上段上皮来源于内胚层，下段的上皮来源于外胚层。

5. 解释：腹胰和背胰是由于胃和十二指肠的旋转及肠壁的不均等生长产生转向。

6. 解释：喉气管沟非喉气管憩室，前者是原始咽尾端底壁正中出现的一纵行浅沟；而喉气管憩室是在此沟基础上逐渐加深并形成一个长形的盲囊。

7. 解释：肺芽是形成主支气管和肺的原基。

四、名词解释

1. 在人胚第 3 周末时，胚体逐渐从扁平变成了圆柱体，卵黄囊顶部的内胚层被卷入胚体，形成一条头尾方向封闭的纵行管道，称为原肠。以后演变成消化、呼吸系统的原基。

2. 肠最初为一条直管，在第 5 周后，由于其生长速度较快，使得肠管向腹部弯曲形成 "U" 字形襻，称为中肠襻。中肠襻顶端连于卵黄蒂，并以此为界分为头、尾两支。

3. 先天性脐疝是由于肠襻未从脐腔返回腹腔或脐腔未闭锁，当腹压增高时，肠管从脐部膨出而致。

4. 脐粪瘘又称脐瘘，是由于卵黄蒂未退化而成为一条细管，使肠管和脐相通，出生后，肠管内容物可从这条细管经脐溢出。

五、简答题

1. 答：肠襻转位异常是当中肠襻从脐腔退回腹腔时，应逆时针方向旋转 180°，如果未发生旋转、转位不全或反向转位，就会形成各种各样的消化管异位，同时常常伴有心、肝、脾、肺等器官的异位。

2. 答：人胚第 3 周，胚盘向腹侧卷折，卵黄囊顶部的内胚层被包卷形成头尾方向的原始消化管，分前肠、中肠和后肠三部分。前肠的头端有口咽膜封闭，后肠的尾端有泄殖腔膜封闭，中肠与卵黄囊之间相连的部分变细，称为卵黄蒂。其各段分化如下：前肠分化为咽、食管、胃、十二指肠的上段、肝、胆、胰以及喉以下的呼吸系统；中肠分化为从十二指肠中段至横结肠右 2/3 部的肠管；后肠分化为从横结肠左 1/3 部至肛管上段的肠管。

六、论述题

答：该男性婴儿考虑是常见的消化系统畸形——先天性巨结肠。该病多见于乙状结肠，是由于胚胎发育时，神经嵴细胞未能迁移至该段结肠壁中，导致肠管内副交感神经节细胞缺如，使肠壁收缩乏力，肠腔内容物淤积而肠管通而不畅，最终肠管明显扩张。建议进一步检查有无其他并发的先天性消化道畸形，可暂采用综合性非手术疗法，如治疗无效，应积极考虑手术治疗。

（云南中医药大学　杨恩彬）

第三节　泌尿系统和生殖系统的发生

本节重点、难点

1. 后肾的发生和先天性畸形
2. 生殖腺的发生及其性分化机理

测试题

一、填空题

1. 泌尿系统和生殖系统的主要器官均起源于＿＿＿＿＿，人胚第 4 周初，其头段呈节段性生长，称＿＿＿＿＿，尾段呈索状增生，称＿＿＿＿＿，因进一步增生，与体节分离而向胚内体腔凸出，成为胚体后壁中轴两侧的纵行隆起，称＿＿＿＿＿，即泌尿系统和生殖系统的原基。随后，一条纵沟将其分为外侧的＿＿＿＿＿和内侧的＿＿＿＿＿。

2. 人胚肾的发生可经历＿＿＿＿＿、＿＿＿＿＿和＿＿＿＿＿三阶段，最终只有＿＿＿＿＿成为成体的肾脏。

3. 前肾由前肾小管和＿＿＿＿＿组成。前肾小管的内侧端开口于＿＿＿＿＿，外侧端向尾侧延伸，形成一条纵行的管道，称＿＿＿＿＿。人胚第 4 周末，前肾小管相继退化，而前肾管大部分保留并继续向尾部延伸成为＿＿＿＿＿。

4. 后肾起源于＿＿＿＿＿和＿＿＿＿＿。

5. 多囊肾是由于＿＿＿＿＿曲部和＿＿＿＿＿未接通，＿＿＿＿＿内的尿液积聚所致。

6. 生殖系统的发生可分为＿＿＿＿＿和＿＿＿＿＿两个阶段。

7. 在胚体发育过程中，未分化生殖腺向睾丸分化的决定因素是性染色体为 XY，Y 染色体短臂上有＿＿＿＿＿可编码＿＿＿＿＿。在它的影响下，初级性索与表面上皮分离，伸入生殖腺的深部形成细长弯曲的＿＿＿＿＿，其末端吻合成＿＿＿＿＿。生殖腺上皮下方的间充质形成＿＿＿＿＿，生精小管之间的间充质细胞分化为＿＿＿＿＿细胞，并分泌＿＿＿＿＿。

8. 若胚胎的性染色体为＿＿＿＿＿时，未分化生殖腺向卵巢分化，早期的初级性索退化，由表面上皮形成新的生殖腺索，称＿＿＿＿＿，后约于人胚第 16 周分隔成许多圆形的细胞团，即＿＿＿＿＿，其中央为＿＿＿＿＿分化成的卵原细胞。

9. 性未分化期胚胎都有＿＿＿＿＿和＿＿＿＿＿两套生殖管道。若生殖腺发育为睾丸，＿＿＿＿＿和＿＿＿＿＿发育形成＿＿＿＿＿；若生殖腺分化为卵巢，＿＿＿＿＿继续发育，头段发育成＿＿＿＿＿，尾段左右融合形成＿＿＿＿＿和＿＿＿＿＿。

二、选择题

（一）单选题

1. 后肾起源于(　　　)
   A. 前肾末端的输尿管芽和生肾索末端的生后肾组织
   B. 中肾管尾端的输尿管芽和生殖嵴的生后肾组织
   C. 中肾管尾端的输尿管芽和中肾嵴的生后肾组织
   D. 中肾旁管末端的输尿管芽和生肾索的生后肾组织

  E. 中肾旁管末端的输尿管芽和生殖嵴的生后肾组织

2. 输尿管芽发生于（ ）

  A. 泄殖腔   B. 尿生殖窦   C. 中肾旁管

  D. 中肾管   E. 生后肾组织

3. 生后肾组织发生于（ ）

  A. 尿生殖嵴内侧   B. 中肾管   C. 中肾嵴

  D. 中肾旁管   E. 生肾索

4. 生后肾组织演变的结构哪项不正确（ ）

  A. 肾小囊   B. 细段   C. 远端小管

  D. 弓形集合小管   E. 近端小管

5. 原始生殖细胞来源于（ ）

  A. 卵黄囊壁的胚外中胚层   B. 尿囊壁的内胚层

  C. 卵黄囊壁的内胚层   D. 生殖腺嵴表面上皮

  E. 初级性索

6. 未分化性腺的初级性索发生于（ ）

  A. 卵黄囊壁的胚外中胚层   B. 尿囊内胚层

  C. 生殖腺嵴表面上皮   D. 次级性索

  E. 卵黄囊内胚层

7. 关于睾丸发生哪项错误（ ）

  A. 初级性索演化成生精小管、直精小管和睾丸网

  B. 生精小管细胞间的间充质细胞分化成睾丸间质细胞

  C. 生精小管的支持细胞和精原细胞均由初级性索分化而来

  D. 睾丸发生时位置高，后来下降入阴囊内

  E. 生精小管与表面上皮间的间充质形成白膜

8. 关于卵巢发生，错误的一项（ ）

  A. 分化比睾丸晚

  B. 初级性索不退化

  C. 卵泡细胞由次级性索分化而来

  D. 卵原细胞由原始生殖细胞分化而来

  E. 出生时卵巢内已无卵原细胞

9. 未分化生殖腺向睾丸分化的决定因素是（ ）

  A. 胚胎细胞的性染色体为 XY 时

  B. 原始生殖细胞膜上无 X-Y 抗原

  C. 生殖腺细胞的染色体组型为 46，XX

  D. 初级性索细胞膜上有雄激素受体

  E. 原始生殖细胞膜上有雄激素受体

10. 原始卵泡来源于（ ）

A. 尿生殖窦　　　　　　B. 中肾小管　　　　　C. 中肾旁管

D. 次级性索　　　　　　E. 生殖腺嵴

11. 能分泌抗中肾旁管激素的细胞是（　　　）

A. 卵巢的卵泡细胞　　　B. 睾丸的精原细胞　　C. 睾丸的支持细胞

D. 卵巢的卵原细胞　　　E. 睾丸的间质细胞

12. 中肾旁管下段未愈合所引起的畸形是（　　　）

A. 双输尿管　　　　　　B. 隐睾症　　　　　　C. 阴道闭锁

D. 半阴阳　　　　　　　E. 双子宫

（二）多选题

13. 下列哪些是泌尿生殖系统的原基（　　　）

A. 间介中胚层　　　　　B. 侧中胚层　　　　　C. 生后肾组织

D. 尿囊　　　　　　　　E. 尿生殖嵴

14. 有关生后肾组织描述正确的是（　　　）

A. 来源于中肾嵴尾端　　B. 受输尿管芽诱导而产生

C. 形成后肾的肾单位　　D. 形成集合小管

E. 演变为肾小囊

三、是非题

1. 在输尿管芽的诱导下，中肾管细胞分化形成生后肾组织。（　　　）

2. 多囊肾是因为远端小管未与集合小管相连通所致，使肾小管内尿液集聚，在肾内形成许多大小不一的囊泡。（　　　）

3. 在初级性索内有源于卵黄囊顶部近尿囊处胚外中胚层的大而圆的原始生殖细胞。（　　　）

4. 胎儿期的卵原细胞在出生前已分化为初级卵母细胞，并停留于第一次有丝分裂前期。（　　　）

5. 无论男性或女性都先后形成两对生殖管道，即中肾管和中肾旁管。（　　　）

四、名词解释

1. 尿生殖嵴

2. 生后肾组织

3. 输尿管芽

4. 初级性索

五、简答题

1. 简述与脐尿管有关的先天性畸形及发生机理。

2. 简述什么是两性畸形。常见两性畸形分为哪几类？

六、论述题

试述后肾的发生，以及多囊肾形成的原因。

参考答案

一、填空题

1. 间介中胚层　生肾节　生肾索　尿生殖嵴　中肾嵴　生殖腺嵴
2. 前肾　中肾　后肾　后肾
3. 前肾管　胚内体腔　前肾管　中肾管
4. 输尿管芽　生后肾组织
5. 远端小管　集合小管　肾小管
6. 性未分化期　性分化期
7. 性别决定区，睾丸决定因子　生精小管　睾丸网　白膜　睾丸间质　雄激素
8. XX　次级性索　原始卵泡　原始生殖细胞
9. 中肾管　中肾旁管　中肾管　中肾小管　男性生殖管道　中肾旁管　输卵管子宫　阴道穹窿部

二、选择题

（一）单选题

1. C。解释：后肾起源于中肾管尾端的输尿管芽和中肾嵴的生后肾组织。

2. D。解释：人胚第 5 周初，中肾管末端近泄殖腔处，其管壁向胚体的背外侧头端突出形成一盲管即为输尿管芽。

3. C。解释：中肾嵴中胚层形成生后肾组织。

4. D。解释：集合小管由输尿管芽在中肾嵴内延伸形成。

5. C。解释：在初级性索内有源于卵黄囊顶近尿囊处内胚层的大而圆的细胞，为原始生殖细胞。

6. C。解释：人胚第 5 周时，生殖腺嵴表面的体腔上皮细胞增生，并向其下方的间充质内伸入，形成许多不规则的上皮细胞索，称初级性索。

7. C。解释：生精小管的支持细胞由初级性索上皮细胞分化而来，精原细胞由原始生殖细胞分化而来。

8. B。解释：卵巢的形成比睾丸晚，人胚第 10 周时，初级性索退化后形成次级性索或皮质索。人胚第 16 周时，次级性索开始断裂，形成原始卵泡。

9. A。解释：因 Y 染色体臂上有性别决定区，可编码睾丸决定因子。

10. D。解释：原始卵泡是由次级性索断裂形成的孤立细胞团。

11. C。解释：如果生殖腺分化为睾丸，生精小管的支持细胞分泌抗中肾旁管激素抑

制中肾旁管发育，并使其逐渐退化。

12. E。解释：中肾旁管下段未愈合，可形成完全分开的两个子宫。

（二）多选题

13. A、E。解释：人胚第 4 周初，间介中胚层头段呈节段性生长形成生肾节，尾段增生形成两条纵行的细胞索，称生肾索。生肾索进一步增生成为尿生殖嵴。尿生殖嵴发育形成生殖腺嵴和中肾嵴，是生殖和泌尿系统的原基。

14. A、B、C、E。解释：集合小管由输尿管芽在中肾嵴内延伸形成，故 D 项不对。

三、是非题

正确：2、5

错误：

1. 解释：生后肾组织由中肾嵴中胚层形成。

3. 解释：内胚层而非胚外中胚层。

4. 解释：停留于第一次成熟分裂前期而非第一次有丝分裂前期。

四、名词解释

1. 尿生殖嵴：人胚第 4 周，间介中胚层尾段细胞增生，形成左右两条纵行的生肾索。生肾索继续增生，在胚体后壁中轴两侧形成一对纵行隆起，即尿生殖嵴。尿生殖嵴进一步发育，嵴的中部出现一条纵沟，将嵴分成内外两部分，内侧部为生殖腺嵴，是生殖腺的原基；外侧部为中肾嵴，是肾原基。

2. 生后肾组织：在输尿管芽的诱导下，中肾嵴中胚层形成许多密集的细胞团，呈帽状包围在输尿管芽部末端的周围，形成生后肾组织。帽状的生后肾组织逐渐分化成"S"形小管，一端与集合小管盲端通连，另一端膨大凹陷成肾小囊，并与肾动脉的毛细血管球共同形成肾小体。"S"形小管延伸形成肾小管各段，与肾小体组成肾单位。

3. 输尿管芽：人胚第 5 周初，中肾管末端近泄殖腔处其后壁向胚体的背外侧头端突出形成一盲管，称输尿管芽。它与生后肾组织共同分化形成后肾。输尿管芽向胚头侧生长，其尾端形成输尿管，头端膨大反复分支形成肾盂、肾盏和集合小管。集合小管的末端可以诱导生后肾组织形成肾单位。

4. 初级性索：人胚第 5 周时，生殖腺嵴表面的体腔上皮细胞增生，并向其下方的间充质内伸入，形成许多不规则的上皮细胞索，称初级性索。与来源于卵黄囊内胚层的原始生殖细胞构成未分化性腺。若胚胎细胞性染色体为 XY 时，初级性索与表面上皮分离，伸入生殖腺的深部，形成生精小管、直精小管和睾丸网；无 Y 染色体，初级性索则退化。

五、简答题

1. 答：与脐尿管有关的先天性畸形及发生机理如下。

（1）脐尿管瘘：脐尿管未完全闭锁致胎儿出生后尿液经脐尿管从脐部外溢。

（2）脐尿管囊肿：脐尿管中段未闭锁，囊内上皮分泌的液体在局部形成囊肿。

（3）脐尿管窦：脐尿管连于膀胱一端未闭锁，在近膀胱处膨大形成脐尿管窦开口于膀胱。

2. 答：两性畸形又称半阴阳，是因为性分化异常导致的性别畸形。表现为外生殖器的形态介于男、女两性之间。可分为三种：①真两性畸形；②男性假两性畸形；③女性假两性畸形。

六、论述题

答：后肾于人胚第 5 周开始发生，它起源于输尿管芽和生后肾组织。输尿管芽是左右中肾管近泄殖腔处向背外侧头端长出的一对盲管，它反复分支，逐渐演变成输尿管、肾盂、肾盏和集合小管，集合小管的末端诱导生后肾组织形成肾单位。生后肾组织是中肾嵴尾端的中胚层组织，每个集合小管的分支末端诱导生后肾组织呈帽状增生，覆于集合小管的盲端上，并逐渐分化形成"S"形小管，一端与集合小管的盲端通连，另一端膨大凹陷形成肾小囊，并与伸入囊内的毛细血管球共同组成肾小体。"S"形小管延伸形成肾小管各段，与肾小体组成肾单位。若远端小管曲部未与集合小管接通，使尿液在肾小管内积聚，使肾内出现许多大小不等的囊泡。囊泡常挤压周围的正常肾组织，引起肾功能障碍称多囊肾。

（南京中医药大学　葛菲菲）

第四节　心血管系统的发生

本节重点、难点
1. 心房与心室的分隔过程
2. 胎儿血液循环途径、特点及出生后的变化
3. 心血管系统的常见先天性畸形

测试题

一、填空题

1. 人胚第 3 周初，卵黄囊壁胚外中胚层的_____细胞相继增殖分化，形成_____。其周边的细胞分化为扁平的_____，形成_____；中央的细胞分化为游离的_____。

2. 心脏发生中，由于心管各部生长的速度不同，使心管出现三个膨大，从头端向

尾端依次为_____、_____和_____。

3. 人胚第 4 周末，房室管的心内膜组织增生形成_____垫，将房室管分隔成左右_____管。房室管处的心内膜组织局部增厚，形成_____，右侧为_____瓣，左侧为_____瓣。

4. 人胚第 5 周末，第一房间隔的右侧心房头端的腹面再长出一较厚的新月形隔膜，称_____。其下缘与心内膜垫间留一孔，称_____。

5. 胎儿出生后，肺循环建立，这时_____内压力大于_____，于是第一房间隔和第二房间隔紧贴，使_____关闭。

6. 胎儿出生后，其血循环发生了下列相应的变化：脐动脉、脐静脉和静脉导管闭锁，分别形成_____，_____和_____。

7. 室间隔缺损分为_____和_____两种情况。以_____较多见，其原因是_____组织、_____或_____发育不良所致。

8. 法洛四联症包括_____、_____、_____和_____。

二、选择题

（一）单选题

1. 人胚开始血液循环的时间是（　　）
   A. 第 2 周末　　　　　B. 第 3 周末　　　　　C. 第 4 周末
   D. 第 5 周末　　　　　E. 第 6 周末

2. 心血管系统起源于（　　）
   A. 内胚层　　　　　B. 中胚层　　　　　C. 外胚层
   D. 内胚层和中胚层　　E. 外胚层和中胚层

3. 血岛出现的时间大约是（　　）
   A. 胚胎发育第 2 周初　　　B. 胚胎发育第 15 天左右
   C. 胚胎发育第 18~20 天　　D. 胚胎发育第 3 周末
   E. 胚胎发育第 4 周末

4. 组成原始心血管系统的动脉不包括（　　）
   A. 背主动脉　　　　　B. 卵黄动脉　　　　　C. 脐动脉
   D. 动脉导管　　　　　E. 节间动脉

5. 参与心房分隔的有（　　）
   A. 第一房间隔和第二房间隔　　B. 房间隔和心内膜垫
   C. 房间隔和动脉干嵴　　　　　D. 房间隔和室间隔膜部
   E. 房间隔和心球嵴

6. 心内膜垫（　　）
   A. 发生于动脉干和心球内　　B. 将原始心房分隔为左、右心房
   C. 是心肌膜增生形成的隆起　　D. 背、腹心内膜垫彼此相向生长并融合

E. 位于心室

7. 心房分隔时，第一房间孔位于（　　　）

    A. 第一房间隔头端　　　　　　　B. 第二房间隔与心内膜垫之间

    C. 动脉球嵴与心内膜垫之间　　　D. 第一房间隔与心内膜垫之间

    E. 第一房间隔与室间隔之间

8. 房间隔上的卵圆孔（　　　）

    A. 在继发隔上，位于继发孔上端，左侧被原发隔覆盖

    B. 在原发隔上，位于继发孔上端，左侧被继发隔覆盖

    C. 在原发隔上，位于继发孔下端，左侧被继发隔覆盖

    D. 在继发隔上，位于继发孔下端，左侧被原发隔覆盖

    E. 在原发隔上，位于继发孔下端，右侧被继发隔覆盖

9. 胎儿出生后，脐静脉闭锁成为（　　　）

    A. 静脉韧带　　　　　　B. 脐中韧带　　　　　　C. 脐外侧韧带

    D. 肝圆韧带　　　　　　E. 动脉韧带

10. 胎儿出生后血液循环改变的主要原因是（　　　）

    A. 动脉导管闭锁　　　　B. 静脉导管闭锁　　　　C. 卵圆孔关闭

    D. 左右心房不再相通　　E. 胎盘血循环中断和肺呼吸的开始

11. 室间孔封闭的时间是（　　　）

    A. 人胚第 7 周末　　　　B. 人胚第 4 个月　　　　C. 人胚第 6 个月

    D. 人胚第 10 个月　　　　E. 出生后 1 个月

12. 胎儿血液循环中含氧量最高的血管是（　　　）

    A. 脐静脉　　　　　　　B. 下腔静脉　　　　　　C. 主动脉

    D. 脐动脉　　　　　　　E. 肺动脉

13. 法洛四联症的缺陷不包括（　　　）

    A. 主动脉骑跨　　　　　B. 右心室肥大　　　　　C. 室间隔缺损

    D. 肺动脉狭窄　　　　　E. 左心室肥大

（二）多选题

14. 原始心血管系统的组成包括（　　　）

    A. 一对心管　　　　　　B. 一对卵黄动脉　　　　C. 一对前主静脉

    D. 一对脐动脉或一条脐静脉　E. 六对弓动脉

15. 心内膜垫（　　　）

    A. 是房室管心内膜下组织增生所形成

    B. 参与原始心房的分隔

    C. 相互融合将房室管分隔为左、右房室孔

    D. 参与动脉干的分隔

    E. 参与原始心室的分隔

16. 室间隔的发生与以下有关（　　）
    A. 室间隔肌部　　　　　　B. 心内膜垫　　　　　　C. 心球嵴
    D. 球室沟　　　　　　　　E. 室间沟
17. 胎儿血液循环的特点是（　　）
    A. 一条脐动脉和两条脐静脉通向胎盘
    B. 脐静脉血含氧和营养最丰富
    C. 脐静脉血输入肝内
    D. 右心房血经卵圆孔入左心房
    E. 右心室血经室间孔入左心室
18. 卵圆孔未闭形成的原因可能是（　　）
    A. 第一房间隔吸收面积过大　B. 第二房间隔发育不全
    C. 卵圆孔瓣出现许多穿孔　　D. 心内膜垫发育不全
    E. 动脉干分隔不均
19. 心血管系统的常见畸形有（　　）
    A. 房间隔缺损　　　　　　B. 室间隔缺损　　　　　　C. 左心室肥大
    D. 动脉导管未闭　　　　　E. 动脉干分隔异常
20. 动脉干分隔异常可能造成（　　）
    A. 房间隔缺损　　　　　　B. 室间隔缺损　　　　　　C. 法洛四联症
    D. 动脉导管狭窄　　　　　E. 主动脉和肺动脉错位

三、是非题

1. 心血管系统是胚胎发生中最早进行功能活动的系统。（　　）
2. 血岛是由卵黄囊壁的胚外中胚层细胞增殖分化而成的间充质细胞团或细胞索。（　　）
3. 第二房间隔与心内膜垫之间的孔称第二房间孔。（　　）
4. 室间孔由来自左右心球嵴及心内膜垫的室间隔肌部封闭。（　　）
5. 第一房间隔的上部中央变薄并出现小孔，多个小孔融合形成一个大孔，称第一房间孔。（　　）
6. 胎儿的肺动脉干分叉处与降主动脉之间有一条动脉导管，来自右心室的肺动脉中的血液大部分通过这一导管流入降主动脉，只有少部分血液流入肺。（　　）

四、名词解释

1. 血岛
2. 心内膜垫
3. 卵圆孔
4. 室间隔缺损
5. 法洛四联症

五、简答题

1. 简述卵圆孔未闭产生的原因。
2. 简述心血管系统的常见先天性畸形。

六、论述题

1. 试述胚胎原始心房内部的分隔过程。
2. 试述胎儿出生后血液循环的变化。

参考答案

一、填空题

1. 间充质　血岛　内皮细胞　原始血管　造血干细胞
2. 心球　心室　心房
3. 心内膜　房室　心瓣膜　三尖　二尖
4. 第二房间隔　卵圆孔
5. 左心房　右心房　卵圆孔
6. 脐外侧韧带　肝圆韧带　静脉韧带
7. 室间隔膜部缺损　室间隔肌部缺损　室间隔膜部缺损　心内膜垫　心球嵴　室间隔肌部发育不良
8. 肺动脉狭窄　主动脉骑跨　室间隔缺损　右心室肥大

二、选择题

（一）单选题

1. B。解释：心血管系统是胚胎发生中功能活动最早的系统，约在人胚第 3 周末开始血液循环，使胚胎很早即能有效地获得养料和排除废物。

2. B。解释：心血管系统是由中胚层分化而来，首先形成的是原始心血管系统，在此基础上再经过生长、合并、新生和萎缩等改建过程而完善。

3. B。解释：人胚第 15～16 天左右，在卵黄囊壁的胚外中胚层内首先出现许多血岛，它是间充质细胞密集而成的细胞团。

4. D。解释：原始心血管系统的动脉包括背主动脉 1 对，位于原始肠管的背侧。以后从咽至尾端的左、右背主动脉合并成为一条，沿途发出许多分支。从腹侧发出数对卵黄动脉，分布于卵黄囊，还有一对脐动脉经体蒂分布于绒毛膜。从背侧发出许多成对的节间动脉，从两侧还发出其他一些分支。在胚胎头端还有 6 对弓动脉，分别穿行于相应的鳃弓内，连接背主动脉与心管头端膨大的动脉囊。

5. A。解释：第一房间隔为心房头端背侧壁正中线发生的镰状薄膜。第二房间隔位于第一房间隔右方,自心房头方腹侧壁发生的镰状隔膜。

6. D。解释:人胚第4周末,房室管背侧壁和腹侧壁的心内膜组织增生,各形成一个隆起,称心内膜垫。两个心内膜垫对向生长,互相融合,将房室管分为左、右房室孔。房室孔处的心内膜组织局部增厚,形成心瓣膜,左侧为二尖瓣,右侧为三尖瓣。

7. D。解释:大约在心内膜垫发生的同时,心房的头端背侧壁的正中线处发生一个镰状薄膜,称第一房间隔或原发隔,它向心内膜垫的方向生长,隔的下缘与心内膜垫之间留有一孔,称第一房间孔或原发孔。因此原发孔是由原发隔游离缘与心内膜垫组织融合而封闭。

8. D。解释:卵圆孔是指第二房间隔与心内膜垫之间留有的卵圆形孔。卵圆孔瓣膜为在左侧下方覆盖卵圆孔的第一房间隔部分。

9. D。解释:胎儿出生后脐静脉闭锁成为脐部至肝的肝圆韧带。

10. E。解释:胎儿出生后,胎盘血循环中断。新生儿肺开始呼吸活动,动脉导管、静脉导管和脐血管均废用,血液循环发生一系列改变。

11. A。解释:人胚第4周末,心室底壁的心尖处发生一半月形的肌性隔膜,称室间隔肌部,向心内膜垫的方向生长,但其上缘凹陷处与心内膜垫之间留有一孔,称室间孔,直至第7周末,室间孔由来自左、右心球嵴、心内膜垫和室间隔膜部的间充质封闭。

12. A。解释:胎儿的营养与气体交换是通过胎盘与脐血管来完成的。脐静脉血是纯氧合血,来自胎盘。

13. E。解释:法洛四联症包括四个畸形:肺动脉狭窄、室间隔缺损、主动脉骑跨、右心室肥大。

(二)多选题

14. A、B、C、D、E。

15. A、B、C、E。解释:心内膜垫是连接心房和心室的房室管背侧壁和腹侧壁正中的心内膜组织增生而形成的隆起,它与心房、心室间的中隔形成及房室瓣的形成有关。

16. A、B、C。解释:室间隔包括肌部和膜部。室间隔膜部由心球嵴、心内膜垫的心内膜下组织延伸相互愈合而成。

17. B、C、D。解释:胎儿正常血液循环特点:①胎儿的营养与气体交换是通过胎盘与脐血管来完成的。脐静脉血是纯氧合血,来自胎盘而不是肺。②脐静脉进入胚体,大部分血液在肝内经静脉导管进入下腔静脉余者流经肝血窦注入下腔静脉;下腔静脉在右心房的入口正对卵圆孔故大部分下腔静脉血直接通过卵圆孔进入左心房。③只有体循环,几乎无肺循环。④胎儿体内绝大部分是混合血。⑤静脉导管、卵圆孔及动脉导管是胎儿血液循环中的特殊通道。⑥胎儿时期肝血的含氧量最高,心、脑、上肢次之,而下半身血的含氧量最低。

18. A、B、C、D。解释:卵圆孔未闭,可因下列原因产生:①卵圆孔瓣出现许多穿孔。②原发隔在形成继发孔时过度吸收,形成短的卵圆孔瓣,不能完全遮盖卵圆孔。

③继发隔发育不全，形成异常大的卵圆孔，正常发育的原发隔形成卵圆孔瓣未能完全关闭卵圆孔。④原发隔过度吸收，同时继发隔又形成大的卵圆孔，导致更大的房间隔缺损。此外，心内膜垫发育不全，原发隔不能与其融合，也可造成房间隔缺损。

19. A、B、D、E。解释：心血管系统的常见畸形有：①房间隔缺损，最常见为卵圆孔未闭。②室间隔缺损。③法洛四联症。④动脉干和心球分隔异常。⑤动脉导管未闭。

20. B、C、E。解释：动脉干和心球的分隔异常包括：①大动脉移位。②主动脉和肺动脉错位或狭窄。③法洛四联症：肺动脉狭窄、室间隔缺损、主动脉骑跨、右心室肥大。

三、是非题

正确：1、2、6

错误：

3. 解释：为卵圆孔。

4. 解释：室间孔由室间隔膜部封闭而非肌部。

5. 解释：第一房间隔的上部中央变薄并出现小孔，多个小孔融合形成一个大孔，称第二房间孔。

四、名词解释

1. 血岛：人胚第 3 周初，卵黄囊壁的胚外中胚层间充质细胞相继增殖分化，形成血岛。血岛周边细胞分化为扁平的内皮细胞，并围成内皮管，形成原始血管。血岛中央的细胞分化为游离的造血干细胞。相邻血岛形成的内皮管相互连通，形成胚外内皮管网。

2. 心内膜垫：人胚第 4 周末，房室管背侧壁和腹侧壁正中的心内膜组织增生，各形成一个隆起，房室管称心内膜垫。该垫对向生长并融合，将房室管分隔成左、右房室管。房室孔周围组织增生并向腔内隆起，各成为二尖瓣和三尖瓣。

3. 卵圆孔：第二房间隔向心内膜垫方向生长，并遮住第二房间孔，但在第二房间隔与心内膜垫之间仍留有一卵圆形孔，称卵圆孔。第一房间隔在左侧下方覆盖卵圆孔，薄而软的第一房间隔相当于瓣膜，称卵圆孔瓣。卵圆孔瓣保证胎儿时期血流从右心房向左心房，后到左心室而不倒流回右心房。出生后，肺呼吸功能开始，从肺静脉回流入左心房的血大增；又因右心房在断脐后，脐静脉回流血中断，右心房血压降低，左心房比右心房的血压高，致使两隔紧贴并逐渐融合，因此卵圆孔瓣永久的关闭卵圆孔。从右心房观看，房间隔上的卵圆孔变成卵圆窝。

4. 室间隔缺损：分为室间隔膜部缺损和室间隔肌部缺损两种类型。以室间隔膜部缺损较多见，常因心内膜垫组织、心球嵴或室间隔肌部发育不良所致。室间隔肌部缺损较为少见，主要是由于肌性隔形成时组织过度吸收造成的。

5. 法洛四联症：是一种常见的先天性心脏病，包括肺动脉狭窄、室间隔缺损、主动脉骑跨和右心室肥大。该畸形发生的主要原因是动脉干和心球分隔不均，致使肺动脉狭窄，主动脉跨于左右心室，室间隔膜部缺损；右心室肥大是肺动脉狭窄所致。

五、简答题

1. 答：①卵圆孔瓣有多个穿孔。②原发隔吸收过多，卵圆孔瓣短小，不能完全遮盖卵圆孔。③继发隔发育不全，卵圆孔偏大。④原发隔吸收过多，继发隔上又有过大的卵圆孔。此外，心内膜垫发育不全，原发隔不能与其融合，也可造成房间隔缺损。

2. 答：房间隔缺损、室间隔缺损、法洛四联症、主动脉和肺动脉错位、主动脉或肺动脉狭窄、动脉导管未闭。

六、论述题

1. 答：原始心房顶部背侧壁的正中线处组织向心内膜垫长出一半月形矢状隔，称原发隔（第一房间隔）。其游离缘和心内膜垫之间保留一通道，称原发孔（第一房间孔）。随着原发隔的增长，原发孔逐渐缩小，当原发隔和心内膜垫融合原发孔封闭。在原发孔融合、封闭前，原发隔的上部中央变薄出现若干小孔，逐渐融合成一孔，出称为继发孔（第二房间孔）。原始心房被分隔成左右两部分，继发孔可交通左右心房。

2. 答：胎儿出生后，胎盘血循环中断，肺开始呼吸，其血循环的变化如下。

（1）脐静脉闭锁，成为由脐部至肝的肝圆韧带，脐动脉大部分闭锁成为脐外侧韧带，仅近侧段保留成为膀胱上动脉。

（2）肝的静脉导管闭锁，成为静脉韧带。

（3）出生后脐静脉闭锁，从下腔静脉注入右心房的血液减少，右心房压力降低，同时肺开始呼吸，肺静脉回心血量增多，左心房压力增高，使卵圆孔封闭形成卵圆窝。

（4）由于肺开始呼吸，肺循环血流量增大，动脉导管因平滑肌收缩而呈关闭状态；出生后 2~3 个月后由于内膜增生，动脉导管闭锁成为动脉韧带。

（南京中医药大学　葛菲菲）

第五节　中枢神经系统的发生

本节重点、难点
1. 神经管的早期分化及脑的发生
2. 脊髓的发生及神经系统常见的先天性畸形

测试题

一、填空题

1. 神经系统起源于_____，由_____和_____分化而成。

2. 神经上皮是_____上皮。套层由_____和_____构成。

3. 脊髓由_____的尾段分化而成。基板形成脊髓灰质的_____，翼板形成脊髓灰质的_____。

4. 神经管的头段形成三个膨大的脑泡分别称_____、_____和_____。

5. _____脑泡的腔演变为侧脑室和第三脑室；_____脑泡的腔形成狭窄的中脑导水管；_____脑泡的腔演变为第四脑室。

6. 若后神经孔未闭，可导致相应节段的_____。

二、选择题

（一）单选题

1. 诱导神经管形成的结构是(　　　　)
   A. 体节　　　　　　　　　B. 原沟　　　　　　　　C. 原条
   D. 原结　　　　　　　　　E. 脊索

2. 神经系统的发生来源于(　　　　)
   A. 胚外中胚层　　　　　　B. 中胚层　　　　　　　C. 内胚层
   D. 外胚层　　　　　　　　E. 体节

3. 室管膜层位于(　　　)
   A. 套层的内侧　　　　　　B. 套层的外侧
   C. 套层与边缘层之间　　　D. 边缘层的内侧
   E. 边缘层的外侧

4. 前脑泡的头端以后演变为(　　　)
   A. 大脑半球　　　　　　　B. 间脑　　　　　　　　C. 脑桥
   D. 小脑　　　　　　　　　E. 延髓

（二）多选题

5. 神经管可分化为(　　　)
   A. 脑　　　　　　　　　　B. 脊髓　　　　　　　　C. 神经垂体
   D. 神经节　　　　　　　　E. 松果体

6. 菱脑泡可演变为(　　　)
   A. 脑桥　　　　　　　　　B. 小脑　　　　　　　　C. 端脑
   D. 脊髓　　　　　　　　　E. 延髓

7. 与各种神经核形成有关的结构(　　　)
   A. 前脑　　　　　　　　　B. 中脑　　　　　　　　C. 菱脑
   D. 后脑　　　　　　　　　E. 末脑

三、是非题

1. 室管膜层是由原来的神经上皮停止分化，演变形成的一层立方形或矮柱状细胞

层。(　　)

2. 第 3 周末，神经管的头段形成三个膨大的脑泡。(　　)

3. 到第 5 周，前脑泡的头端发育成左右两个端脑，尾端则形成脑桥。(　　)

4. 端脑以后演变为大脑半球。(　　)

5. 翼板中的神经核多为感觉核，基板中的神经核多为运动核。(　　)

6. 无脑畸形是由于前神经孔未闭，神经管头端脑部不发育所致。(　　)

四、名词解释

1. 神经上皮

2. 套层

3. 室管膜层

4. 边缘层

5. 脑泡

6. 无脑畸形

7. 脊髓裂

8. 脑积水

五、简答题

简述神经管的早期形成。

六、论述题

1. 试述脑的发生。

2. 神经管畸形是胚胎发育过程中，神经管闭合不全引起的出生缺陷，可造成妊娠期妇女流产及围生儿和婴儿病死或终身残疾，给社会和家庭造成沉重负担。试分析神经管畸形发生的诱因及预防措施。

参考答案

一、填空题

1. 神经外胚层　神经管　神经嵴

2. 单层柱状　成神经细胞　成神经胶质细胞

3. 神经管　前角　后角

4. 前脑泡　中脑泡　菱脑泡

5. 前　中　菱

6. 脊髓裂

二、选择题

（一）单选题

1. E。解释：脊索诱导神经管的形成。
2. D。解释：神经系统的发生来源于外胚层。
3. A。解释：室管膜层位于套层与边缘层之间室管膜层位于套层内侧。
4. A。解释：前脑泡的头端以后演变为大脑半球。

（二）多选题

5. A、B、C、E。解释：神经节是由神经嵴分化而来的。
6. A、B、E。解释：菱脑泡演变为后脑和末脑，而后脑则演变为脑桥和小脑，末脑演变为延髓。
7. B、D、E。解释：中脑、后脑和末脑中的套层细胞多聚集成细胞团或柱，形成各种神经核。

三、是非题

正确：1、4、5、6。

错误：

2. 解释：第 4 周末，神经管的头段形成三个膨大的脑泡。
3. 解释：到第 5 周，前脑泡的头端发育成左右两个端脑，尾端则形成间脑。

四、名词解释

1. 神经上皮指神经板的单层柱状上皮，当神经管形成后，管壁变为假复层柱状上皮。
2. 套层指成神经细胞和成神经胶质细胞在神经上皮细胞外周构成的一新细胞层。
3. 室管膜层指原来的神经上皮停止分化，变成一立方形或矮柱状细胞层。
4. 边缘层指套层的成神经细胞长出突起伸至套层的外周，与随之迁出的神经胶质细胞一起形成的一层新结构。
5. 脑泡指胚发育到第 4 周末，神经管的头段形成的三个膨大。
6. 无脑畸形是由于前神经孔未闭，神经管的头端脑部不发育所致。
7. 脊髓裂是因后神经孔未闭导致，常伴有相应节段的脊髓裂。
8. 脑积水指由于脑室系统发育障碍，脑脊液生成和吸收平衡失调所致。

五、简答题

答：人胚第三周初，在脊索诱导下，神经外胚层形成神经板，之后神经板凹陷成神经沟，在相当于枕部体节平面位置，神经沟愈合成管。愈合过程向头尾两端推进，最后在头尾两端各有一开口，分别称为前神经孔和后神经孔，胚胎第 25 天左右，前神经孔闭合，第 27 天后神经孔闭合，完成神经管形成。神经管的前段膨大，衍化称为脑，后段较细，衍化为脊髓。

六、论述题

1. 答：脑由神经管的头段分化而来。第 4 周末，神经管的头段形成三个膨大，分别称前脑泡、中脑泡和菱脑泡。前脑泡的头端发育成左右两个端脑（以后演变为大脑半球）；尾端则形成间脑。中脑泡演化为中脑。菱脑泡演变为后脑（以后演变为脑桥和小脑）和末脑（演变为延髓）。同时，前脑泡的腔演变为侧脑室和第三脑室；中脑泡的腔形成狭窄的中脑导水管；菱脑泡的腔演变为第四脑室。脑两侧壁的套层则增厚，形成背部的翼板和腹部的基板。间脑和端脑的套层大部分形成翼板。端脑套层中的大部分细胞形成大脑皮质；少部分形成神经核。中脑、后脑和末脑中的套层细胞多聚集成细胞团或柱，形成各种神经核，翼板中的神经核多为感觉核，基板中的神经核多为运动核。

2. 答：常见诱因包括微量元素（如叶酸等）的缺乏，妊娠早期接触理化有害物质（如药物、农药、烟、酒等），以及妊娠早期疾病的发生（如感染等）。

预防措施：重视产前诊断，超声诊断可对胎儿进行实时动态观察，是产前诊断的首选方式。对胎儿羊水中的甲胎蛋白和乙酰胆碱酯酶进行检测可辅助诊断神经管畸形，对胎儿染色体进行检查等对神经管畸形进行判断。重视优生优育，对叶酸缺乏的孕妇要及时补充叶酸，妊娠期要避免接触有害物质。

（成都中医药大学　谢璐霜）

第六节　眼与耳的发生

本节重点、难点
眼与耳的发生及常见的先天性畸形

测试题

一、填空题

1. 眼的各部分是由 _____、_____、_____ 及其周围的 _____ 分化形成的。

2. 视泡远端膨大凹陷形成 _____，视泡近端变细形成 _____。视泡可诱导形成 _____。

3. 听泡可生长分化形成_____和_____。

4. 第一鳃沟凹陷形成_____。第一鳃沟周围的间充质增生，在外耳道口两侧形成 6 个_____，以后相互融合形成_____。

二、选择题

（一）单选题

1. 视泡来自（   ）
  A. 前脑   B. 中脑   C. 菱脑
  D. 周围的间充质   E. 表面外胚层

2. 角膜来自（   ）
  A. 间充质   B. 表面外胚层   C. 神经外胚层
  D. 视泡   E. 视杯

3. 视泡的形成（   ）
  A. 前脑侧壁突出   B. 中脑侧壁突出   C. 菱脑侧壁突出
  D. 后脑侧壁突出   E. 脑桥侧壁突出

4. 可诱导听板形成的是（   ）
  A. 前脑   B. 中脑   C. 菱脑
  D. 小脑   E. 脑桥

（二）多选题

5. 听泡外方的间充质参与形成（   ）
  A. 三个半规管和椭圆囊的上皮 B. 球囊和耳蜗管的上皮 C. 骨迷路
  D. 膜迷路的结缔组织   E. 膜迷路的上皮部分

6. 与视杯相符的是（   ）
  A. 一双层杯状结构   B. 晶状体板内陷入视杯内
  C. 晶状体泡在视杯内   D. 形成视网膜的色素上皮层
  E. 形成视网膜的神经细胞层

7. 表面外胚层可分化为（   ）
  A. 角膜   B. 听板   C. 耳丘
  D. 晶状体板   E. 听小骨

三、是非题

1. 视柄与中脑相连。（   ）

2. 晶状体泡前壁分化为晶状体纤维；后壁形成晶状体上皮。（   ）

3. 第二咽囊向外伸长，末端膨大形成鼓室，近端形成咽鼓管。（   ）

4. 鼓室上部的间充质分化为三块听小骨。（   ）

四、名词解释

1. 视杯
2. 听板
3. 听泡
4. 先天性白内障

五、简答题

简述先天性青光眼的发生及成因。

六、论述题

试述内耳的发生。

参考答案

一、填空题

1. 视杯 视柄 晶状体泡 间充质
2. 视杯 视柄 晶状体板
3. 前庭囊 耳蜗囊
4. 外耳道 耳丘 耳郭

二、选择题

（一）单选题

1. A。解释：视泡来自前脑。
2. B。解释：角膜来自表面外胚层。
3. A。解释：前脑侧壁向外膨出形成视泡。
4. C。解释：菱脑可诱导形成听板。

（二）多选题

5. C、D。解释：听泡发育形成膜迷路的上皮部分，而膜迷路周围的间充质形成膜迷路的结缔组织及骨迷路。
6. A、B、C、D、E。
7. A、B、D。解释：鼓室上部的间充质分化为三块听小骨。胚胎第 6 周，第一鳃沟周围的间充质增生，在外耳道周围形成 6 个结节状隆起，称为耳丘。角膜、听板和晶状体板均是由表面外胚层分化而成。

三、是非题

正确：4。

错误：

1. 解释：视柄与前脑分化成的间脑相连。
2. 解释：晶状体泡前壁分化为晶状体上皮；后壁形成晶状体纤维。
3. 解释：第一咽囊向外伸长，末端膨大形成鼓室，近端形成咽鼓管。

四、名词解释

1. 视杯指视泡远端膨大凹陷形成的一双层杯状结构。
2. 听板是第4周初菱脑两侧的表面外胚层在菱脑的诱导下增厚而形成。
3. 听板凹陷并与外胚层分离而形成听泡。
4. 先天性白内障指晶状体混浊不透明，呈灰白色，属于常染色体显性遗传。

五、简答题

答：先天性青光眼是由于巩膜静脉窦发育异常或缺失，致使房水回流受阻，眼压增高，眼球膨大，导致视网膜损伤而失明。产生此畸形的主要原因是基因突变或母亲妊娠早期感染风疹。

六、论述题

答：第4周初，菱脑两侧的表面外胚层在菱脑的诱导下增厚，称听板。听板凹陷，并与外胚层分离，形成听泡。听泡初始为梨形，以后向背、腹方向延伸生长，形成前庭囊和耳蜗囊，前庭囊形成三个半规管和椭圆囊的上皮；耳蜗囊形成球囊和耳蜗管的上皮。由此听泡就发育成了膜迷路的上皮部分。膜迷路周围的间充质形成膜迷路的结缔组织及骨迷路。

（成都中医药大学　谢璐霜）

第七节　四肢的发生

本节重点、难点
四肢的发生及常见畸形

测试题

一、填空题

1. 肢芽由深部增殖的_____胚层组织和表面_____胚层构成。
2. 肢芽逐渐增长变粗，当近端和远端两个缩窄环出现后，上肢芽分为_____、_____和_____三段；下肢芽亦分为三段，即_____、_____和_____。
3. 四肢常见畸形有_____、_____和_____三种类型。

二、选择题

（一）单选题

1. 诱导肢芽由近及远不断发育的结构是（　　）
   A. 内胚层　　　　　　　B. 中胚层顶嵴　　　　　C. 外胚层顶嵴
   D. 原结　　　　　　　　E. 脊索
2. 关于四肢发生说法正确的是（　　）
   A. 最初发生是第 5 周
   B. 肢芽上出现一个收缩环，将肢芽分为 2 段
   C. 肢芽中轴间充质先形成软骨，后以软骨内成骨方式形成骨
   D. 肢芽周围的间充质形成肢体的皮肤
   E. 交感神经向肢体内长入

（二）多选题

3. 常见的四肢畸形有（　　）
   A. 缺失性畸形　　　　　B. 并肢畸形　　　　　　C. 并指畸形
   D. 多指畸形　　　　　　E. 马蹄内翻足

三、是非题

1. 第 7~8 周手指和足趾形成。（　　）
2. 无臂或无手皆属于缺失性畸形的范围。（　　）

四、名词解释

重复性畸形

五、简答题

简述缺失性畸形。

六、论述题

试述四肢的发生过程。

参考答案

一、填空题

1. 中　外
2. 上臂　前臂　手　大腿　小腿　足
3. 缺失性畸形　重复性畸形　发育不全

二、选择题

（一）单选题

1. C。解释：在外胚层顶嵴的诱导下，肢芽由近及远不断发育。
2. C。解释：四肢最初的发生是在人胚第 4 周末，肢芽中轴间充质先形成软骨，后以软骨内成骨方式形成骨，上下肢芽先后出现近端和远端 2 个收缩环，肢芽周围的间充质形成肢体的肌群，脊神经向肢体内长入。

（二）多选题

3. A、B、C、D、E。

三、是非题

正确：1、2。

四、名词解释

重复性畸形是指肢体某一部分的重复发生，如多指（趾）畸形。

五、简述题

答：指一个或若干个肢体完全或局部缺如，包括横向和纵向的肢体缺如。前者如先天性短肢（海豹样手、足畸形等）、无臂（腿）、无手（足）、无指（趾）；后者如有上肢桡侧或者尺侧缺如，下肢胫侧或腓侧缺如。

六、论述题

答：人胚第 4 周末，胚体左右外侧体壁上先后出现上下两对小隆起，即上肢芽与下肢芽，它们的中轴由中胚层组织构成，表面覆盖以外胚层。肢芽远端的表面外胚层增厚形成一嵴状结构为外胚层顶嵴，在外胚层顶嵴的诱导下，肢芽由近及远不断发育，上下肢芽先后出现近端和远端两个收缩环，将每一肢芽分为三段。上肢芽被分为上臂、前臂和手，下肢芽被分为大腿、小腿和足。肢体中轴的间充质先形成软骨，继而以软骨内成骨方式形成骨，周围的间充质分化形成肢体的肌群，脊神经向肢体内长入。肢体的手和足起初为扁平的桨板状，而后其远端各出现四条纵行凹沟，手板与足板遂呈蹼状；至第7~8周，由于组织内细胞凋亡，蹼膜消失，手指和足趾形成。

（福建中医药大学　江澍）

第二十章　先天性畸形 ▷▷▷▷

本章重点、难点

1. 先天性畸形和出生缺陷的概念
2. 先天性畸形的发生原因；常见的致畸因子
3. 致畸敏感期的概念
4. 先天性畸形的预防措施
5. 导致先天性畸形的遗传因素
6. 遗传度的概念和各种先天性畸形的遗传度
7. 胚胎发育中各器官受致畸因素影响的时期
8. 产前检查和宫内治疗的方法

测试题

一、填空题

1. 先天性畸形的发生原因中遗传因素包括_____和_____两方面。
2. 基因突变指染色体上基因的碱基_____或_____发生变化，而染色体_____不变，染色体_____未见异常。
3. 胚胎发育受胚胎所处_____及母体自身_____和_____的影响。
4. 常见的致畸因子有_____、_____、_____及_____。
5. 产前检查方法主要有_____、_____和_____等。

二、选择题

（一）单选题

1. 国际常规检测的先天性畸形种类有（　　）
   A. 8　　　　　　　　　B. 9　　　　　　　　　C. 10
   D. 11　　　　　　　　E. 12
2. 发生于日本的"水俣病"是因孕妇食用了被何种重金属污染的鱼虾（　　）

A. 汞   B. 铅   C. 砷

D. 铜   E. 镉

3. 大多数器官的致畸敏感期在人胚胎发育的（　　　）

A. 第1~2周   B. 第2~3周   C. 第3~8周

D. 第9~18周   E. 第19~38周

（二）多选题

4. 现已明确的生物性致畸因子有（　　　）

A. 细菌   B. 病毒   C. 寄生虫

D. 某些抗生素   E. 孕妇缺氧

5. 孕期保健应注意的事项有（　　　）

A. 预防感染   B. 谨慎用药   C. 减免辐射

D. 戒除烟酒   E. 合理营养

6. 常用的产前检查方法有（　　　）

A. 羊水检查   B. 绒毛膜活检   C. B型超声波

D. γ射线   E. 胎儿镜

三、是非题

1. 我国先天性畸形的发生率为1%~2%。（　　　）

2. 遗传因素和环境因素两者的相互作用导致的先天性畸形约占畸形总数的65%。（　　　）

3. 基因突变所致的遗传病主要表现在微观结构或功能方面。（　　　）

4. 先天性心脏畸形的遗传度约为25%。（　　　）

5. 反应停的致畸敏感期为胚胎发育的第21~40天。（　　　）

6. 绒毛膜活检只能在妊娠第12周之后进行。（　　　）

四、名词解释

1. 先天性畸形

2. 发育缺陷

3. 畸形学

4. 致畸因子

5. 遗传度

6. 致畸敏感期

五、简答题

1. 简述染色体畸变导致的常见先天性畸形的名称。

2. 简述高龄孕妇筛查唐氏综合征，应做何种产前检查？

六、论述题

1. 试述为何胚期为致畸敏感期。
2. 试述先天性畸形的预防措施。

参考答案

一、填空题

1. 染色体畸变　基因突变
2. 组成　排列顺序　组型　外形
3. 微环境　内环境　外环境
4. 生物性致畸因子　化学性致畸因子　物理性致畸因子　其他致畸因子
5. 羊水检查　绒毛膜活检　仪器检查

二、选择题

（一）单选题

1. E。解释：国际常规检测的先天性畸形有 12 种。
2. A。解释："水俣病"是发生于 20 世纪 50~70 年代日本九州水俣湾的孕妇食用被汞污染的鱼虾，影响胎儿神经系统发育异常而导致的畸形。
3. C。解释：胚期（第 3~8 周），胚胎细胞增殖、分裂、分化活跃，代谢旺盛，器官原基正在发生，极易受到致畸因子的干扰，影响胚胎正常发育，而发生器官水平的畸形，是胚胎发育过程中的致畸敏感期。

（二）多选题

4. A、B、C。解释：某些抗生素属于化学性致畸因子，孕妇缺氧属于其他致畸因子。
5. A、B、C、D、E。
6. A、B、C、E。解释：γ 射线是对胚胎有致畸作用的物理性致畸因子之一，不能作为常用的产前检查方法。

三、是非题

正确：1、2、3、5。
错误：
4. 解释：先天性心脏畸形的遗传度约为 35%。
6. 解释：绒毛膜活检可在妊娠第 8 周进行。

四、名词解释

1. 先天性畸形是由于胚胎发育紊乱而导致的以形态结构异常为主要特征的一种出

生缺陷。

2. 发育缺陷又称出生缺陷或先天性异常，是指人体形态结构、功能、代谢、精神行为、遗传等方面的异常。

3. 畸形学是指研究先天性畸形的发生原因、机制及预防措施的一门学科。

4. 能引起先天性畸形的环境因素统称致畸因子。

5. 在遗传因素与环境因素相互作用中，衡量遗传因素所起作用（大小）的指标称遗传度。

6. 致畸敏感期指胚胎在致畸因子的作用下最易发生畸形的发育时期，胚期（第3～8周），胚胎细胞增殖、分化活跃，器官原基正在发生，极易受到致畸因子的干扰而发生畸形，是胚胎发育过程中的致畸敏感期。

五、简答题

1. 答：染色体数目畸变导致的先天性畸形有唐氏综合征（Down syndrome），又称先天性愚型或21三体综合征；先天性睾丸发育不全综合征，又称Klinefelter综合征；先天性卵巢发育不全综合征，即Turner综合征。染色体结构畸变导致的先天性畸形有猫叫综合征（cat's cry syndrome）；慢性粒细胞白血病等。

2. 答：应进行羊水检查。于妊娠4个月左右时，在超声波引导下行羊膜囊穿刺，抽取羊水10～15mL，离心沉淀后取上清液及沉淀胎儿细胞，进行羊水细胞染色体核型检查、DNA分析和化学成分检查，可反映胚胎的遗传状况，检测出由染色体异常而引起的先天性畸形，若检测出胎脂21条染色体有3条，即可诊断为唐氏综合征。

六、论述题

1. 答：胚胎发育是连续的过程，但也有一定的阶段性。发育中的胚胎受到致畸因子作用后，是否发生畸形，不仅与致畸因子的作用强度及胚胎的遗传特性有关，而且与该发育阶段胚胎细胞的分裂速度、分化程度密切相关。胚前期，胚胎细胞分化程度低，若致畸作用弱，则少量细胞受损或死亡的细胞由周围正常细胞代偿，一般不发生畸形；若致畸作用强，可导致胚胎死亡，引起流产。胎期，对致畸因子的敏感性降低，致畸因子多影响组织结构和功能，一般无器官水平的畸形。胚期，胚胎细胞增殖、分裂、分化活跃，代谢旺盛，各器官原基正在形成，极易受到致畸因子的干扰，影响胚胎正常发育，而发生器官水平的畸形，因此成为胚胎发育过程中的致畸敏感期。

2. 答：先天性畸形重在预防，一级预防包括婚前检查、遗传咨询和孕期保健，可防止先天性畸形的发生；二级预防包括产前检查和宫内治疗，为一级预防的重要补充，可防止畸形儿的出生。婚前检查可用于判断婚配双方可否结婚或是否适宜生育。凡出现过遗传性先天性畸形患者的家族、多次出现过同样疾患的家族和先天性智力发育不全的家族，均应该进行遗传咨询；避免近亲结婚。孕期保健主要包括：①预防感染；②谨慎用药；③减免辐射；④戒除烟酒；⑤合理营养。产前检查常用的方法有羊水检查、绒毛膜活检、仪器检查（B型超声波、胎儿镜）以及宫内治疗（手术治疗、非手术治疗）。

（福建中医药大学　江澍）